名医 中药外敷

治百病

谢文英◎编著

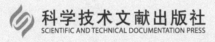
科学技术文献出版社
SCIENTIFIC AND TECHNICAL DOCUMENTATION PRESS

·北京·

图书在版编目 （CIP） 数据

名医中药外敷治百病 /谢文英编著 . —北京：科学技术文献出版社，2017.9
（2023.9重印）
ISBN 978 – 7 – 5189 – 3124 – 8

Ⅰ . ①名… 　 Ⅱ . ①谢… 　 Ⅲ . ①中药外敷疗法 　 Ⅳ . ①R244.9

中国版本图书馆 CIP 数据核字（2017）第 179337 号

名医中药外敷治百病

策划编辑：王黛君 　 责任编辑：吕海茹 　 责任校对：张吲哚 　 责任出版：张志平

出 版 者	科学技术文献出版社
地 　 址	北京市复兴路 15 号 　 邮编 　 100038
编 务 部	（010）58882938，58882087（传真）
发 行 部	（010）58882868，58882875（传真）
邮 购 部	（010）58882873
官方网址	www.stdp.com.cn
发 行 者	科学技术文献出版社发行 　 全国各地新华书店经销
印 刷 者	北京虎彩文化传播有限公司
版 　 次	2017 年 9 月第 1 版 　 2023 年 9 月第 2 次印刷
开 　 本	710×1000 　 1/16
字 　 数	320 千
印 　 张	24.5
书 　 号	ISBN 978 – 7 – 5189 – 3124 – 8
定 　 价	59.80元

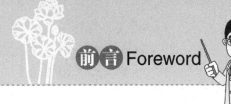

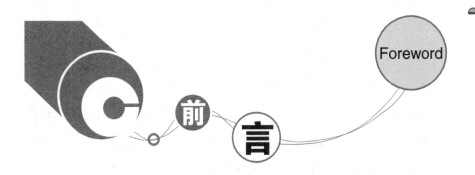

Foreword

前言

　　如果把我们的中华文明比作万千绚烂的瑰宝，那么医学则是这些瑰宝中光彩夺目的一块。传统医学有许多现代医学无法比拟的优点，当然现代医学的高科技手段也弥补了传统医学领域中的一些短板，但总的来说，传统医学中的一些健康小技巧在民间的流传范围更广，也更实用。比如，风寒感冒喝碗姜汤、风热感冒喝些桑菊饮等，这些治病的小方法手到擒来，而且取材方便又经济实惠。然而，这些类似的方法属于传统医学的"内治"，与其对应的还有"外治"。

　　中医外治法与内治法一样，在我国民间也广为流传，深受人民群众的喜爱，也为人们防病治病发挥了巨大的作用。那什么是外治呢？外治是指以中医的整体观念和辨证论治为原则，将药物通过敷、贴、涂、洗、熏、熨、撒等方法，作用于人体的皮肤、穴位等部位，使药物从局部皮肤渗透，进而被人体吸收，从而达到保健和防治疾病的目的。

　　我国现存最早的古医方书《五十二病方》中就载有痈疽疮疡、皮肤疥癣、痔瘘赘疣采用膏剂贴敷法、散剂烟熏法、药浴法、灸法、

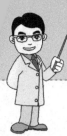

砭法、角法（相当于拔罐法）以及按摩法等治疗的叙述。《伤寒论》还创用了塞鼻、灌耳、舌下含药、润导、粉身等法。如今，中医外治法越来越多地与现代技术相结合，如激光、远红外线、电磁、超声雾化等；同时也在不断吸收现代医药学成果，改革外治剂型，如借鉴硬膏剂、膜剂、化学热熨剂、新型皮肤渗透促进剂等，促进药物充分吸收，将会给中药经皮给药研究注入新的生机和活力。

这本《名医中药外敷治百病》精选历代疗效显著的外用方法，治疗范围包括了内科、外科、妇科、儿科、五官科、皮肤科以及一些急症等疾病。每一个外治方法都经过了严格考证和筛选，并且详细记载了配方、用法、适应证等内容，方便使用者了解操作步骤。如果读者朋友需使用本书中的治疗方法，还需仔细辨证，请在专业医生指导下进行。

本书在编写过程中参阅了大量文献资料，在此向每一个方剂的原创者致以崇高的敬意！

编　者

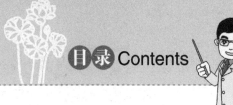

目录 Contents

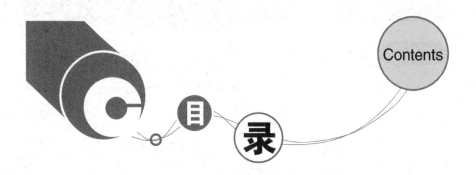

目录

Contents

上篇 外敷疗法简介

第一章 外敷疗法的历史 ………………………… 002

第二章 外敷疗法的原理和作用 ……………… 005

第三章 外敷疗法的异常反应和处理 ………… 008

第四章 一分钟就学会的取穴方法 …………… 010

第五章 外敷疗法的常用经络穴位 …………… 014

第六章 外敷疗法的常用药 …………………… 040

第七章 外敷疗法的适应证和禁忌证 ………… 059

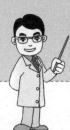
下 篇　外敷疗法应用

第八章 内科疾病的外敷疗法…………………… 064

感 冒 …………………………………………… 064

咳 嗽 …………………………………………… 067

头 晕 …………………………………………… 070

头 痛 …………………………………………… 073

神经衰弱 ……………………………………… 076

支气管炎 ……………………………………… 078

支气管哮喘 …………………………………… 082

肺 炎 …………………………………………… 084

呃 逆 …………………………………………… 086

失 眠 …………………………………………… 088

慢性胃炎 ……………………………………… 091

胃 痛 …………………………………………… 093

胃下垂 ………………………………………… 096

便 秘 …………………………………………… 098

腹 泻 …………………………………………… 103

胆囊炎 ………………………………………… 106

肝硬化 ………………………………………… 109

肾 炎 …………………………………………… 111

男性性功能障碍 ……………………………… 113

前列腺炎 ……………………………………… 115

遗 精 …………………………………………… 118

高血压 …………………………………… 122

糖尿病 …………………………………… 125

盗 汗 …………………………………… 127

第九章 外科疾病的外敷疗法 …………………… 131

落 枕 …………………………………… 131

肩关节周围炎 …………………………… 133

腰 痛 …………………………………… 136

腰椎间盘突出症 ………………………… 139

风湿性关节炎 …………………………… 142

跌打损伤 ………………………………… 146

外伤骨折 ………………………………… 147

痛 风 …………………………………… 151

骨质增生 ………………………………… 154

烧烫伤 …………………………………… 158

冻 疮 …………………………………… 161

痔 疮 …………………………………… 164

直肠脱垂 ………………………………… 167

脚 气 …………………………………… 170

足跟痛 …………………………………… 174

手足皲裂 ………………………………… 176

第十章 妇科疾病的外敷疗法 …………………… 179

痛 经 …………………………………… 179

闭 经 …………………………………… 182

月经不调 ………………………………… 185

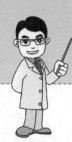

名医**中药外敷**治百病

更年期综合征 …………………………………… 188

阴道炎 …………………………………………… 191

乳头皲裂 ………………………………………… 195

乳腺增生 ………………………………………… 199

不孕症 …………………………………………… 202

子宫脱垂 ………………………………………… 205

慢性盆腔炎 ……………………………………… 208

妊娠呕吐 ………………………………………… 211

产后腹痛 ………………………………………… 214

产后小便不通 …………………………………… 216

第十一章 儿科疾病的外敷疗法 ……………… 219

新生儿二便不通 ………………………………… 219

新生儿黄疸 ……………………………………… 222

小儿发热 ………………………………………… 224

水 痘 …………………………………………… 229

麻 疹 …………………………………………… 233

脐 炎 …………………………………………… 236

百日咳 …………………………………………… 238

小儿厌食症 ……………………………………… 241

遗 尿 …………………………………………… 243

小儿积滞 ………………………………………… 247

小儿汗证 ………………………………………… 250

夜 啼 …………………………………………… 253

小儿鹅口疮 ……………………………………… 256

尿布疹 …………………………………………… 258

小儿疝气 ………………………………………… 262

第十二章　五官科疾病的外敷疗法 …………… 265

结膜炎 ………………………………… 265

睑腺炎 ………………………………… 270

沙　眼 ………………………………… 274

耳　鸣 ………………………………… 276

中耳炎 ………………………………… 279

突发性耳聋 …………………………… 282

鼻窦炎 ………………………………… 284

过敏性鼻炎 …………………………… 289

鼻出血 ………………………………… 293

慢性咽炎 ……………………………… 295

咽喉肿痛 ……………………………… 298

牙　痛 ………………………………… 301

口腔溃疡 ……………………………… 303

第十三章　皮肤科疾病的外敷疗法 …………… 307

荨麻疹 ………………………………… 307

湿　疹 ………………………………… 311

带状疱疹 ……………………………… 314

丹　毒 ………………………………… 319

扁平疣 ………………………………… 323

皮肤瘙痒症 …………………………… 328

神经性皮炎 …………………………… 331

接触性皮炎 …………………………… 335

斑　秃 ………………………………… 338

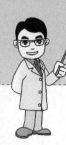

名医**中药外敷**治百病

褥　疮 …………………………………………… 343

疥　疮 …………………………………………… 348

手足癣 …………………………………………… 352

鸡　眼 …………………………………………… 357

黄褐斑 …………………………………………… 361

酒糟鼻 …………………………………………… 364

粉　刺 …………………………………………… 366

第十四章 其他急症的外敷疗法 …………… 370

中　暑 …………………………………………… 370

痱　子 …………………………………………… 372

高　热 …………………………………………… 374

癫　痫 …………………………………………… 377

面肌痉挛 ………………………………………… 379

参考文献 ………………………………………… 381

上 篇

外敷疗法简介

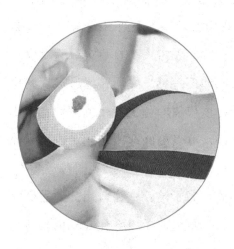

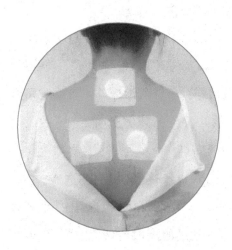

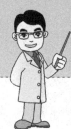

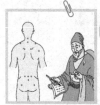

第一章 ▶

外敷疗法的历史

　　贴敷疗法源远流长，早在远古时期，人们就已经学会用泥土、草根、树皮外敷伤口止血。据考古学家发现，大约50万年前的北京猿人已经学会了用火取暖和烧烤食物。先古人类在烘火取暖时发现热能够缓解或消除身体的疼痛或某些不适感，之后又经过漫长的生活实践，古人类又逐渐体会到用兽皮或树叶包上烧热的石块、砂土或草木等，敷于身体的四肢或腹部，可以更好地减轻或消除因受凉等原因引起的关节或肢体部位的疼痛及不适感，这很可能是外敷疗法的雏形。在《周礼·天官》中就记载了治疗疮疡常用的外敷药物疗法、药物腐蚀法等。在《五十二病方》中（1973年在湖南长沙马王堆三号汉墓出土的文物）就有"蛇啮：以桑汁涂之"的记载，即将桑叶捣烂外敷被蛇咬伤之处，能消肿止痛。

　　经过漫长的实践，古代的医者在贴敷疗法的基础上总结出了一套系统的方法，即"穴位贴敷疗法"，简称"贴敷""敷灸""敷药""贴药"等。汉代名医华佗，除擅长外科、针灸治疗外，也用过贴敷疗法，如《后汉书·华佗传》记载其手术治疗"肠痈"，开腹缝合后"敷以神膏，四五日创愈"；治疗内科伤寒病症，"当膏摩火灸之即愈"。张仲景所著的《伤寒杂病论》也曾提到："四肢才觉重滞，即导引吐纳针灸膏摩，勿令九窍闭塞。"说明汉代以前通过外敷各种药膏治疗内外诸疾已相当广泛。晋代葛洪的《肘后备急方》，除治疗多种病症附有涂敷方外，还专门列出"治百病备急丸散膏诸要方"一篇，并有贴穴治内病的记载，如治面神经麻痹，"乌头研末，以鳖血调散，待正，则即揭去"，"治疟疾寒多热少，或但寒不热，临发时，以醋和附子末涂背上"。虽然文中没有明确指出贴何穴（一般认为是贴大椎穴），但也是贴敷疗法与针灸穴位相结合进行治疗的最早记载。西晋的《崔氏方》还记载了黑膏药的熬制方法。

唐宋时期医学有了很大的发展，这个时期的主要著作《备急千金要方》《外台秘要》《太平圣惠方》《针灸资生经》《外科正宗》等，汇集了大量有效的贴敷方药，其中很多贴敷在穴位上，如"麝香膏""紫金膏""太乙膏""阿魏化痞膏"等迄今仍在应用。

唐代医家孙思邈的《备急千金要方》中记载："治虚寒腹痛、上吐、下泻，以吴茱萸纳脐，帛布封之。"《千金翼方》中记载："治霍乱吐泻，筋脉挛急……此病朝发夕死，以急救暖脐散填脐。"此外，孙氏用东壁土敷脐，或用苍耳子烧灰敷脐，或用露蜂房烧灰敷脐以治疗脐中流水，用杏仁捣如泥与猪髓搅和均匀后敷脐以治脐红肿。王焘的《外台秘要》也有许多脐疗方法的记录，如用盐和苦酒涂脐治疗二便不通等，此对后世贴敷疗法的应用产生了深远的影响。

宋元时期的《太平圣惠方》和《圣济总录》两书，载有药物填脐的方剂颇多，如《圣济总录》种记载："腹中寒冷，泄泻久不愈，暖脐膏贴脐，则病已。""治膀胱积滞，风毒气胀，小便不通，取葱津一蛤蜊壳许，入腻粉调如液，封脐内，以裹肚系定，热手熨，须臾即通。"《南阳活人书》中记载，用葱白烘热敷脐治"阴毒腹痛、厥逆唇青挛缩、六脉欲绝者"。由此可见，宋代应用贴敷治病已经相当普遍。

明代的许多著作中，也都把贴敷疗法作为一种治疗方法，专门予以记述。应用穴位贴敷的记载颇多，如明代《普济方》记载："鼻渊脑泻，生附子末，葱涎如泥，置涌泉。"这个时期的伟大著作——李时珍的《本草纲目》记载："治大腹水肿，以赤根捣烂，入元寸（麝香）贴脐心，以帛束定，得小便利则肿消。"

清代医家赵学敏的《串雅内编》和《串雅外编》两书中均载有不少民间药物贴脐的验方，其中有"治水肿病，小便不通，以甘遂末涂脐上，甘草梢煎汤液服之"。此外，治疗腰痛以生姜、水胶共煎成膏，用厚纸摊贴脐眼；治疗痢疾用绿豆、胡椒、麝香、胶枣共捣烂贴脐等。所载方简单且效验，迄今仍被临床所沿用。

贴敷疗法无论是在理论研究还是在临床应用方面都得到了较全面的发展，如《穴敷疗法聚方镜》《中国灸法集粹》《中国膏药学》《中华脐疗大成》等专著较系统地整理和阐述了穴位贴敷疗法的理论和临床应用范围，使这一疗法得以进一步完善和提高。膏药剂型也在不断改进，如伤湿止痛膏、咳喘膏、鸡眼膏等，将药物提取后制成橡皮膏的形式，使用更为方便。

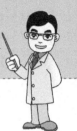

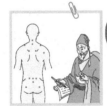

第二章

外敷疗法的原理和作用

贴敷疗法是将药物制成散剂、糊剂、膏剂、饼剂等，敷贴于病变部位或穴位上而起治疗作用的方法。贴敷疗法的作用机制比较复杂，目前认为其可能的机制有如下3个方面：

（1）药物对相应经络穴位的刺激与调节作用。

（2）药物吸收后的局部或全身药效作用。

（3）两者的综合叠加作用。

中医学认为，人体是以五脏为中心，通过经络系统，把五脏、六腑、五官九窍、四肢百骸等全身组织联系成有机的整体，并通过精、气、血、津液的作用，来完成机体的功能活动。人体在结构上是一个不可分割的整体，在功能上是相互协调、相互为用的，并且和外界自然环境关系密切。自然环境影响改变着人体变化，人体适应不断改变的自然环境，二者协调平和，机体功能旺盛，生命力强。这种机体自身整体性和内外环境的统一性，不仅体现在人体生理、病理相互联系上，也体现在根据其内在的联系而指导疾病的治疗上，治法上的内病外治，即是此理。外敷疗法即是在整体观念及辨证论治指导下，通过外界刺激而调节机体内部病变之法。

药物贴敷遵循内病外治之理法。人体之脏腑在内，骨骼肌肉和毛窍在外，经络腧穴系统遍布于全身，使之相互联系。外敷的治疗作用：一是贴敷的药物能通过肌肤、孔窍、腧穴等处深入腠理，由经络直达全身脏腑组织器官，进而发挥治疗作用，即人与自然内外环境的统一性；二是通过药物刺激腧穴，激发经气，疏理经络，调复阴阳，同时通过敷药、经络腧穴的协同作用，激发人体功能，滋生正气，增强脏腑组织功能，以纠偏扶正祛邪，这是人体整体调理作用的结果。综上可知，药物贴敷的治疗作用是药物作用、经络腧穴作用、机体自身整体调理作用的统一，最为适合以多系统、多器官、多层次发病为特点的风湿免疫疾病的预防和治疗。

药物进入机体的途径，也是外邪经皮侵入机体的途径，同理贴敷药物亦可通过此途径进入体内发挥药效。可见人体正气亏虚，病邪易侵入机体，所以表现为疾病状态，同时人体正气虚弱，更有利于贴敷药物进入体内。药物作用于皮肤和腧穴经络，如同内服药物在胃肠内泌别清浊，将药气透过皮肤直到经脉摄于体内，融化于津液之中，具有内外一贯之妙。随其用药，能祛邪，能扶正，通营卫，调升降，理阴阳，安五脏，清泻五郁之气，而资化源。每种中药都有各自的四气五味、升降沉浮和作用归经，通过这些特性来祛除病邪，消除病因，纠正阴阳盛衰，恢复脏腑的功能。药物贴敷正是根据药物性质功效，辨证论治，选方用药，使之在病体的相应皮肤穴位进行吸收，进入体液，通过经脉气血输布五脏六腑、四肢九窍、筋骨，进而发挥其药理作用。另外，药气能到达一般用药途径所不易到达的部位，并能维持较高浓度，发挥疗效，药气聚于筋骨则治疗筋骨，药气达关节肌肉则治疗关节肌肉，药气聚于脏腑则治疗脏腑，药气所聚，功效所至，病邪所祛。

现代研究证明：贴敷疗法还可能通过刺激穴位以及药物的吸收、代谢，对机体产生影响，可直接反射性地调整大脑皮质和自主神经系统。药物的贴敷吸收除与药物的理化性质和药理性质有关外，还

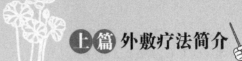

与皮肤有关。药物渗透通过皮肤吸收进入体循环的途径有两条，即表皮途径和附属器途径。表皮途径是指药物透过表皮角质层进入活性表皮，扩散至真皮被毛细血管吸收进入体循环的途径，它是药物经皮吸收的主要途径。另一条是皮肤附属器吸收途径，即通过毛囊、皮脂腺和汗腺吸收。药物通过皮肤附属器的穿透速度要比表皮途径快，但因附属器数量少，故其不是主要途径。

药物贴敷后在贴敷局部形成一种汗水难以蒸发扩散的密闭状态，使角质层含水量从5%～15%增至50%，皮肤水化，角质层细胞膨胀成多孔状态并使其紧密的结构变得疏松，易于药物穿透。研究证明，药物的透皮速率可因此增加4～5倍，同时还可使表皮温度从32℃增至37℃，加速局部血液循环。

在贴敷法的基础上，衍生出的敷熨疗法，是在药物外敷的基础上再加冷熨或者热熨，从而使药物更好地作用于肌肤，使其达到祛病强身的目的。

贴敷疗法是将药物和适当的辅料经过特殊的处理后，敷于患部或腧穴的外治疗法。贴敷疗法又可分为冷敷法和热敷法。冷敷法是以冰凉的物体对患处或穴位进行冷疗的方法，主要用于热毒蕴结的实证，所用药的药性多苦寒。热敷法又称热熨疗法、熨疗法、热敷贴疗法、药熨疗法，分为干热敷和湿热敷两种。干热敷是将中草药炒热或烧热后置于布袋内，将口袋扎紧，趁热敷于患部外表以达到治疗疾病的一种方法，一般每次敷10～20分钟，每日2次。湿热敷是将中草药放入锅内煮沸，取其汁，趁热将毛巾浸透后拧干，并折成方形或长条形（根据治疗部位需要而定）敷于患部外表，为保持温度，两块毛巾交替使用，一般换3～4块毛巾即可。

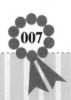

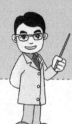

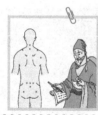

第三章 ▶

外敷疗法的异常反应和处理

● 中毒

许多外敷药物有毒，不宜内服。配制好的药物（粉、膏、糊等）须妥善保管，谨防儿童误食中毒。药物贴敷虽然比较安全，但对一些剧毒药物如斑蝥、砒石等，外用也不宜过量或持续使用，创面大者亦不宜使用，以防止吸收中毒。使用这些剧毒药物时须在专科医生指导下进行。

● 疼痛

贴敷药物后，在敷药处出现热、凉、麻、痒、蚁行感或轻中度疼痛属正常现象，一般无需处理，待达到所要求的贴敷时间后除去药物即可。如贴敷处有烧灼或针刺样剧痛，患者无法忍受，可提前揭去药物。疼痛的程度与患者的年龄、性别及皮肤的个体差异有一定关系。婴幼儿、青壮年妇女多反映疼痛较剧，老年患者则多能忍受。烧灼性剧痛，敷药后几分钟即可产生，除去药物后仍可能持续一段时间。

● 水疱

在贴敷药物处出现水疱十分常见，主要因药物刺激或胶布过敏所致。临床上常专门采用某些有刺激性的药物如斑蝥、毛茛、旱莲草、大蒜等贴敷穴位，使敷药局部皮肤充血、发热及表皮下渗液形成水疱，达到防病治病的目的。这种方法又称天灸疗法或发泡疗法，是穴位贴敷疗法的重要组成部分。

水疱的大小与性别、年龄有一定关系。儿童及青壮年女性水疱常较大，青壮年男性及老年人水疱常较小。对小水疱可表面涂以甲紫溶液，任其自然吸收。水疱较大者可用消毒三棱针从水疱下端挑破，排出水液，或用一次性注射器抽出泡液，然后涂以甲紫溶液，外用消毒敷料覆盖。操作过程中尽量保持水疱处皮肤完好。

发泡面积过大会出现类似烧伤的反应，因此，发泡面积不能过大。如需防止局部发泡过大，可先在穴位处涂擦油类（如石蜡油或植物油）少许，或适当缩短贴敷时间。

⊙ 过敏

过敏也是药物贴敷过程中常见现象之一。轻者表现为局部皮肤瘙痒、色赤、丘疹或水疱，重者可出现局部溃烂。主要因药物或胶布刺激皮肤所致。轻度过敏者，可适当缩短每次贴敷治疗时间或延长两次治疗的间歇时间。夏季天热出汗多，尤其应当注意。对胶布过敏者，可改用纱布、绷带固定。

⊙ 感染

感染的出现率较低，可能与许多贴敷药物本身有显著抗感染作用有关。为防止感染发生，所选用药物须除去杂质，穴位严格消毒。夏季贴敷时间应相对缩短。贴敷后局部如有丘疹、水疱者，须保护好贴敷面，防止继发感染。一旦有感染发生，需对症处理。

贴敷中密切观察，根据患者的年龄、体质和对药膏的耐受程度而分情况护理。对药物耐受能力强可贴 3~6 小时；小儿及皮肤敏感者，若耐受不了灼热感，可根据自己的耐受度及时取下，不受 2 小时所限。贴敷的最佳时间为去药后局部潮红，有热痛感，几天后脱一层薄屑而不起疱，既达到治疗目的，又无起疱的痛苦。

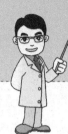

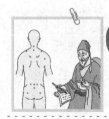

第四章 ▶

一分钟就学会的取穴方法

取穴对于中医外治法十分重要，取穴是否准确，直接影响到效果。穴位应用，强调的是准确取穴，学习一些简单直接的取穴方法非常必要，能让没有中医学基础的人也能快速地找到穴位。

◉ 手指同身寸定位法

以手指的长短、宽窄为依据定穴，因为此法只限于自身使用，故又称"指寸法"。

▶1寸长度的定位法（又称拇指同身寸法或中指同身寸法）。

拇指同身寸是指寸法取穴之一，以拇指屈侧指节横纹两端间距离为1寸量取穴位。《千金要方》中有"取手大拇指第一节横度为一寸"的记载，适用于四肢部的取穴。

中指同身寸也是指寸法取穴方法之一，以本人中指第1、2指节横纹桡侧端间距离为1寸量取穴位。《太平圣惠方》中记载："今取男左女右手中指第二节内度两横纹，相去为一寸。"适用于四肢直寸与背部横寸取穴。具体取穴时，可将拇指与中指屈曲对接，形成环状，伸直其余手指，使中指桡侧面得到充分显露，取其中节上下两横纹之间的距离作为1寸。适用于四肢部腧穴的纵向比量和背、腰、骶部腧穴的横向取穴。

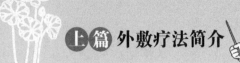

▶1.5 寸的定位方法

一般我们把示指、中指并拢后，以中指第 2 指节横纹为标准，两指的宽度定为 1.5 寸。

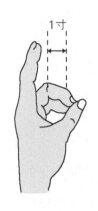
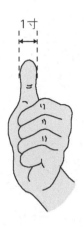
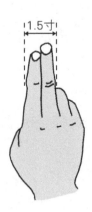

▶2 寸的定位方法

3 横指为 2 寸；也有把示指指端到第 2 指节横纹的长度定为 2 寸；还可以把拇指指端到第 1、2 掌骨指蹼连接处定为 2 寸。

▶3 寸的定位方法（又称横指同身寸取穴法）。

横指同身寸定位法（又叫一夫法）：是指将第 2、3、4、5 指并拢，以中指的第 2 指间关节横纹为基准做一条横线，两端的距离为 3 寸，适用于上下肢、下腹部的直寸和背部的横寸定穴的方法。

现在，通过拇指同身寸、中指同身寸、横指同身寸，确定了定位的标准尺寸，这样 1 寸、1.5 寸、2 寸、3 寸就都有了。如果穴位是 2.5 寸，就 1.5 寸再加 1 寸；如果是 4 寸，就可以用"一夫法"加 1 寸；如果是 5 寸，就把"一夫法"再加 2 寸；要是 6 寸用 2 个"一夫法"就可以了。

以手指的长短、宽窄为依据定穴，因为此法只限于自身使用，故又称"指寸法"。

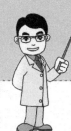
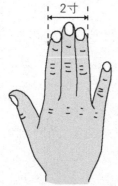

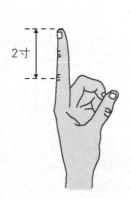

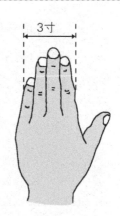

● 体表标志取穴法

根据人体表面的一些自然标志来取穴。固定的标志有五官、眉毛、发际、乳头、肚脐、指（趾）甲及骨性标志等。比较明显的标志取穴如鼻尖取素髎，鼻旁0.5寸取迎香，两眉头连线中点取印堂，两乳头连线中点取膻中，脐旁2寸取天枢，锁骨肩峰端与肩胛冈之间凹陷处取巨骨，胸剑结合部处取中庭。

需要采取某种动作姿势才会出现的活动标志有皮肤的皱褶、肌肉的隆起或凹陷、肌腱的显露，以及某些关节凹陷等。如耳门、听宫、听会等应张口取；下关应闭口取；屈肘关节，肘横纹头取曲池穴；上臂平举抬肩，肩峰前下凹陷中取肩髃；取养老时，应正坐屈肘，掌心向胸，当尺骨小头桡侧骨缝中取之；咬牙时，下颌角咬肌隆起处取颊车；握拳，第5掌指关节后方纹头取后溪；弯曲膝关节取足三里、阳陵泉等。

● 常用简便取穴法

利用简便易行的方法取穴。如两耳尖直上与头顶正中线交点取百会穴；拇指向示指并拢，虎口处肌肉隆起最高点取合谷穴；两虎口自然平直交叉，示指尖所抵达处取列缺穴；屈膝，掌心盖住膝关节髌骨，手指垂直向下（示指紧靠在小腿胫骨前嵴外缘），中指尖所达之处取足三里。

◉ **体表垂线简述**

正中线：靠近体表前侧正中的一条垂线为前正中线（与任脉相吻合），靠近体表后侧正中的一条垂线为后正中线（与督脉相吻合）。锁骨中线：通过锁骨中点与乳头的一条垂线。腋前线：通过腋前皱襞的一条垂线。腋中线：通过腋中的一条垂线。腋后线：通过腋后皱襞的一条垂线。肩胛线：通过肩胛下角的一条垂线。

◉ **常见穴位方位说明**

上与下：近头者为上，近足者为下。前与后：近胸腹者为前，近背者为后。内侧与外侧：靠近人体正中矢状面者为内侧，远离人体正中矢状面者为外侧。远侧与近侧：用于四肢、靠近躯干者为近侧，远离躯干者为远侧。浅与深：近体表者为浅，远体表者为深。尺侧与桡侧：前臂内侧为尺侧，外侧为桡侧（内尺外桡）。胫侧与腓侧：小腿内侧为胫侧，外侧为腓侧（内胫外腓）。

此外，古人有"取五穴用一穴而必端，取三经用一经而必正"之说。意思是说，正确的取穴方法，是取某一个穴位时，必须要了解它上下左右的穴位；定某一经时，必须要参照其周围几条经脉的循行。这样全面参考才能正确地定位取穴。

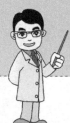

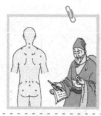

第五章 ▶

外敷疗法的常用经络穴位

　　穴位贴敷疗法是以穴位作为治疗区域，选好、选准穴位十分重要。贴敷穴位在选择时，除了和其他刺灸疗法一样根据症情予以最佳处方外，还应注意，穴位不可选得过多，尽量少选关节或其他活动度较大部位的穴位，以避免贴敷时容易脱落。其次，穴区要选准，尽量采用体表标志。在贴敷时，根据穴位所在部位，分别要求患者保持平卧、正坐、俯首、平肩等正确姿势，使之能贴敷稳妥，防止药物流失。

● 头颈部常用穴位

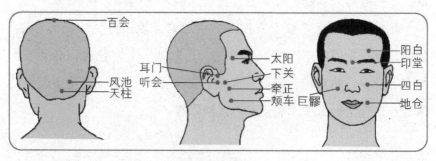

❖ **百　会**

【定　　位】后发际正中直上 7 寸。

【简易取穴】两耳尖连线中点处即是。

【主　　治】头痛，眩晕，中风失语，癫狂，脱肛，阴挺，不寐。

❖ **太　阳**

【定　　位】眉梢与目外眦（外眼角）之间向后约 1 寸处凹陷中。

【简易取穴】眉梢延长线与目外眦延长线之交点处即是。

【主　治】头痛，目疾，三叉神经痛，口眼歪斜。

❖ 印　堂

【定　位】两眉头连线的中点。

【简易取穴】仰卧位，两眉头连线之中点处即是。

【主　治】头痛，眩晕，鼻渊，小儿惊风，失眠。

❖ 牵　正

【定　位】耳垂前 0.5～1.0 寸。

【简易取穴】坐位或侧卧位，耳垂前一横指处即是。

【主　治】口眼歪斜，口舌生疮。

❖ 风　池

【定　位】胸锁乳突肌与斜方肌之间凹陷中，平风府穴处。

【简易取穴】俯伏坐住，医者从枕骨粗隆两侧向下推按，当至枕骨下凹陷处与乳突之间时，用力按有麻胀感处即是。

【主　治】头痛，眩晕，目赤肿痛，鼻炎，鼻衄（鼻出血），耳鸣，颈项强痛，感冒，癫痫，中风，热病，疟疾，瘿气。

❖ 阳　白

【定　位】目正视，瞳孔直上，眉上 1 寸。

【简易取穴】眼睛平视前方，由眉毛中点直上一横指处即是。

【主　治】头痛，目痛，视物模糊。

❖ 听　会

【定　位】耳屏间切迹前，下颌骨髁状突的后缘，张口有孔。

【简易取穴】位于耳屏切迹前方，下颌骨髁状突后缘，张口有凹陷处。

【主　治】耳鸣，耳聋，齿痛，口歪。

❖ **天　柱**

【定　　位】后发际正中直上0.5寸，旁开约1.3寸，当斜方肌外缘凹陷中。

【简易取穴】后颈部正下方凹陷处，即脖颈处有一块突起的肌肉（斜方肌），此肌肉外侧凹处，后发际正中旁开约2厘米处左右即为此穴。

【主　　治】头痛，项强，鼻塞，癫狂痫，肩背痛，热病。

❖ **下　关**

【定　　位】颧弓下缘，下颌骨髁状突之前方，切迹之间凹陷中，合口有孔，张口即闭。

【简易取穴】闭口，由耳屏向前循摸有一高骨，其下有一凹陷即是本穴。

【主　　治】耳聋，耳鸣，齿痛，口噤，口眼歪斜。

❖ **颊　车**

【定　　位】下颌角前上方一横指凹陷中，咀嚼时咬肌隆起最高点处。

【简易取穴】当上下齿咬紧时，在咬肌隆起的高点处。

【主　　治】口歪，齿痛，颊肿，口噤不语。

❖ **地　仓**

【定　　位】口角旁开0.4寸。

【简易取穴】正坐位，平视，瞳孔直下垂线与口角水平线相交点即是。

【主　　治】口歪，流涎。

❖ **四　白**

【定　　位】目正视，瞳孔直下，当眶下孔凹陷中。

【简易取穴】同身拇指横放在眼下，拇指掌指关节横纹垂直正对

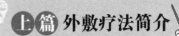

瞳孔，横纹上端在眼眶骨下缘中点，横纹下端即是。

【主　　治】目赤痛痒，目翳，口眼歪斜，头痛眩晕。

❖ **巨　髎**

【定　　位】目正视，瞳孔直下，平鼻翼下缘处。

【简易取穴】正坐平视，由瞳孔直下垂直线与鼻翼下缘水平线的交点处即是。

【主　　治】口眼歪斜，鼻衄，齿痛，唇颊肿。

❖ **耳　门**

【定　　位】耳屏上切迹前，下颌骨髁状突后缘凹陷中。

【简易取穴】耳屏上切迹前，张口用手揩切时有一凹陷，闭口时穴位关闭处即为是穴。

【主　　治】耳鸣，耳聋，聤耳，齿痛。

◉ **胸腹部常用穴位**

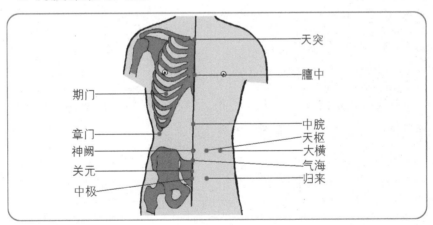

❖ **膻　中**

【定　　位】前正中线，平第四肋间隙。

【简易取穴】两乳头之间中点。

【主　　治】咳嗽，气喘，胸痛，心悸，乳少，呕吐，噎膈。

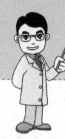

❖ **中 脘**

【定　　位】脐上 4 寸。

【简易取穴】脐中央与胸骨体下缘两点的中点处即是。

【主　　治】胃痛，呕吐，吞酸，腹痛，泄泻，黄疸，癫狂。

❖ **神 阙**

【定　　位】脐的中间。

【简易取穴】肚脐的正中处即是。

【主　　治】腹痛，泄泻，脱肛，水肿，虚脱。

❖ **气 海**

【定　　位】脐下 1.5 寸。

【简易取穴】肚脐直下两横指（约 1.5 寸）处即是。

【主　　治】腹痛，泄泻，便秘，遗尿，疝气遗精，月经不调，经闭，虚脱。

❖ **关 元**

【定　　位】脐下 3 寸。

【简易取穴】脐中直下四横指处即是。

【主　　治】遗尿，小便频数，尿闭，泄泻，腹痛，遗精，阳痿，疝气，月经不调，带下，不孕，虚劳羸瘦。

❖ **中 极**

【定　　位】脐下 4 寸。

【简易取穴】仰卧位，前正中线延长至下腹部之耻骨联合处，由此交点处向上一横指处即是。

【主　　治】遗尿，小便不利，疝气，遗精，阳痿，月经不调，崩漏带下，阴挺，不孕。

❖ 天　枢

【定　　位】脐旁2寸。

【简易取穴】由脐中作一条垂直于腹正中线的水平线，再由一乳头与前正中线之间的中点作一条地面的垂直线，此两线的相交点即是。

【主　　治】腹胀肠鸣，绕脐痛，便秘，泄泻，痢疾，月经不调，症瘕。

❖ 归　来

【定　　位】脐下4寸，前正中线旁开2寸。

【简易取穴】中极穴旁外两横指处即是。

【主　　治】腹痛，疝气，月经不调，白带，阴挺。

❖ 章　门

【定　　位】第十一肋端。

【简易取穴】①由脐上两横指及乳房旁外两横指，各作一水平线和垂直线，两线的交点即是。②直立，上臂紧贴胸廓侧面，屈肘，手指按压同侧缺盆处，肘尖所指处即是。

【主　　治】腹胀，泄泻，胁痛，痞块。

❖ 期　门

【定　　位】乳头直下，第六、七肋间隙。

【简易取穴】乳头直下，往下数两根肋骨处（即第六、七肋间隙）即是。

【主　　治】胸肋胀痛，腹胀，呕吐，乳痛。

❖ 天　突

【定　　位】胸骨上窝正中。

【简易取穴】仰靠坐位，胸骨上端凹陷中即是。

【主　　治】咳嗽，气喘，胸痛，咽喉肿痛，暴喑，瘿气，梅核气，噎膈。

❖ **大　横**

【定　　位】脐旁4寸。

【简易取穴】仰卧位，由乳头向下作与前正中线相平行的直线，再由脐中央作一水平线，此两线的相交点即是。

【主　　治】腹胀痛，便秘，泄泻，痢疾。

◉ **肩背腰骶部常用穴位**

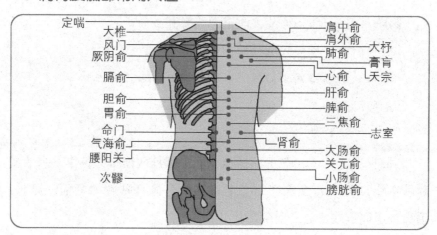

❖ **大　椎**

【定　　位】第七颈椎棘突下。

【简易取穴】坐位低头，项后背部脊柱最上方突起之椎骨（其特点是该椎骨用手按住时能感到随颈部左右摇头而活动）的下缘凹陷处即是。

【主　　治】热病，疟疾，咳嗽，气喘，骨蒸盗汗，癫痫，风疹。

❖ **命　门**

【定　　位】第二腰椎棘突下。

【简易取穴】直立，由肚脐中作线环绕身体一周，该线与后正中

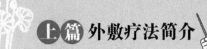

线的交点即是。

【主　　治】阳痿，遗精，带下，月经不调，泄泻，腰脊强痛。

❖ **腰阳关**

【定　　位】第四腰椎棘突下。

【简易取穴】俯卧，先摸及两胯骨最高点，平这两个最高点的脊椎即为第四腰椎，其棘下的凹陷处即是。

【主　　治】月经不调，遗精，阳痿，腰骶痛，下肢痿痹。

❖ **大 杼**

【定　　位】第一胸椎棘突下，旁开1.5寸。

【简易取穴】低头，可见颈背部交界处椎骨有一高突并能随颈部左右摆动而转动者即是第七颈椎，其下为大椎穴。由大椎穴再向下推一个椎骨，该椎骨下缘旁开两横指处即是。

【主　　治】咳嗽，发热，项强，肩背痛。

❖ **风 门**

【定　　位】第二胸椎棘突下，旁开1.5寸。

【简易取穴】取穴法类似大杼，由大椎穴再向下推两个椎骨为第二胸椎，该椎骨下缘旁开两横指处即是。

【主　　治】伤风，咳嗽，发热头痛，项强，腰背痛。

❖ **肺 俞**

【定　　位】第三胸椎棘突下，旁开1.5寸。

【简易取穴】取穴法类似大杼，由大椎穴再向下推三个椎骨为第三胸椎，该椎骨下缘旁开两横指处即是。

【主　　治】咳嗽，气喘，吐血，骨蒸，潮热，盗汗，鼻塞。

❖ **厥阴俞**

【定　　位】第四胸椎棘突下，旁开1.5寸。

【简易取穴】取穴法类似大杼，由大椎穴再向下推四个椎骨为第四胸椎，该椎骨下缘旁开两横指处即是。

【主　　治】咳嗽，心痛，胸闷，呕吐。

❖ **膈 俞**

【定　　位】第七胸椎棘突下，旁开1.5寸。

【简易取穴】正坐或俯卧位，从肩胛骨下角水平摸到第七胸椎，由其胸椎棘突下双侧各旁开两横指处即是。

【主　　治】呕吐，呃逆，气喘，咳嗽，吐血，潮热，盗汗。

❖ **心 俞**

【定　　位】第五胸椎棘突下，旁开1.5寸。

【简易取穴】取穴法类似膈俞，由膈俞穴再向上推两个椎骨为第五胸椎，该椎骨棘突下双侧各旁开两横指处即是。

【主　　治】心痛，惊悸，咳嗽，吐血，失眠，健忘，盗汗，梦遗，癫痫。

❖ **肝 俞**

【定　　位】第九胸椎棘突下，旁开1.5寸。

【简易取穴】取穴法类似膈俞，由膈俞穴再向下推两个椎骨为第九胸椎，该椎骨棘突下双侧各旁开两横指处即是。

【主　　治】黄疸，胁痛，吐血，目赤，目眩，雀目，癫狂痫，脊背痛。

❖ **胆 俞**

【定　　位】第十胸椎棘突下，旁开1.5寸。

【简易取穴】取穴法类似膈俞，由膈俞穴再向下推三个椎骨为第十胸椎，该椎骨棘突下双侧各旁开两横指处即是。

【主　　治】黄疸，口苦，胁痛，肋痛，肺痨，潮热。

❖ **脾 俞**

【定　　位】第十一胸椎棘突下，旁开 1.5 寸。

【简易取穴】与肚脐中相对应处即为第二腰椎（参考命门穴取穴法），由此腰椎往上摸三个椎体即为第十一胸椎，其棘突下双侧各旁开两横指处即是。

【主　　治】腹胀，黄疸，呕吐，泄泻，痢疾，便血，水肿，背痛。

❖ **胃 俞**

【定　　位】第十二胸椎棘突下，旁开 1.5 寸。

【简易取穴】取穴法类似脾俞，与肚脐中相对应处即为第二腰椎（参考命门穴取穴法），由此腰椎往上摸两个椎体即为第十二胸椎，棘突下双侧各旁开两横指处即是。

【主　　治】胸胁痛，胃脘痛，呕吐，腹胀，肠鸣。

❖ **三焦俞**

【定　　位】第一腰椎棘突下，旁开 1.5 寸。

【简易取穴】取穴法类似脾俞，与肚脐中相对应处即为第二腰椎（参考命门穴取穴法），由此腰椎往上摸一个椎体即为第一腰椎，其棘突下双侧各旁开两横指处即是。

【主　　治】肠鸣，腹胀，呕吐，泄泻，痢疾，水肿，腰背强痛。

❖ **肾 俞**

【定　　位】第二腰椎棘突下，旁开 1.5 寸。

【简易取穴】先取命门穴（参考命门穴的取穴法），再由命门穴双侧各旁开两横指处即是。

【主　　治】遗尿，遗精，阴痿，月经不调，白带，耳鸣，耳聋，腰痛。

❖ **气海俞**

【定　　位】第三腰椎棘突下，旁开1.5寸。

【简易取穴】取穴法类似肾俞，与肚脐中相对应处即为第二腰椎（参考命门穴取穴法），由此腰椎往下摸一个椎体即为第三腰椎，其棘突下双侧各旁开两横指处即是。

【主　　治】肠鸣腹胀，痔漏，痛经，腰痛。

❖ **大肠俞**

【定　　位】第四腰椎棘突下，旁开1.5寸。

【简易取穴】髂嵴最高点的连线与脊柱之交点即为第四腰椎棘突下，由此向双侧各旁开两横指处即是。

【主　　治】腹胀，泄泻，便秘，腰痛。

❖ **关元俞**

【定　　位】第五腰椎棘突下，旁开1.5寸。

【简易取穴】取穴法类似大肠俞，髂嵴最高点的连线与脊柱之交点即为第四腰椎棘突下，由此腰椎往下摸一个椎体即为第五腰椎，其棘突下双侧各旁开两横指处即是。

【主　　治】腹胀，泄泻，小便频数或不利，遗尿，腰痛。

❖ **小肠俞**

【定　　位】第一骶椎棘突下，旁开1.5寸。

【简易取穴】俯卧位，先摸骶后上棘内缘，其与背脊正中线之间为第一骶后孔，平齐该孔的椎体为第一骶椎，由此向双侧各旁开两横指处即是。

【主　　治】腹痛，泄泻，痢疾，遗尿，尿血，痔疾，遗精，白带，腰痛。

❖ **膀胱俞**

【定　　位】第二骶椎棘突下，旁开1.5寸。

【简易取穴】俯卧位，先摸骶后上棘内缘下，其与背脊正中线之间为第二骶后孔，平齐该孔的椎体为第二骶椎，由此向双侧各旁开两横指处即是。

【主　　治】小便不利，遗尿，泄泻，便秘，腰脊强痛。

❖ **膏　肓**

【定　　位】第四胸椎棘突下，旁开3寸。

【简易取穴】取穴法类似大杼，由大椎穴再向下推四个椎骨为第四胸椎，该椎骨下缘旁开四横指处即是。

【主　　治】咳嗽，气喘，肺痨，健忘，遗精，完谷不化。

❖ **志　室**

【定　　位】第二腰椎棘突下，旁开3寸。

【简易取穴】先取命门穴（参考命门穴的取穴法），再由命门穴双侧各旁开四横指处即是。

【主　　治】遗精，阳痿，小便不利，水肿，腰脊强痛。

❖ **次　髎**

【定　　位】第二骶后孔中，约当髂后上棘下与督脉的中点。

【简易取穴】俯卧位，骨盆后面，从髂嵴最高点向内下方骶角两侧循摸一高骨突起，此处即是髂后上棘，与之平齐，骶骨正中突起处是第一骶椎棘突，髂后上棘与第二骶椎棘突之间，即第二骶后孔，亦为次髎穴。

【主　　治】疝气，月经不调，痛经，带下，小便不利，遗精，腰痛，下肢痿痹。

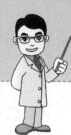

❖ 肩中俞

【定　　位】第七颈椎棘突下旁开2寸。

【简易取穴】低头，可见颈背部交界处椎骨有一高突并能随颈部左右摆动而转动者即是第七颈椎，其下缘为大椎穴。由大椎穴再向双侧旁开两拇指处即是。

【主　　治】咳嗽，气喘，肩背疼痛，目视不明。

❖ 肩外俞

【定　　位】第一胸椎棘突下旁开3寸。

【简易取穴】取穴法类似肩中俞，由大椎穴再向下推一个椎骨为第一胸椎，该椎骨下缘向双侧各旁开四横指处，当肩胛骨内侧缘处即是。

【主　　治】肩背疼痛，颈项强急。

❖ 天　宗

【定　　位】肩胛骨冈下窝的冈下肌中。

【简易取穴】垂臂，由肩胛冈下缘中点至肩胛下角作连线，上1/3与下2/3处即是，用力按压时有明显酸痛感。

【主　　治】肩胛疼痛，气喘，乳痈。

❖ 定　喘

【定　　位】大椎穴旁开0.5寸。

【简易取穴】以大拇指指关节横纹中点压在大椎穴（依上法定大椎穴）上，其两侧纹头边缘所在处即是。

【主　　治】气喘，咳嗽。

◉ 上肢部常用穴位

❖ 尺　泽

【定　　位】肘横纹中，肱二头肌腱桡侧缘。

【简易取穴】肘部微屈，手掌向前上方，触及肘弯里大筋（即

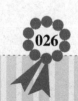

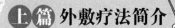

肱二头肌）的桡侧，与肘横纹的交点即是。

【主　治】咳嗽，气喘，咯血，潮热，胸部胀满，咽喉肿痛，小儿惊风，吐泻，肘臂挛痛。

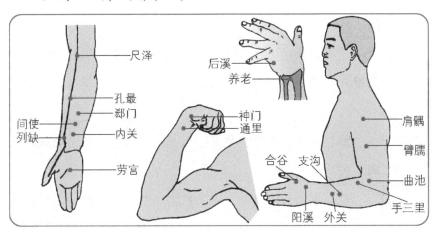

❖ 孔　最

【定　位】尺泽穴与太渊穴连线上，腕横纹上 7 寸处。

【简易取穴】先取掌后第一腕横纹及肘横纹之间的中点，由中点向上量一拇指（1 寸），平该点水平线，摸前臂外侧骨头的内缘（桡骨尺侧）即是。

【主　治】咳嗽，气喘，咯血，咽喉肿痛，肘臂挛痛，痔疾。

❖ 列　缺

【定　位】桡骨茎突上方，腕横纹上 1.5 寸。

【简易取穴】两手张开虎口，垂直交叉，一侧示指压在另一侧的腕后桡侧高突处，当示指尖所指处赤白肉际的凹陷即是。

【主　治】伤风，头痛，项强，咳嗽，气喘，咽喉肿痛，口眼歪斜，齿痛。

❖ 郄　门

【定　位】腕横纹上 5 寸，掌长肌腱与桡侧腕屈肌腱之间。

【简易取穴】仰掌，握拳，距掌后第一横纹一掌（横掌）处，手臂中线处。

【主　治】心痛，心悸，呕血，咯血，疔疮，癫痫。

❖ **间　使**

【定　位】腕横纹上3寸，掌长肌腱与桡侧腕屈肌腱之间。

【简易取穴】仰掌微屈腕，在掌后第一横纹上四横指，当在这两条大筋处即是。

【主　治】心痛，心悸，胃痛，呕吐，热病，疟疾，癫狂痫。

❖ **内　关**

【定　位】腕横纹上2寸，掌长肌腱与桡侧腕屈肌腱之间。

【简易取穴】仰掌，微屈腕关节，在掌后第一横纹上两拇指宽，当在这两条大筋处即是。

【主　治】心痛，心悸，胸闷，胃痛，呕吐，癫痫，热病，上肢痹痛，偏瘫，失眠，眩晕，偏头痛。

❖ **劳　宫**

【定　位】第二、三掌骨之间。

【简易取穴】握拳，中指尖下是穴。

【主　治】心痛，呕吐，癫狂痫，口疮，口臭。

❖ **神　门**

【定　位】腕横纹尺侧端，尺侧腕屈肌腱的桡侧凹陷中。

【简易取穴】仰掌屈肘，手掌小鱼际上角有一突起圆骨，其后缘可扪及一条大筋，这一大筋桡侧缘与掌后腕横纹的交点处即是。

【主　治】心痛，心烦，惊悸，怔忡，健忘，失眠，癫狂痫，胸胁痛。

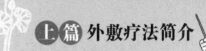

❖ **通 里**

【定　　位】腕横纹上 1 寸，尺侧腕屈肌腱的桡侧。

【简易取穴】仰掌屈肘，手掌小鱼际上角有一突起圆骨，其后缘向上可扪及一条大筋，沿着这一大筋桡侧缘上移一拇指处即是。

【主　　治】心悸，怔忡，舌强不语，腕臂痛。

❖ **肩 髃**

【定　　位】肩峰端下缘，当肩峰与肱骨大结节之间，三角肌上部中央。

【简易取穴】①上臂外展至水平位时，在肩部高骨（锁骨肩峰端）外，肩关节上出现两个凹陷，前面的凹陷即是。②上臂外展，屈肘，紧握拳，上肢用力令其肌肉紧张，肩关节上可见一三角形肌肉（三角肌），该肌肉的上部中央即是。

【主　　治】肩臂挛痛不遂，瘾疹，瘰疬。

❖ **臂 臑**

【定　　位】在曲池穴与肩髃穴连线上，曲池穴上 7 寸处，当三角肌下端。

【简易取穴】屈肘，紧握拳，上肢用力令其紧张，肩上三角肌下端的偏内侧处即是。

【主　　治】肩臂痛，颈项拘挛，瘰疬，目疾。

❖ **曲 池**

【定　　位】屈肘，成直角，当肘横纹外端与肱骨外上髁连线的中点。

【简易取穴】仰掌屈肘成 45° 角，肘关节桡侧，肘横纹头即是。

【主　　治】咽喉肿痛，齿痛，目赤痛，瘰疬，瘾疹，热病，上

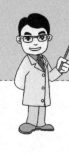

肢不遂，手臂肿痛，腹痛吐泻，高血压，癫狂。

❖ 阳 溪

【定　位】腕背横纹桡侧端，拇短伸肌腱与拇长伸肌腱之间的凹陷中。

【简易取穴】拇指向上翘起，腕横纹前露出两条筋（即拇长伸肌腱和拇短伸肌腱），此两筋与腕骨、桡骨茎突所形成的凹陷正中即是。

【主　治】头痛，目赤肿痛，耳聋，耳鸣，齿痛，咽喉肿痛，手腕痛。

❖ 手三里

【定　位】在阳溪穴与曲池穴的连线上，曲池穴下 2 寸处。

【简易取穴】屈肘立掌，桡侧肘横纹头（即曲池穴）往前二拇指处即是。

【主　治】上肢痿痹，肘痛，齿痛，颊肿。

❖ 合 谷

【定　位】手背第一、二掌骨之间，约平第二掌骨中点处。

【简易取穴】拇、示指并拢，第一、二掌骨间的肌肉隆起之顶端处即是。

【主　治】头痛，目赤肿痛，鼻衄，齿痛，牙关紧闭，口眼歪斜，耳聋，痄腮，咽喉肿痛，热病无汗，多汗，腹痛，便秘，经闭，滞产。

❖ 支 沟

【定　位】腕背横纹上 3 寸，桡骨与尺骨之间。

【简易取穴】掌背腕横纹中点上四横指，前臂桡骨、尺骨之间即是。

【主　治】耳鸣，耳聋，暴喑，瘰疬，胁肋痛，便秘，热病。

❖ 外 关

【定　　位】腕背横纹上2寸，桡骨与尺骨之间。

【简易取穴】立掌，腕背横纹中点上两拇指，前臂桡骨、尺骨之间即是。

【主　　治】热病，头痛，目赤肿痛，耳鸣，耳聋，瘰疬，胁肋痛，上肢痹痛。

❖ 养 老

【定　　位】以掌向胸，当尺骨茎突桡侧缘凹陷中。

【简易取穴】掌心先向下伏于台面，另一手示指捺在尺骨小头最高点，然后掌心对胸，另一手指随尺骨小头滑动而摸至骨边缘，其所指处即是。

【主　　治】目视不明，肩、背、肘、臂疫痛。

❖ 后 溪

【定　　位】握掌，第五指掌关节尺侧，横纹头赤白肉际处。

【简易取穴】①仰掌，握拳，第五掌指关节尺侧，有一皮肤皱襞突起，其尖端即是。②仰掌半握拳，手掌第二横纹尺侧端即是。

【主　　治】头项强痛，目赤，耳聋，咽喉肿痛，腰背痛，癫痛，疟疾，手指及肘臂挛痛。

◉ 下肢部常用穴位

❖ 髀 关

【定　　位】髂前上棘与髌骨外缘连线上，平臀沟处。

【简易取穴】仰卧伸直下肢，髂前上棘与髌骨外侧缘的连线，跟腹股沟相交处定为一点，由此点直下两横指处即是。

【主　　治】腰痛膝冷，痿痹，腹痛。

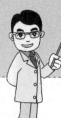

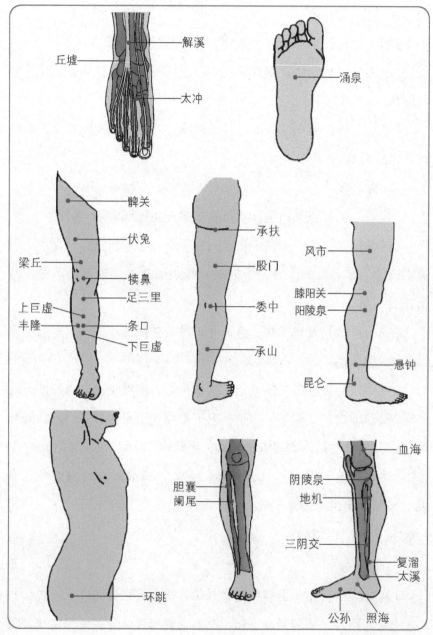

❖ **伏 兔**

【定　　位】在髂前上棘与髌骨外缘连线上，髌骨外上缘上6寸。

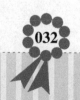

【简易取穴】正坐屈膝成直角，医生以手掌后第一横纹中点按在髌骨上缘中点，手指并拢押在大腿上，当中指尖端所到达处即是。

【主　治】腰痛膝冷，下肢麻痹，疝气，脚气。

❖ **梁 丘**

【定　位】在髂前上棘与髌骨外缘连线上，髌骨外上缘上2寸。

【简易取穴】当下肢用力蹬直时，髌骨外上缘上方可见一凹陷（股外直肌与股直肌之间结合部），该凹陷正中即是。

【主　治】膝肿痛，下肢不遂，胃痛，乳痛，血尿。

❖ **犊 鼻**

【定　位】髌骨下缘，髌韧带外侧凹陷中。

【简易取穴】屈膝时，在髌骨下缘的髌韧带（即髌骨与胫骨之间的大筋）两侧可见有凹陷，其外侧凹陷正中即是。

【主　治】膝痛，下肢麻痹，屈伸不利，脚气。

❖ **足三里**

【定　位】犊鼻穴下3寸，胫骨前嵴外一横指处。

【简易取穴】站位，用同侧手掌张开虎口，围住髌骨上外缘，四指直指向下，中指尖所指处即是。

【主　治】胃痛，呕吐，噎膈，腹胀，泄泻，痢疾，便秘，乳痛，肠痈，下肢痹痛，水肿，癫狂，脚气，虚劳羸瘦。

❖ **上巨虚**

【定　位】足三里穴下3寸。

【简易取穴】外膝眼（犊鼻穴）穴向下直量四横指处，当胫、腓骨之间即是。

【主　治】肠鸣，腹痛，泄泻，便秘，肠痈，下肢痿痹，脚气。

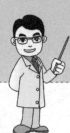

❖ 条 口

【定　　位】上巨虚穴下2寸。

【简易取穴】按上法先取上巨虚穴，再由该穴直向下二拇指处即是。

【主　　治】脘腹疼痛，下肢痿痹，转筋，跗肿，肩臂痛。

❖ 下巨虚

【定　　位】上巨虚穴下3寸。

【简易取穴】按上法先取上巨虚穴，再由该穴直向下四横指处即是。

【主　　治】小腹痛，泄泻，痢疾，乳痈，下肢痿痹，腰脊痛引睾丸。

❖ 丰 隆

【定　　位】在小腿前外侧，当外踝高点上8寸，条口穴外1寸。

【简易取穴】正坐屈膝或仰卧位，在条口外侧1横指处取穴，约当犊鼻与解溪（足背与小腿交界处的横纹中央凹陷中，当长伸肌腱与趾长伸肌腱之间）的中点处。

【主　　治】头痛，眩晕，痰多咳嗽，呕吐，便秘，水肿，癫狂痫，下肢痿痹。

❖ 解 溪

【定　　位】足背踝关节横纹的中央，长伸肌腱与趾长伸肌腱之间。

【简易取穴】平卧足背屈，踝关节前横纹中两条大筋（趾长伸肌腱与长伸肌腱）之间的凹陷处，与第二足趾正对处即是。

【主　　治】头痛，眩晕，癫狂，腹胀，便秘，下肢痿痹。

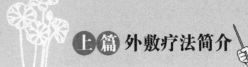

❖ **环 跳**

【定　　位】股骨大转子高点与骶管裂孔连线的外 1/3 与内 2/3 交界处。

【简易取穴】侧卧位，下面的腿伸直，以拇指指关节横纹按在股骨大转子头上，当拇指尖所指处即是，按之有酸痛感。

【主　　治】下肢痿痹，腰痛。

❖ **风 市**

【定　　位】大腿外侧正中，腘横纹水平线上 7 寸。

【简易取穴】患者以手贴于腿外，中指尖下是穴。

【主　　治】下肢痿痹，遍身瘙痒，脚气。

❖ **膝阳关**

【定　　位】阳陵泉穴上 3 寸，股骨外上髁上方的凹陷中。

【简易取穴】屈膝时，膝盖外侧有一个凹陷点，即为此穴。

【主　　治】膝腘肿痛挛急，小腿麻木。

❖ **阳陵泉**

【定　　位】腓骨小头前下方凹陷中。

【简易取穴】坐位，屈膝成 90 度，膝关节外下方，腓骨小头前缘与下缘交叉处有一凹陷即是。

【主　　治】胁痛，口苦，呕吐，下肢痿痹，脚气，黄疸，小儿惊风。

❖ **悬 钟**

【定　　位】外踝高点上 3 寸，腓骨后缘。

【简易取穴】由外踝尖直向上量四横指，当腓骨后缘处即是。

【主　　治】项强，胸胁胀痛，下肢痿痹，咽喉肿痛，脚气，痔疾。

❖ **丘　墟**

【定　　位】外踝前下方，趾长伸肌腱外侧凹陷中。

【简易取穴】坐位，经外踝的内侧缘作一条地面的垂直线，其下缘亦作一条地面的平行线，此两条直线的相交点即是。

【主　　治】胸胁胀痛，下肢痿痹，疟疾。

❖ **承　扶**

【定　　位】臀横纹中央。

【简易取穴】大腿上部后侧，臀部下缘的横纹中点。

【主　　治】腰骶臀股部疼痛，痔疾。

❖ **殷　门**

【定　　位】承扶穴与委中穴连线上，承扶穴下6寸。

【简易取穴】取臀横纹中点及腘横纹中点之连线的中点，由此往上一拇指处即是。

【主　　治】股痛，下肢痿痹。

❖ **委　中**

【定　　位】腘横纹中央。

【简易取穴】俯卧位，微屈膝，腘窝横纹的中点，两筋之间即是。

【主　　治】腰痛，下肢痿痹，腹满，吐泻，小便不利，遗尿，丹毒。

❖ **承　山**

【定　　位】腓肠肌两肌腹之间凹陷的顶端。

【简易取穴】①腘横纹中央至外踝尖平齐处连线的中点即是。

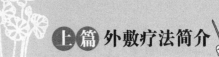

②直立，足尖着地，足跟用力上提，小腿后正中，肌肉紧张而出现"人"字尖下凹陷处即是。

【主　治】痔疾，脚气，便秘，腰腿拘急疼痛。

❖ 昆 仑

【定　位】外踝高点与跟腱之间凹陷中。

【简易取穴】外踝尖水平线与跟腱外侧的交点，对外踝尖与该交点间的中点即是。

【主　治】头痛，项强，目眩，鼻衄，癫痫，难产，腰骶疼痛，脚跟肿痛。

❖ 血 海

【定　位】髌骨内上缘上2寸。

【简易取穴】屈膝，以左手掌心按于右膝髌上缘，二至五指向上伸直，拇指约呈45度斜置，拇指尖下是穴。

【主　治】月经不调，崩漏，经闭，瘾疹，湿疹，丹毒。

❖ 阴陵泉

【定　位】胫骨内侧髁下缘凹陷中。

【简易取穴】患者取坐位，用拇指沿小腿内侧骨内缘（即胫骨内侧）由下往上推，至拇指抵膝关节下时，胫骨向内上弯曲之凹陷即是。

【主　治】腹胀，泄泻，水肿，黄疸，小便不利或失禁，膝痛。

❖ 地 机

【定　位】阴陵泉穴下3寸。

【简易取穴】胫骨后缘，阴陵泉穴下四横指处即是。

【主　治】腹痛，泄泻，小便不利，水肿，月经不调，痛经，遗精。

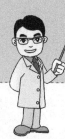

❖ **三阴交**

【定　　位】内踝高点上3寸，胫骨内侧面后缘。

【简易取穴】以手四指并拢，小指下边缘紧靠内踝尖上，示指上缘所在水平线与胫骨后缘的交点即是。

【主　　治】肠鸣腹胀，泄泻，月经不调，带下，阴挺，不孕，滞产，遗精，阳痿，遗尿，疝气，失眠，下肢痿痹，脚气。

❖ **公　孙**

【定　　位】第一跖骨基底部的前下缘，赤白肉际处。

【简易取穴】脚拇趾后大约2寸左右处，沿脚掌骨按压、感到酸胀或酸痛处即是。

【主　　治】胃痛，呕吐，腹痛，泄泻，痢疾。

❖ **太　溪**

【定　　位】内踝高点与跟腱之间凹陷中。

【简易取穴】足内踝尖与跟腱边缘的连线中点即是。

【主　　治】月经不调，遗精，阳痿，小便频数，便秘，消渴，咯血，气喘，咽喉肿痛，齿痛，失眠，腰痛，耳聋，耳鸣。

❖ **复　溜**

【定　　位】太溪穴直上2寸。

【简易取穴】足内踝尖与跟腱边缘的连线中点（即太溪穴），由该点直上两拇指处即是。

【主　　治】水肿，腹胀，泄泻，盗汗，热病汗不出，下肢痿痹。

❖ **照　海**

【定　　位】内踝下缘凹陷中。

【简易取穴】坐位，由内踝尖往下推，至其下缘凹陷处即是。

【主　治】月经不调，带下，阴挺，小便频数，癃闭，便秘，咽喉肿痛，癫痫，失眠。

❖ **涌 泉**

【定　位】足底（去趾）前1/3处，足趾跖屈时呈凹陷。

【简易取穴】仰卧位，五个足趾屈曲，当足底掌心前面（约足底中线前1/3处）正中之凹陷处即是。

【主　治】头痛，头晕，失眠，目眩，咽喉肿痛，失音，便秘，小便不利，小儿惊风，癫狂，昏厥。

❖ **太 冲**

【定　位】足背，第一、二跖骨结合部之前凹陷中。

【简易取穴】足背，由第一、二趾间缝纹头向足背上推，至其两骨联合前缘凹陷中（约缝纹头上二横指）处即是。

【主　治】头痛，眩晕，目赤肿痛，口歪，胁痛，遗尿，疝气，崩漏，月经不调，癫痫，呕逆，小儿惊风，下肢痿痹。

❖ **胆 囊**

【定　位】阳陵泉穴下1～2寸处。

【简易取穴】屈膝成直角，腓骨小头前下方凹陷（阳陵泉穴）往下一横指处即是。

【主　治】急、慢性胆囊炎，胆石症，胆道蛔虫症，下肢痿痹。

❖ **阑 尾**

【定　位】足三里穴下约2寸处。

【简易取穴】屈膝成直角，依上法取足三里穴，由此往下推1～2个横指范围内之敏感点即是。

【主　治】急、慢性阑尾炎，消化不良，下肢瘫痪。

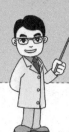

名医**中药外敷**治百病

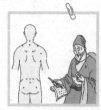

第六章 ▶

外敷疗法的常用药

　　穴位贴敷疗法所用的中草药一般都有较强的刺激性，多为辛窜开窍、通经活络之品，如白芥子、大蒜、胡椒、辣椒之类，或多为味厚力猛、有毒之品，如斑蝥、毛茛、生天南星、甘遂、巴豆等。现将常用的穴位贴敷药物介绍如下。

毛 茛

　　味辛，性温，有毒。该全草含毛茛苷，水解后产生原白头翁素，再聚合为白头翁素。新鲜植物含原白头翁素。本品发生刺激作用的成分是原白头翁素，它在豚鼠离体器官（支气管、回肠）及整体实验中均能对抗组胺。它有强烈挥发性刺激作用，与皮肤接触可引起炎症及水疱；内服可引起剧烈胃肠炎和中毒症状，但很少引起死亡。白头翁素则无刺激作用。

功　能 定喘，止痛，退黄，截疟，消翳。主治哮喘、黄疸、疟疾、瘰疬、关节炎、阴疽肿毒未溃者。

应　用

1 敷于经渠或内关穴、大椎穴、合谷穴，可治疗疟疾。

2 敷于患处，可治疗痹证（寒型）。

3 敷于列缺穴，可防治传染性黄疸型肝炎。

4 与食盐混合后制成药丸，敷于少商，可治疗急性结膜炎。

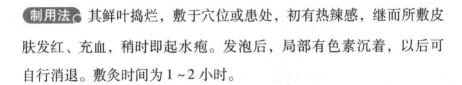

制用法 其鲜叶捣烂，敷于穴位或患处，初有热辣感，继而所敷皮肤发红、充血，稍时即起水疱。发泡后，局部有色素沉着，以后可自行消退。敷灸时间为1～2小时。

注意事项 本品外敷用量不宜过多，敷后皮肤出现灼热疼痛感时，应立即除去敷药，后常规消毒并外涂万花油，消毒纱布覆盖，以防感染。本品有毒，误服可引起头痛目昏、腹胀腹痛，甚至腹泻、便秘及全身乏力等。

斑蝥

味辛，性寒，有毒。归肝、胃经。南方大斑蝥含斑蝥素1%～1.2%、脂肪12%，以及树脂、蚁酸、色素等。黄黑小斑蝥含斑蝥素0.97%。本品发生刺激作用的成分主要是斑蝥素，它对皮肤、黏膜有强烈的刺激作用，能引起局部发赤或发泡，起到一种"微面积的化学性烧伤性刺激"作用，这种刺激先作用在皮肤的神经感受器上，通过复杂的神经反射机制达到止痛及治病的目的。但其组织穿透力较

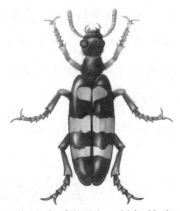

小，作用较缓慢，仅有中度疼痛，通常不涉及皮肤深层，所起的疱很快痊愈，且不留瘢痕；对黏膜或皮肤创口作用较剧烈，亦较难痊愈。

功能 破血、攻毒、蚀疮（外用），作用强烈，主治痈疽、瘰疬、顽癣等。

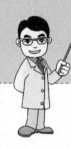
 应 用

1 敷于患处，可治疗关节疼痛（如风湿性关节炎）。

2 浸泡于75%乙醇后取液外涂患处，可治疗神经性皮炎。

3 敷于印堂穴，可治疗慢性鼻炎。

4 敷于太阳穴，可治疗面瘫。

制用法 取斑蝥适量研为细末，使用时先取胶布一块，中间剪一小孔如黄豆大，贴在施灸穴位上（以暴露穴位并保护周围皮肤），然后将斑蝥末少许置于孔中，上面再贴一胶布固定即可，以局部起泡为度。或用斑蝥浸于醋中或浸于95%乙醇中，10天后擦抹患处。

注 意事项

本品有剧毒，勿随便内服，可引起胃肠炎及肾炎，严重者会导致中毒而引起死亡。斑蝥一般多外用（穴位贴敷时常去其头、足、翅，且用生品），操作时需要慎重、仔细，尤其不要让药物误入眼内或口中；外敷面积不宜过大，敷贴时应密切观察，以局部皮肤灼痛起泡为度，立即去除。本法常会引起皮肤局部不同程度的发红起泡，但水疱都局限于表皮，除短期色素沉着外，不留瘢痕，而且停药后色素沉着也将逐渐消失。

马钱子

味苦，性寒，有大毒。归肝、脾经。马钱子的主要成分为马钱子碱，具有较强的抗菌作用，马钱子的水煎剂（1∶2）在试管内对许兰黄癣菌、奥杜盎小芽孢癣菌有不同程度的抑制作用；体外实验也表明，0.1%马钱子碱能完全抑制流感嗜血杆菌、肺炎双球菌、甲型链球菌和卡他球菌的生长。此外，马钱子还具有镇痛作用。

功 能 通络止痛，消肿散结。主治跌仆损伤，麻木瘫痪，痈疽肿毒，痹证（风型），面瘫等。

应 用

1 敷于患侧太阳、颊车穴，可治疗三叉神经痛。

2 敷于患侧颊车穴，可治疗面神经麻痹。

3 敷于患处，可治疗跌打骨折。

制用法 将马钱子等药物适量共研成细末，用水或醋调和为糊膏状，每次取适量贴敷于穴位上，油纸覆盖，橡皮膏固定，敷灸时间为1~2小时，以局部充血潮红为度。

注意事项

本品通络止痛作用较强，生用外敷具有发泡作用，善于治疗风湿痹痛、面神经麻痹。马钱子有剧毒，外用宜适量，切勿入口、入目，孕妇忌用。

大 蒜

味辛，性温。归脾、胃、肺经。大蒜含挥发油约0.2%，具辣味和臭气，内含蒜素、大蒜辣素及多种烯丙基、丙基和甲基组成的硫醚化合物，对数种细菌性、真菌性和原虫性感染有较好的治疗和预防作用。大蒜的挥发性物质、大蒜汁、大蒜浸出液及蒜素，对多种致病菌如金黄色葡萄球菌、肺炎链球菌、大肠杆菌、伤寒杆菌及结核杆菌等，都具有明显的抑制或杀灭作用，对生殖细胞、肿瘤细

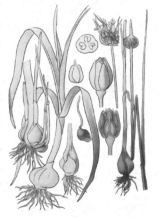

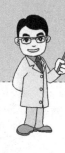
胞和心血管系统亦有作用。研究者在家兔右下腹局部，涂敷大蒜与芒硝研成的糊剂，家兔皮肤发红，甚至起水疱，阑尾及结肠运动反射性加强。

功 能 解表散寒，行滞消积，解毒杀虫，健运脾胃，消炎抗菌等。主治脘腹冷痛，痢疾，泄泻，肺痨，百日咳，感冒，痈疖肿毒，肠痈，癣疮，蛇虫咬伤，钩虫病，蛲虫病，带下阴痒，疟疾，喉痹，水肿。

应 用

1 捣泥外敷于涌泉穴，可治疗鼻衄不止。

2 生品捣烂如泥敷于合谷、鱼际穴，可治疗喉痹。

3 于发作前 3~4 小时敷于内关或间使穴，可治疗疟疾。

4 大蒜 60 克、轻粉 3 克共捣如泥，敷于经渠穴，可治疗牙痛。

5 敷合谷穴，可治疗扁桃体炎。

制用法 将紫皮蒜捣烂如泥，取 3~5 克贴敷在穴位上，敷灸时间为 1~3 小时，局部皮肤发痒或起泡，患者感觉灼痛，即取下。

注意事项
本品辛辣而有刺激性，捣敷皮肤有发赤、发泡作用，穴位贴敷的效果明显，但皮肤过敏者慎用。

■ 旱莲草 ┊┊┊┊┊┊

味甘、酸，性凉。归肝、肾经。全草含皂苷 1.32%，烟碱约 0.08%，另含有维生素 A 等。

功 能 凉血止血、补肾益阴。主治刀伤出血、吐血、咳血、便血、尿血、衄血、淋浊、带下、阴部瘙痒、须发早白等。

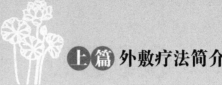

上篇 外敷疗法简介

应 用

外敷于内关穴，可治疗疟疾等。

制用法 将新鲜旱莲草捣烂如泥膏状，敷于穴位上，胶布固定即可。敷灸时间为2～4小时，以局部充血潮红或起泡为度。

注 **意事项** 本品外用时要适量，贴敷时间要适当。

白芥子

味辛，性温，微毒。归肺、胃经。该种子含白芥子苷、芥子碱、芥子酶、脂肪油、蛋白质及黏液质。白芥子苷本身无刺激作用，遇水后经芥子酶的作用，产生异硫氰酸对羟基苄酯（即挥发性的白芥子油）、酸性硫酸芥子碱及葡萄糖，故白芥子水浸液对皮肤真菌有抑制作用。

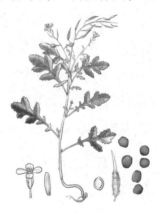

功 能 利气豁痰，温中散寒，通络止痛。主治痰饮咳喘，胸胁胀满疼痛，反胃呕吐，中风不语，肢体痹痛麻木，脚气，阴疽，肿毒，跌打肿痛等。

应 用

1 敷于膻中、定喘穴，可治疗支气管哮喘。

2 敷于患侧地仓、颊车穴，可治疗面神经麻痹。

3 敷于气海、关元穴，可治疗原发性痛经。

4 敷于膝眼穴，可治疗鹤膝风。

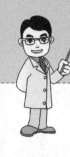

制用法 将白芥子研末，用水或醋或酒调和为糊膏状，每次取5～10克贴敷于穴位上，油纸覆盖，橡皮膏固定；或者白芥子末放置于直径3厘米的圆形胶布中央，直接贴敷在穴位上，敷灸时间为2～4小时，以局部充血潮红，或皮肤起泡为度。

注意事项 本品有微毒，刺激发泡作用峻烈，临床有白芥子膏外敷致过敏性休克的报道，故过敏体质者慎用。孕妇、体弱者忌用。

甘 遂

味苦，性寒，有毒。归肺、肾、大肠经。本品主要成分为大戟酮、大戟醇、甘遂醇、大戟脑，有泻下、镇痛、利尿、抗生育等作用，对内分泌功能及染色体有影响。

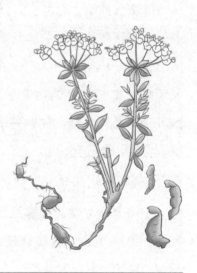

功 能 泄水逐饮，消肿散结。主治水肿胀满，气逆喘咳，胸腹积水，二便不通。

应 用

1 敷于大椎穴，可治疗疟疾。

2 敷于肺俞穴，可治疗哮喘。

3 敷于中极穴，可治疗急性尿潴留。

制用法 取甘遂适量，研为细末，外敷于穴位上，胶布固定；也可用甘遂末加入面粉适量，用醋或温开水调成糊膏状，贴于穴位上，油纸覆盖，胶布固定。

注意事项

本品有毒，外敷皮肤可刺激发泡，常与白芥子、麝香等药配伍使用，皮肤过敏者及孕妇忌用。内服9～15克可致中毒。

吴茱萸

味辛、苦，性热。归肝、脾、胃、肾经。吴茱萸果实含挥发油、吴茱萸碱和吴茱萸次碱等。具有抗溃疡、止吐、止呕及镇痛、抗病原体及增强免疫力等作用。

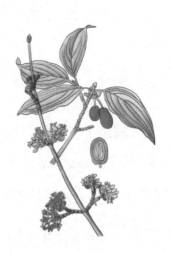

功 能 散寒止痛，降逆止呕，助阳止泻。主治厥阴头痛，寒疝腹痛，寒湿脚气，经行腹痛，脘腹胀痛，呕吐吞酸，五更泄泻。外治口疮、高血压。

应 用

1 药末外敷神阙穴，可治疗原发性高血压。

2 配清半夏各10克，共研细末过筛，用蛋清调成糊状外敷足心，男左女右，睡前外敷，次日取下，可治疗小儿口腔溃疡。

制用法 取吴茱萸适量，研为细末，用水、醋、凡士林或蛋清等，调和为糊膏状，敷于穴位上，油纸覆盖，橡皮膏固定，每日敷灸1次。

注意事项

本品为穴位贴敷的常用药物之一，有小毒，故要注意根据具体病情及局部敷药情况调整其敷药时间。如用吴茱萸治疗原发性高血压，应定时测量血压，若血压下降明显应随即揭去药物，以免血压下降过快，引起不良反应。

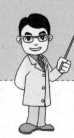

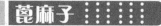

蓖麻子

味甘、辛，性平，有毒。归大肠、肺经。本品主要成分为蓖麻碱、蓖麻毒蛋白及脂肪酶。

功 能 消肿拔毒，泻下通滞。主治痈疽肿毒，瘰疬喉痹，疥癞癣疮，水肿腹满，大便燥结，难产，胞衣不下。

应 用

① 敷于患侧颊车穴，可治疗面神经麻痹。

② 配乳香各等份，捣饼敷于患侧太阳穴，可治疗神经性头痛。

③ 取7枚蓖麻子研如膏，敷于涌泉穴，可治疗难产、胞衣不下。

制用法 将蓖麻子去壳，研成细末或捣成泥状，用水调和为糊膏状，每次取适量贴敷于穴位上，医用纱布覆盖固定。

注 **意事项**
本品外敷皮肤可发泡，因有毒故孕妇及肠滑者忌用。

巴 豆

味辛，性热，有毒。归胃、大肠经。本品发生刺激作用的成分是巴豆油，对皮肤、黏膜有强烈的刺激作用，是最强烈的泻药。外用巴豆油，对皮肤亦有刺激作用，引起发红，可发展成为脓疱甚至坏死。实验研究还表明，巴豆油可使小鼠血清甲胎蛋白及肾上腺皮质激素分泌增加，局部应用能引起组胺的释放。

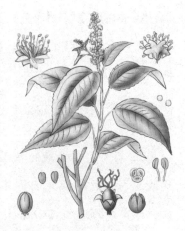

功 能 峻下积滞，逐水消肿，祛痰利咽，外用蚀疮。

主治寒积便秘，腹水鼓胀，喉痹喘咳，痈肿脓成未溃，恶疮疥癣，疣痣等。

应　用

① 巴豆仁压碎外敷颊车穴（配合热敷），可治疗面神经麻痹。

② 药末外敷患处，可治疗风湿性关节炎。

③ 配朱砂各 0.5 克，研末混匀，外敷阑尾穴，可治疗急性阑尾炎。

④ 巴豆霜 3 克、轻粉 1.5 克，混均，放于四五层纱布上面，贴在肚脐（神阙穴）上，可治疗肝硬化腹水。

制用法 将除去内、外壳的生巴豆 0.5 ~ 1.5 克，在消毒乳钵中研成泥状，挑绿豆大小（根据病情）的膏点，放置于 6 厘米 × 6 厘米大小的膏药或胶布上贴敷，外用绷带固定。1 ~ 2 小时后可感到局部刺痒或灼热，经 6 ~ 12 小时后便可揭去膏药，擦掉药末即可。

注意事项 本品有大毒，外敷皮肤有发泡作用。巴豆对皮肤黏膜有强烈的刺激作用，人畜误食巴豆会发生严重的后果，甚至休克、死亡。孕妇及体弱者忌用，在用巴豆发泡治疗疾病时切勿口服。

鸦胆子

味苦，性寒，有毒。归大肠、肝经。鸦胆子主要含生物碱、有机酸、酚性成分鸦胆子酸及其他多类成分。具有抗阿米巴、抗疟、驱肠虫作用，对血压和心脏也有影响。鸦胆子仁或油对正常皮肤或黏膜有刺激作用，是一种细胞毒，能使正常皮肤的组织细胞发生退行性改变与坏死。

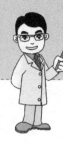
功 能 清热，燥湿，杀虫。主治痢疾，久泻，疟疾，痔疮，疔毒。

应 用

1 先将鸦胆子仁火烤至黄色，再刀切成片，贴敷于患处，可治疗鸡眼。

2 先用小刀将疣体表皮轻轻刮破（不宜刮得过深及损伤周围皮肤），再将药末加水调成糊状，涂于疣上，每日早晚各1次，可治疗寻常疣、扁平疣。

制用法 取鸦胆子仁适量，捣烂如泥膏状，敷于患部，胶布固定即可。

注意事项

本品在皮肤科应用广泛，主要用以治疗赘疣、鸡眼。鸦胆子局部外敷时，对皮肤、黏膜有强烈刺激性，故注意不可将药敷于健康皮肤上。此外，临床有鸦胆子外敷曾引起过敏反应的报道，所以临床上应密切观察患者的病情变化，以防止意外事故发生。

天南星

味苦、辛，性温，有毒。归肺、肝、脾经。本品对中枢神经系统有镇静、镇痛、抗惊厥的作用；对心血管系统有影响；有抗肿瘤、祛痰、抗氧化作用。

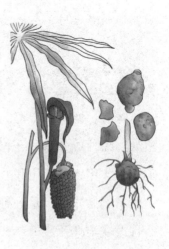

功 能 燥湿化痰，祛风定惊，消肿散结，通络止痛。主治中风，惊风，破伤风，癫痫，眩晕，喉痹，瘰疬，痈肿，跌仆损伤，蛇虫咬伤等。

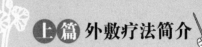
应　用

1 敷于健侧颊车穴，可治疗面神经麻痹。

2 配防风共捣罗为末，先用童子小便洗伤口，后以米酒调此药，贴敷于患处，可治疗破伤风。

3 敷于神阙穴，可治疗黄疸。

4 敷于涌泉穴，可治疗小儿口疮。

制用法 将数枚生天南星研成细末，用生姜汁或醋调和为糊膏状，每次取适量贴敷于穴位上，医用纱布覆盖固定。

注意事项
本品毒性峻烈，孕妇忌用。误食中毒可致舌、咽喉发痒而灼热、肿大，严重者甚至呼吸停止。如中毒严重、呼吸困难者，应及时就医抢救。

威灵仙

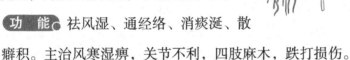

味辛、咸，性温，有毒。归膀胱经。本品的根主要含白头翁素、白头翁内酯、甾醇、糖类及皂苷等，其中白头翁素与白头翁醇为有毒成分。具有利胆、镇痛、抗疟、抗菌、抗利尿及引产作用；能松弛平滑肌，对心血管系统亦有影响。植株的黏液对皮肤、黏膜有刺激性，接触过久可使皮肤起水疱，黏膜充血，内脏血管收缩，末梢血管扩张。

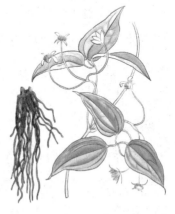

功　能 祛风湿、通经络、消痰涎、散癖积。主治风寒湿痹，关节不利，四肢麻木，跌打损伤。

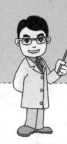

应 用

1 鲜品捣烂外敷于患侧内关穴，可治疗睑腺炎。

2 醋调敷于患处，可治疗急性乳腺炎。

3 新鲜威灵仙嫩叶捣泥，加入少量红糖捣融，分别贴敷于足三里、中脘穴，可治疗胃炎之胃痛。

4 贴敷足三里穴，治疗痔疮出血。

制用法 将威灵仙叶捣成糊状，加入少量红糖或陈醋搅拌均匀，贴敷在穴位上。局部如果自现蚁行感，最多不超过 5 分钟应将药物去掉，以起泡为度，避免刺激过强。

注意事项
本品是临床常用药物，其鲜叶捣敷皮肤有刺激发泡的作用，发泡后对治疗风湿痹痛、手足麻木、胃脘疼痛等颇有疗效，施灸时宜注意药膏随干随换。

胡 椒 ::::::

味辛，性热。归胃、大肠经。本品的主要成分为胡椒碱。胡椒的作用与辣椒相似，但刺激性较小，外用可作刺激剂，发赤剂。

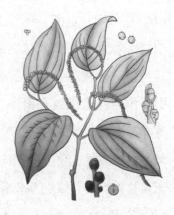

功 能 温中，下气，消痰，解毒。主治寒痰食积，脘腹冷痛，反胃，呕吐，泄泻，冷痢，并可解除食物之毒。

应 用

1 配蝉蜕等份分别研末，混匀，于发作前 2 ~ 4 小时敷于天柱

穴，可治疗疟疾。

② 先取紫皮蒜捣烂，再加入细胡椒（2∶1），共捣成糊状备用；然后用三棱针在双侧耳背静脉点刺放血，并在一侧耳轮脚凹陷处划破表皮（1～2 厘米长的竖切口）；再取椒蒜泥约米粒大放于胶布上，贴在切口处固定。可治疗各种皮肤病（神经性皮炎、牛皮癣、湿疹、痤疮、过敏性皮炎等）。

制用法 取新鲜胡椒捣烂如泥膏状，用普通膏药一张，将药放在中间，敷于穴位上并固定即可。

注意事项
本品辛辣走窜，无毒性，外敷皮肤有引赤、发泡作用。

辣 椒

味辛，性热。归心、脾经。本品主要成分为辣椒碱，对消化系统及循环系统有作用，亦有抗菌及杀虫的作用。辣椒还有发赤作用，外用作涂擦剂使皮肤局部血管起反射性扩张，促进局部血液循环。

功 能 温中散寒，开胃消食。主治寒滞腹痛，呕吐，泻痢，冻疮，疥癣。

应 用

① 取辣椒末、凡士林各等份，加适量黄酒调敷于患处阿是穴，可治疗腰腿痛。

② 取辣椒末、凡士林、白面按 2∶3∶1 比例混合研末，加适量黄酒调，敷于患处阿是穴，可治疗关节痛。

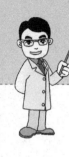

制用法 取干辣椒研成细末，加适量黄酒或水调成糊状，用时涂于油纸上贴于患部，外用胶布固定。多数患者在施灸后 15～30 分钟内局部发热，1 小时后局部有烧灼感，发热、烧灼感常持续 2～24 小时，并有全身热感和出汗，部分患者有触电感。

注 *意事项*
本品辛辣，对局部有一定的刺激作用，宜谨防入目。鲜辣椒捣敷皮肤，有发赤、发泡作用，少数患者可发生皮疹和水疱。

细 辛

味辛，性温，有毒。归肺、肾经。全草含有挥发油，其中的主要成分为甲基丁香酚、樟烯、细辛醚、细辛脑等。细辛挥发油对组胺或乙酰胆碱致痉的支气管平滑肌有非常显著的松弛作用，且其抗组胺作用较乙酰胆碱强，故具有显著的抗炎止痉作用。

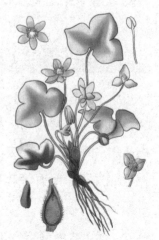

功 能 祛风散寒，通窍止痛，温肺化饮。

主治风寒感冒，头痛，牙痛，鼻塞鼻渊，风湿痹痛，痰饮喘咳。

应 用

1 配川乌共研末外敷颊车穴，可治疗牙痛。

2 配白芥子、麻黄共研末外敷风门、肺俞穴，可治疗支气管哮喘。

3 研末醋调外敷神阙或涌泉穴，可治疗口舌生疮。

制用法 取细辛适量，研为细末，用醋调和为糊膏状，敷于穴位

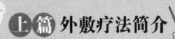

上，油纸覆盖，橡皮膏固定。

注意事项

本品有毒，血虚头痛、肺热咳喘者忌用。若使用不当而引起中毒时，会出现头痛、呕吐、出汗、呼吸迫促、烦躁不安；继之牙关紧闭、角弓反张、四肢抽搐、神志不清，最后呼吸麻痹而死亡。

苍 术

味辛、苦，性温。归脾、胃经。含苍术，以及钴、铬、铜、锰、钛、镁、钙等无机元素。苍术的醇提取液和水溶液，对十二指肠活动有较明显的抑制作用，具有对抗乙酰胆碱引起的肠管平滑肌收缩的作用，而对弛张后的胃平滑肌有轻微的增强收缩作用。

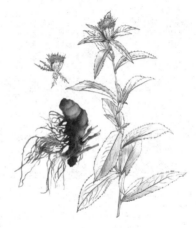

功 能 燥湿健脾，祛风散寒。主治脘腹胀满，泄泻，水肿，脚气痿躄，风湿痹痛，风寒感冒等。

应 用

敷于神阙穴，可治疗伤食型小儿腹泻。

制用法 取苍术适量，用唾液调和，填脐窝并与脐相平，外以胶布固定。1~2日换药1次。

注意事项

阴虚内热，气虚多汗者慎用。

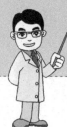
生姜

味辛，性温。归肺、胃、脾经。含有姜醇、姜烯、柠檬醛等挥发油和高良姜萜内酯、姜辣醇等多种辛辣成分，还含有天冬氨酸等多种氨基酸。

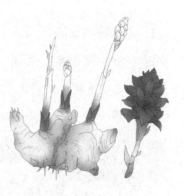

功 能 解表散寒，温中止呕，化痰止咳。主治风寒感冒，胃寒呕吐，寒痰咳嗽等。

应 用

① 捣烂外敷大椎、间使穴，可治疗疟疾。

② 配炮附子、补骨脂共研成细末，合为膏状，填入脐中，可治疗小儿遗尿。

③ 敷于患处，可治疗冻伤。

制用法 取鲜姜适量，捣烂如泥膏状，敷于穴位或患处，用油纸或纱布覆盖，胶布固定。

注意事项 本品宜置阴冷、潮湿处贮藏，或埋入湿沙内。生姜性温，阴虚火旺者不宜。

五倍子

味酸涩，性寒。归肺、大肠、肾经。含没食子鞣质60%～70%，没食子酸2%～4%，以及脂肪、树脂、淀粉及蜡质等。其所含鞣酸可使皮肤、黏膜溃疡的组织蛋白凝固，形成一层被膜而呈收敛作用，同时压迫小血管收缩，产生止血功效。并能减轻肠道炎症，以制止腹泻。

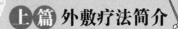

功 能 敛肺降火，涩肠止泻，敛汗止血，收湿敛疮。主治肺虚久咳，肺热咳嗽，久泻久痢，盗汗，消渴，便血痔血，外伤出血，痈肿疮毒，皮肤湿烂。

应 用

1️⃣ 炒黄五倍子、干姜各 2 份，吴茱萸、丁香各 1 份，研细后取 15 克，用 75% 乙醇或 65 度白酒，调成糊状外敷神阙穴，可治疗婴幼儿腹泻。

2️⃣ 每次取 5 克药末，醋调成软膏状，敷于神阙穴，可治疗盗汗、自汗。

3️⃣ 配何首乌各 30 克研末，醋调敷于神阙穴，可治疗小儿遗尿症。

4️⃣ 炒五倍子、黄丹各等份，研细外敷于患处，可治疗足癣。

制用法 取五倍子研成细末，用醋调和为糊膏状，敷于穴位上，用油纸或纱布覆盖，胶布固定。常每晚临睡前将药敷于脐部，第二天早晨取下。

注意事项
外感风寒，或肺有实热之咳嗽，或积滞未清之泻痢，均忌用本品。

麻 黄

味辛、微苦，性温。归肺经、膀胱经。内含麻黄碱、鞣质、黄酮苷、糊精、菊粉、淀粉、果胶、纤维素、葡萄糖等成分，有发汗、平喘、利尿、镇咳、祛痰等功效。一般去节为净麻黄、捣绒为绒麻黄、蜜制为炙麻黄。

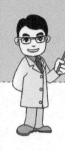

功 能 发汗解表，宣肺平喘，利水消肿。

应 用

1 伸筋草、五加皮、乳香、没药各 12 克，秦艽、当归、红花、土鳖虫、路路通、桑枝、桂枝、骨碎补、川乌、草乌各 10 克。水煎熏洗患处。1 日 2 次，每剂药可用 3 日，连续使用。可治疗颈椎病。

2 羌活、白芷、香附、附子、大茴香、姜黄、甘草各 10 克，樟脑 3 克，白芥子、细辛、麻黄各 5 克，威灵仙 30 克。共研细末备用。用黄酒将药末调成糊状敷患部，厚度约五分硬币厚，用塑料薄膜包扎，外用纱布固定，每天敷 3 次，每天调换用料，连用 6 天，休 3 天再做。主治颈椎病、颈部肌肉风湿痛、肩周炎。

制用法 取麻黄适量，研碎，调膏外敷。

注意事项
体虚自汗、盗汗、虚喘及阴虚阳亢者禁服。麻黄发寒力较强，故表虚自汗和阴虚盗汗、喘咳、肾不纳气的虚喘者均应慎用麻黄。而且，麻黄兴奋中枢神经，多汗、失眠者慎用麻黄。

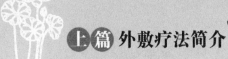
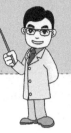

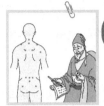

第七章 ▶

外敷疗法的适应证和禁忌证

凡临床各科内外诸疾皆可疗之，而且疗效显著。凡内治可疗之诸疾，皆可以用贴敷治之，病种涉及呼吸、循环、消化、泌尿、神经内分泌等各内科系统和鼻咽口腔五官及妇儿科的疾病。

◉ 外敷疗法的适应证

（1）呼吸系统：如气管炎、支气管炎、支气管哮喘、肺结核等。

（2）心脑血管系统：如冠心病、心绞痛、高血压、中风等。

（3）消化系统：如消化不良、慢性胃肠炎、胆囊炎、胃溃疡等。

（4）泌尿系统：如肾炎、水肿、尿潴留、遗尿等。

（5）外科疾患：镰疮、褥疮、红丝疔、丹毒、胆石症、尿路结石、前列腺炎、腱鞘炎、腱鞘囊肿、鞘膜积液、急性乳腺炎、乳腺增生病等。

（6）骨伤科疾病：颈椎病、腰椎病、膝关节疾病、风湿、类风湿等。

（7）危急重症：如昏迷、休克、中风、高热等危重急症的辅助抢救方法之一。

（8）肿瘤：近年来各种外治方法用于治疗肿瘤均取得了一定的疗效，特别是采用穴位贴敷疗法治疗缓解各种癌痛，为患者解除了疼痛，提高了生存质量，避免长期大剂量使用麻醉镇痛剂而产生的依赖性。

（9）儿科病：如小儿发热、小儿泄泻、小儿肺炎、小儿脐患、小儿夜啼、百日咳、鹅口疮、麻疹、腮腺炎等。

（10）妇产科病：如月经不调、痛经、带下、妊娠呕吐、难产、胞衣不下、产后腹痛、恶露不绝、子宫脱垂等病。

（11）保健：穴位贴敷疗法不仅具有治疗作用，而且还具有保健之功效，在关元、气海、足三里等具有强壮作用的穴位上贴敷，可获养生保健、益寿延年的作用。

● **外敷疗法的禁忌证**

（1）禁用部位：对于眼部、乳头、阴部、小儿肚脐、阴囊部、会阴部等，禁用该疗法，要严防有毒性及强烈刺激性的发泡药物，误入口腔、鼻腔和眼内。对于面部、近心脏部和大血管附近的穴位，不宜用刺激性太强的药物进行发泡，以免发泡遗留瘢痕，影响容貌或活动功能，尤其是过敏体质患者。本贴敷所用药物严禁内服，有皮肤过敏或皮肤破损者，不宜用此法。

（2）禁用对象：对体弱者、孕妇、严重心脏病患者、精神病患者，以及对发泡疗法有恐惧心理者，尽量不用药物贴敷疗法，以免引起意外医疗事故。对于体弱者，一般不使用药力峻猛的发泡药物。有药物过敏史者，慎用穴位贴敷疗法，若根据病情需用者宜密切观察用此法后患者的反应。孕妇的腹部、腰骶部以及某些过敏穴位，如合谷、三阴交等处不宜采用贴敷发泡治疗。有些药物如麝香等孕妇禁用，以免引起流产。

（3）禁用病症：疮疡已溃，已形成瘘管，或感染的皮肤局部，不使用药物贴敷疗法。有怕热、咳黄痰、发热、肺部感染、支气管扩张、经常咯血者暂不要用此法。另外，对于使用贴敷药物产生过敏反应者应及时调整用药，以防过敏加重。对危、急、重病症者，慎用。要严格消毒，注意药膏的软硬度或贴敷药物的热凉。

除此之外，还要注意以下一些注意事项：

（1）在患处或红肿部位及有关部位、经穴上贴敷时，先用消毒药液或消毒棉球消毒后再施药。

（2）每次贴敷时取穴不宜过多，应少而精，一般以6～8个穴为宜。对一些慢性疾病的保健调理，可采用几组穴位轮换交替的贴敷方法，每次贴敷一组穴位。同一部位不宜连续贴敷过久，以免药物刺激太久，造成皮肤溃疡，影响继续治疗。一般为每日换药1次。同时用药厚度要适中，不可太厚或太薄。

（3）药物敷脐时，首先应将脐部擦洗干净后再贴敷。用膏贴加热时注意不可过热。刺激性大的药物或有脐病者或脐部感染者禁用。热敷时，要注意温度不宜过高，以免烫伤皮肤，或出现其他意外医疗事故，温度过低则影响疗效。

（4）贴敷药物后，局部出现热、凉、麻、痒或轻度疼痛属正常现象，如贴敷处有烧灼或针刺样剧痛，难以忍受时，应提前揭去药物，及时终止贴敷。贴敷后应注意观察皮肤有无过敏、糜烂、溃破现象，一旦有不适情况，立即停用。对胶布过敏者，可选用低过敏胶带或用绷带固定贴敷药物。皮肤过敏者不宜使用。有可疑过敏史者，要先从小剂量开始，贴敷时间要短，以后逐渐增加药量和延长时间。用药过程中如果出现皮肤过敏、痛痒潮红、发生小水疱，应停止用药。

（5）贴敷药物不可内服。对于残留在皮肤的药膏等，不可用汽油或肥皂等刺激性物品擦洗。

（6）小儿皮肤薄嫩，不宜使用刺激性过强的药物，敷药时间也不宜过长。

（7）贴敷方中有部分验方含有马钱子、雄黄、斑蝥、硫黄、轻粉、朱砂、甘遂、黄丹、巴豆、铅粉、木鳖子等外用药物，均具有不同程度的毒性，使用时应慎重，应控制用量，在医生指导下进行配方。虽然贴敷后吸收的剂量不大，但也应该防止发生中毒反应。

（8）药物贴敷时，应尽量减少出汗，以使药物与穴位充分接触，并保持医用胶布的粘并。敷药部位在 10 小时内，一般不宜洗冷水或过热水，不要抓破和拭擦。药物贴敷治疗的当天，患者要禁食寒凉、生冷和辛辣之品。若贴药处皮肤出现水疱，则牛肉、鸭、花生、虾蟹以及其他辛辣煎炸食物都要禁食。

下篇

外敷疗法应用

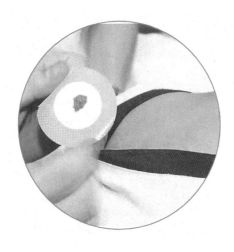

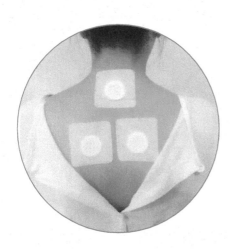

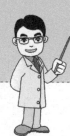

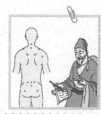

第八章 ▶
内科疾病的外敷疗法

感　冒

◯ 病症简述 ◯

感冒的症状主要有打喷嚏、流鼻涕、鼻塞、咳嗽、喉咙痛等。但是不同的感冒类型有不同的主要症状表现。

普通感冒：打喷嚏常见，但不是特异性的症状，喉咙痛、鼻塞非常常见，有轻微的疼痛、乏力、有痰，其余像头痛、发热、发冷这样的症状倒不常见，另外还带有轻微的胸部不适等症状，病情发展较慢，全身症状较轻。

流行性感冒：最为显著的就是打喷嚏，所产生的飞沫会将病毒传播给他人。

风寒感冒：后脑强痛、连带脖子转动不灵活，怕寒怕风，通常要多穿衣服感到暖和才自觉舒服，流清涕，白色或者稍微带点黄，舌无苔或薄白苔。

风热感冒：喉咙痛，通常在感冒其他症状出现之前就痛。流浓涕，通常黄色或带黑色。

◯ 原　因 ◯

当自身免疫力或者呼吸道局部防御功能降低，如受凉、淋雨、

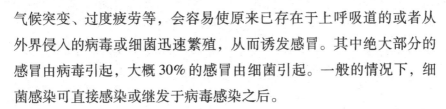

气候突变、过度疲劳等，会容易使原来已存在于上呼吸道的或者从外界侵入的病毒或细菌迅速繁殖，从而诱发感冒。其中绝大部分的感冒由病毒引起，大概30%的感冒由细菌引起。一般的情况下，细菌感染可直接感染或继发于病毒感染之后。

◯ 外敷法治疗 ◯

方①

组成 胡椒7颗，丁香7粒，葱白适量。

用法 胡椒、丁香研碎，加葱白捣烂成膏状。将捣好的药涂于手心，合掌握定。两手夹于大腿内侧，微微发汗则愈。

适应证 适用于风寒感冒。

方②

组成 葱白头1大把，白酒适量。

用法 葱白切细。煸炒时加适量白酒，炒热。用布将炒热的葱白包起。患者取仰卧位。趁热把药包放在脐腹上。慢慢转动药包或旋转摩揉。温度低了可再换另一包，边熨边换，直至手足渐温、微微汗出，症情缓解为止。

适应证 感冒伴手足寒冷者。

方③

组成 橘子叶、老姜、葱头各适量。

用法 将上药和酒炒热。用布包裹起来。患者仰卧，将布包放在痛处。温度低可换另一包，边熨边换，直至手足渐温、微微汗出，症情缓解为止。

适应证 用于风寒感冒作痛。

方④

组成 荜拨、香附、大蒜各适量。

用法 将上药捣烂如泥，将药泥做成饼状，用纱布包裹备用。患者取坐位，将纱布包好的药饼贴在囟门上。用熨斗熨透，

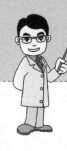

清涕自止。

适应证 ■

> 风寒感冒。

方⑤

组成 鹅不食草 100 克，食醋适量。

用法 上药切碎，用食醋拌匀炒热，装入布包。用药包热熨鼻子周围。同时将药包紧贴鼻孔作深吸气，直至鼻子通气，每日 2~3 次。

适应证 ■

> 感冒伴鼻塞流涕严重者。

方⑥

组成 新鲜葱白 250 克，食盐适量。

用法 将葱白洗净，切碎。入盐拌匀，炒热后用纱布包好。趁热熨患处，每次熨 30 分钟，连用数日。

适应证 ■

> 风寒感冒，头痛鼻塞。

方⑦

组成 桑叶 30 克，菊花 15 克，生石膏 50 克。

用法 共捣成泥，敷肚脐上，外盖纱布，胶布固定，全身外盖棉被取汗。一般用药 30 分钟后可退烧。

适应证 ■

> 适宜于发热患者。

名医小贴士

感冒全年皆可发病，冬春季节多发，所以要适当做好预防工作：

❶ 避免受凉、淋雨、过度疲劳；避免与感冒患者接触，避免脏手接触口、眼、鼻。上呼吸道感染流行时应戴口罩，避免在人多的公共场合出入。

❷ 感冒期间，避免进食或忌多食鸭肉、猪肉、羊肉、狗肉、甲鱼、蚌、醋、柿等食品。

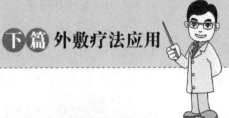

咳 嗽

◎ 病症简述 ◎

咳嗽是呼吸系统疾病最常见的症状之一，它是人体清除呼吸道内的分泌物或异物的保护性呼吸反射动作，通过咳嗽产生呼气性冲击动作，能将呼吸道内的异物或分泌物排出体外。但长期剧烈咳嗽可导致呼吸道出血。要正确区分一般咳嗽和咳嗽变异性哮喘，防止误诊。

◎ 原 因 ◎

引起咳嗽的原因很多，主要有以下 2 个：

◉ 感染因素

（1）上呼吸道疾患：感冒、腺病毒感染、鼻炎或鼻窦炎、扁桃体炎、急慢性咽炎、急慢性喉炎、急性会厌炎、喉结核等。

（2）气管、支气管疾患：急性及慢性支气管炎、支气管内膜结核、支气管扩张症等。

（3）肺、胸膜疾患：肺炎（细菌性、病毒性、支原体性）、肺真菌病、肺脓肿、肺囊肿合并感染、肺结核、胸膜炎等。

（4）传染病、寄生虫病：百日咳、白喉、麻疹、流感、肺吸虫病、肺包虫病、钩虫病等。

◉ 物理因素

凡可阻塞、压迫或牵拉呼吸道等物理因素致使气管壁受刺激或管腔扭曲变窄的病变均可引起咳嗽。

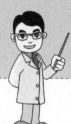

外敷法治疗

方1

组成 杏仁2克，麻黄、细辛、五味子、甘草各1克，生姜适量。

用法 将前5味药烘干研为细末，与生姜捣成膏。敷于脐上，外用胶布固定。上用热水袋热敷15~30分钟。操作间隔为每日贴敷1次，至痊愈为止。

适应证

适用于风寒咳嗽。症见咳嗽声重，痰稀色白或伴鼻塞、恶寒、流鼻涕等。

方2

组成 吴茱萸、丁香各15克，肉桂30克，冰片1克。

用法 将上药共研细末，装入有色瓶内密封备用。北方患者于白露前后，南方患者于寒露前后，取药粉适量填入脐中，以脐满为度，外用胶布封贴。2~3日换药1次，10次为1个疗程。每

个疗程间隔5~7日，连贴4~6个疗程，直至次年春暖花开。急性发作时可配合内服药物疗法。

适应证

肺胃虚寒所致痰湿咳嗽。

方3

组成 鱼腥草15克，青黛、蛤壳各10克，葱白3根，冰片0.3克。

用法 将前3味药研为末，葱白、冰片与药末共捣成糊。将脐部消毒后，取药糊纳入脐内，用胶布固定。每日换药1次，直至痊愈停药。一般用药3~5日即愈。

适应证

风热咳嗽。

方4

组成 白芥子、延胡索各3克，细辛、炙麻黄各2克，冰片0.3克。

用法 将上药共研细末，用

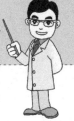

生姜汁调成糊。用时敷于上穴，外用纱布覆盖，胶布固定。敷药前将穴位局部皮肤清洗干净。敷药后有灼热感为佳，2~4 小时有刺痛感则去。每日或隔日换药 1 次。三伏天用效佳。

适应证 ■

痰湿咳嗽，风寒咳嗽，症见喘息气促者。

方⑤

组成 瓜蒌 1 枚，贝母 50 克，青黛 15 克，蜂蜜 120 克。

用法 先将贝母、青黛混合研为细末，再将瓜蒌连皮子捣融（干者研细末），放蜂蜜入锅内加热，除去浮沫，入以上 3 味药搅拌如膏。用时将药膏贴在肺俞、大杼、后溪穴上，盖以纱布，胶布固定。1~2 日换药 1 次。一般用药 7~10 日即显效。

适应证 ■

久咳、热咳、干咳、虚劳咳嗽。

方⑥

组成 鲜地龙 10 条，白糖、面粉各适量。

用法 把地龙放在碗内，撒上白糖，片刻地龙体液外渗而死，入面粉和成膏，制成直径为 3 厘米的药饼。将药饼贴于神阙穴上。每次贴 4~6 小时，每日 2 次，连贴 2~3 天。

适应证 ■

感冒咳喘。

方⑦

组成 制半夏 10 克，白果仁、杏仁各 9 克，细辛 6 克。

用法 以上诸药共研末。用姜汁调为糊状，外敷脐部，纱布包好。

适应证 ■

肺寒咳嗽，喘息。

方⑧

组成 天竺黄、天南星各 10 克，雄黄、朱砂各 1 克，丁香 2 克。

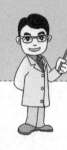
用法 诸药共研为细末，过 为1疗程。

筛后入瓶，密封备用。用时取药

末适量，填入患者神阙穴，外以

胶布固定。每日换药1次，10日

适应证

风痰型咳哮证。

名医小贴士

❶ 不要吃辛辣刺激性食物，忌烟酒，多吃水果蔬菜。

❷ 饮食宜清淡可口，禁食辛、酸、麻、辣、冷饮及油炸食物，多饮水，多食富含维生素的蔬菜和水果。

❸ 积极锻炼增强自身抵抗力。积极治疗原发病，以免加重病情。

头 晕

○ 病症简述 ○

头晕，是一种常见的脑部功能性障碍，也是临床常见的症状之一。患者有头昏、头胀、头重脚轻、脑内摇晃、眼花等感觉。头晕可单独出现，但常与头痛并发。头晕伴有平衡觉障碍或空间觉定向障碍时，患者感到外周环境或自身在旋转、移动或摇晃，称为头晕。

○ 原 因 ○

头晕可由多种疾病引起，而最常见的有以下几种：

（1）神经系统病变：如脑缺血病变、小脑病变、脑部病变、脑外伤、某些类型的癫痫等。此外，自主神经功能失调以及某些神经症的患者也会常常感到头晕。

（2）耳部疾病：耳内疾病影响到平衡而引起头晕。

（3）内科疾病：如高血压、低血压、各种心脑血管病、贫血、感染、中毒、低血糖等。

（4）感冒：有时感冒可能会附带有头晕的症状。

○ 外敷法治疗 ○

方①

组成 太子参、黄芪、白术、当归各 200 克，熟地、半夏、附子、麦冬、柴胡、升麻各 150 克，茯苓、五味子、益智仁、补骨脂、胡桃肉、肉桂、甘草各 68 克。

用法 上药研细末过筛，麻油熬膏备用。膈俞、脾俞、肾俞、膻中、厥阴俞、志室，以上穴位交替使用 2~3 个。隔 3 天换药 1 次，10 次为 1 疗程。

适应证 ▪
气血亏虚型头晕。

方②

组成 山栀 20 克，大黄、黄连各 10 克，肉桂 5 克。

用法 将上药研成细末。用米醋适量调拌成糊膏状，均匀敷于双足心涌泉上，用纱布覆盖，外用胶布固定。每日换药 1 次。

适应证 ▪
肝阳上亢型头晕。

方③

组成 ①五加皮、枸杞叶、炒杜仲、沙苑子、女贞子各等份；②沙苑子、菟丝子、肉苁蓉、灵磁石各 10 克，肉桂 2 克。

用法 将上药研为细末，装瓶备用。随证选方，用清水适量调拌成糊膏状。或取本散 60 克，装入小布袋中，分敷脐中、双侧肾俞，外用胶布固定。用药膏每日换药 1 次，用药袋则 10 天换药 1 次。

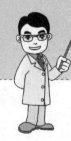

适应证

适用于肾虚头晕。

方④

组成 法半夏、茯苓各 10 克。

用法 共研细末，用清水适量调和稀糊状备用。治疗时取药膏外敷于肚脐处，上盖敷料，胶布固定。每日换药 1 次，一般用药 30 分钟后眩晕明显减轻，连用 3~5 天。

适应证

头晕。

方⑤

组成 山栀子 20 克，大黄、黄连各 10 克，肉桂 5 克。

用法 上药共研为末，装瓶备用。用时取本散 30 克，用食醋适量，调和成糊膏状，贴于双足心涌泉穴处，上盖纱布，胶布固定。每日换药 1 次，至症状得到缓解。

适应证

头晕。

方⑥

组成 黄芪 15 克，五味子、棉花根各 10 克，当归 5 克。

用法 共研细末，装瓶备用。用时取本散适量，加清水调和成糊膏状，敷于肚脐处，上盖纱布，胶布固定。每日换药 1 次，5 次为 1 疗程。

适应证

头晕。

名医小贴士

头晕，很多人认为是小毛病，饿时会头晕、经期前后会头晕，蹲久了站起来会头晕。一般情况下，偶尔头晕或体位改变而头晕不会有太大的问题，应无大碍。不过，如果长时间头晕，就应引起重视，因为长期头晕或经常头晕可能是重病的先兆。

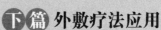

头 痛

病症简述

头痛是临床上最常见的症状之一，具体的原因涉及各个科室，尤其是在神经系统疾病中多见，发病率高。几乎90%的人一生中都有头痛发作，有人称头痛是仅次于感冒的常见病，其实头痛是一种症状，而不是一种疾病。通常将局限于头颅上半部，包括眉弓、耳轮上缘和枕外隆突连线以上部位的疼痛统称头痛。

原 因

据统计资料表明，一般性的头痛80%左右是紧张性或神经血管性头痛，或偏头痛。它们的发生或加剧都与精神因素有关，即大多是因受到劣性精神刺激，或脑力活动持续时间过长而发作或加剧的。股市的潮起潮落、麻将桌上的一赌输赢、学习的高度紧张、工作和社会竞争中得与失都是劣性的精神刺激。电脑旁的长时间工作以及伏案疾书长时间用脑都容易造成大脑疲劳，引发头痛。

外敷法治疗

方 1

组成 青黛、黄连、石决明、黄芩、桑叶、当归、红花、生地黄、防风、苏叶、贝母各等份，黄花末适量。

用法 上药（除青黛外）为粗末，用麻油熬，黄丹十分之七（"等份"的7/10），朱砂十分之一（"等份"的1/10），同青黛收膏，备用。取药膏适量，用时掺黄花末，左头痛贴右太阳穴，

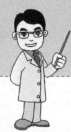
右头痛贴左太阳穴，全头痛贴双侧太阳穴。外以纱布盖上，胶布固定。每日换药1次。

适应证 ■

　　风热型头痛。

方②

组成 蚕沙15克，生石膏30克，醋适量。

用法 蚕沙、生石膏共为细末，用醋调为糊状。敷于阳白、印堂，上盖纱布，胶布固定。每日1换，3~5次为1个疗程。

适应证 ■

　　风热型头痛。

方③

组成 大黄、朴硝各等份。

用法 上药共研细末，备用。取药末10~20克用清水调和并捏成饼状，贴双侧太阳穴，外以纱布盖上，胶布固定。每日换药1次。

适应证 ■

　　风热型头痛。

方④

组成 草决明、苏子各15克，草乌5克。

用法 上药共研细末备用。用时取30克，用清水调和捏成2个饼状，贴敷于双侧太阳穴上，外以纱布适量，用胶布固定。每日换药1次。

适应证 ■

　　肝火上炎型头痛。

方⑤

组成 吴茱萸10克，食醋10毫升。

用法 将吴茱萸研末，用食醋调糊。用时敷足心涌泉穴处。每日换药1次，7日为1个疗程。一般敷药2~3个疗程，即愈或好转。

适应证 ■

　　肝阳头痛。

方⑥

组成 全蝎21个，地龙6条，蟾蚣3个，五倍子15克，生天南星、生半夏、白附子各30克，木

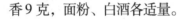

香9克，面粉、白酒各适量。

用法 将上药共研为细末，加入一半面粉，用酒调成饼。摊贴太阳穴，用纱布包扎固定。每日1次。一般用药7～10日即愈或好转。

适应证

头痛。

方⑦

组成 当归12克，川芎、香附各6克，食盐20克。

用法 上药共为粗末后炒热。布包贴敷头痛局部。每日1～2次，7日为1个疗程。一般敷药2～3个疗程即愈或显效。

适应证

头痛。

方⑧

组成 川乌30克，食醋适量。

用法 川乌研末，食醋调成糊，敷于太阳、风府穴。每日1次。一般用药3～4次即获显效。

适应证

风寒头痛。

方⑨

组成 羌活、独活各45克，赤芍30克，白芷20克，石菖蒲18克，大葱头5个。

用法 将前5味药混合粉碎过筛备用；葱头加水煎浓汁，入药末调和成膏。取药膏贴敷于太阳、风池、风府穴上，胶布固定。每日换药1次，用药7～10日即获良好疗效。

适应证

头痛、遇风痛甚者。

方⑩

组成 乳香、蓖麻子仁各10克。

用法 上药捣烂制成饼。贴敷双侧太阳穴。每日1次。一般用药20分钟即显效。

适应证

头额部疼痛。

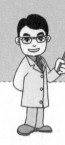

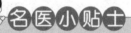 名医小贴士

❶ 适当分散压力。压力之下的人处于紧张状态，此时血管收缩绷紧，而当放松下来后，血管开始放松变粗，这时候就会出现头痛。

❷ 每小时休息五分钟。整日埋头于文件堆里，往往会引起前额中间或眼睛疼痛。这证明眼睛需要休息一下了。每小时要让眼睛休息5分钟，最好向远处眺望，这样有助于预防头痛。

❸ 办公室勤开窗。封闭的写字楼里缺乏流动的新鲜空气，可以用电子空气净化器、空气氧离子发生器帮助净化空气，也可以将窗户打开透气。

神经衰弱

○ 病症简述 ○

神经衰弱以精神和躯体功能衰弱症状为主，精神易兴奋，脑力易疲劳，常伴情绪紧张、烦恼以及紧张性头痛和睡眠障碍等心理、生理症状的一类神经症性障碍。这些症状不是继发于躯体疾病和脑器质性病变，也不是其他任何精神障碍的一部分，但患者病前可存在持久的情绪紧张和精神压力。由于神经衰弱的症状缺乏特异性，几乎都可见于其他神经症，如焦虑症、抑郁性神经症、疑病症、躯体化障碍等，使本病的诊断更加困难。

○ 原　　因 ○

神经衰弱被看作是可由躯体、心理、社会和环境等诸多因素引

起的一种整体性疾病。长期的心理冲突和精神创伤引起的负性情感体验是本病另一种较多见的原因。学习和工作不适应，家庭纠纷，婚姻、恋爱问题处理不当以及人际关系紧张，大都在患者思想上引起矛盾和内心冲突，成为长期痛苦的根源。又如亲人突然死亡，家庭重大不幸，生活受到挫折等，也会引起悲伤、痛苦等负性情感体验，导致神经衰弱的产生。

外敷法治疗

方 1

组 成 白胡椒 1 粒。

用 法 白胡椒剪成两半，置于神门穴，用胶布固定，而后用拇指捏压敷药部位，至有发热感，每日 4 ~ 6 次。捏压时不宜搓捻，以免移位。若胡椒破碎或捏压无刺激时，需重新更换。一般宜持续 2 周，如有反复则宜继续第 2 疗程。

适应证

神经衰弱。

方 2

组 成 菊花 1 千克，川芎 400 克，牡丹皮、白芷各 200 克。

用 法 上药充当枕头填充物，供睡眠时枕用。每装药 1 次可连续使用半年。

适应证

适用于神经衰弱。

方 3

组 成 当归、赤芍、川芎、桃仁、红花、桂枝、丁香、乳香各等份。

用 法 以上各组药物研成极细末，过 100 目筛，用白醋适量，调成厚糊状备用。选内关、心俞、大椎、神阙、脾俞、肾俞、足三里、涌泉等，一般双侧取穴。穴位常规消毒后，将药糊敷于穴位上，并用胶布固定，24 小时后取掉，每隔 1 ~ 2 日治疗 1 次。穴位贴敷处起水疱者应调整

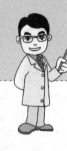

穴位或间隔治疗次数，一般 10 次为 1 个疗程。

适应证

神经衰弱。

方④

组成 王不留行籽适量。

用法 王不留行籽贴压耳穴，两侧耳穴同时贴压，每 3 天换药 1 次，6 次为 1 个疗程，可持续 1~3 个疗程。

适应证

神经衰弱。

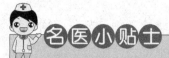

名医小贴士

神经衰弱食疗方 2 则：

芹菜枣仁汤：鲜芹菜 90 克，酸枣仁 8 克，加适量水共煮为汤，弃去芹菜和酸枣仁渣饮汤。分中午饭后和晚上临睡前两次分服。适用于虚烦不眠、神经衰弱引起的失眠健忘、血压高时头晕目眩等病症。

小麦黑豆夜交藤汤：小麦 45 克，黑豆 30 克，夜交藤 10 克，同放锅中，加水适量煎煮成汤，弃去小麦、黑豆、夜交藤药渣饮汤。分两次饮服。这款药膳有滋养心肾、安神的功效，适用于心肾不交之失眠、心烦等证。

支气管炎

病症简述

支气管炎是指气管、支气管黏膜及其周围组织的慢性非特异性炎症，多为病毒和细菌的反复感染引起的。急性支气管炎起病较快，开始为干咳，以后咳黏痰或脓性痰，常伴发热、胸骨后闷胀或疼痛。发热等全身症状多在 3～5 天内好转，但咳嗽、咳痰症状常持续 2～3 周才恢复。而慢性支气管炎则以长期、反复而逐渐加重的咳嗽为突出症状，伴有咳痰。咳痰症状与感染与否有关，时轻时重。还可伴有喘息，病程迁延。

◎ 原　　因 ◎

气温下降、呼吸道小血管痉挛缺血、防御功能下降等容易导致本病的发生；烟雾粉尘、污染大气等慢性刺激也可发病；吸烟使支气管痉挛、黏膜变异、纤毛运动降低、黏液分泌增多，有利于感染的发生；和过敏也有一定的关系。

◎ 外敷法治疗 ◎

方①

组成 木鳖子 60 克，白胡椒 0.2 克，二丑、杏仁各 0.5 克。

用法 诸药共研细末，用当年白鸡胆 4 枚，取汁和药膏，摊新白布上；洗净病人双足，将药膏贴于足心，用胶布固定，男左女右，1 昼夜去之。

适应证

治内伤咳嗽、痰热郁肺型支气管炎有奇效。使用本方时不得沾泥土、水，不能吃梨。

方②

组成 炙麻黄、杏仁、生半夏、桑白皮各 30 克，罂粟壳 15 克，生石膏、黄芩各 50 克，虎杖、白芥子各 40 克，桔梗、甘遂、冰片各 20 克。

用法 将上药共研为极细末，装瓶备用。取穴：中府、定喘、肺俞（均双）、天突。用时，用姜汁调上药适量成膏状，摊在 1 寸见方的胶布上，贴于上穴，每次贴 6～12 小时，6 日 1 次。急性者连贴 2 次，慢性 3～4 次。

适应证 ■

　　急、慢性支气管炎。

方③

　　组成 老鹳草 30 克，白芥子 35 克，细辛 15 克，甘遂、香白芷各 10 克，延胡索 12 克。

　　用法 将上药共研为细末，加入麝香 0.3 克，用姜汁调匀，制成重 1 克的药饼。于每年夏季初伏、中伏、末伏将饼贴敷于双侧肺俞、心俞、膈俞，每伏 1 次，贴前按摩穴位 2 分钟，每次贴 4~6 小时。

适应证 ■

　　慢性支气管炎。

方④

　　组成 水菖蒲根粉 200 克，干姜粉 20 克，松香 500 克。

　　用法 将松香熔化，依次加入水菖蒲根粉及干姜粉，搅拌调成膏药，分别贴于肝俞、胃俞、中脘及鸠尾穴。贴前可用生姜片擦红穴位局部皮肤。一定要夜贴昼揭，每晚换 1 次，也可在膏药贴上后，用热水袋加热 15 分钟，便于药物渗透吸收。6 天为 1 疗程。

适应证 ■

　　老年慢性支气管炎。

方⑤

　　组成 桃仁、杏仁、栀子、胡椒各 10 克。

　　用法 上 4 味药捣细混匀，用鸡蛋清调敷足心（涌泉穴），用布包扎。

适应证 ■

　　用于老年慢性支气管炎痰多者，短期疗效佳，坚持使用可否根治，尚待验证。

方⑥

　　组成 葱白、鱼腥草各 60 克，生姜 12 克，白酒适量。

　　用法 将上药捣烂调拌白酒，外敷膻中穴，每日 1 次。

适应证 ■

　　支气管炎咳嗽多痰。

方⑦

组成 款冬花适量，蜂蜜少许。

用法 将款冬花蜜拌，晾干，放入有嘴壶中点燃烧之，吹熄盖住壶口，将壶嘴对准患者口咽吸之，每次吸 3～5 分钟，每日1 次。

适应证
治慢性支气管炎属肺寒咳嗽者，咳嗽声重、咳痰稀薄、色白。

方⑧

组成 白胡椒、川椒、生姜各 50 克，冬虫夏草、蛤蚧各 30克，核桃仁 100 克，麻油 20 克，蜂蜜 300 克。

用法 将白胡椒、川椒、生姜、冬虫夏草共研为极细末，过120 目筛后备用。核桃仁研为细末，麻油倒入铁锅内加热，再倒入蜂蜜加热，随之加上已经研末的其他药粉，搅拌均匀出锅，盛在密闭的容器中。用时，将上药膏涂在风湿膏或胶布上，贴在肺俞（双）、涌泉（双）、天突穴上。24 小时换药 1次，7 次为 1 个疗程。

适应证
支气管炎、支气管哮喘及呼吸困难患者。

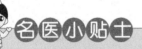

名医小贴士

❶ 避免感冒，能有效预防支气管炎的发生或急性发作。

❷ 饮食宜清淡，忌辛辣荤腥。应戒烟和茶，因为吸烟会引起呼吸道分泌物增加，反射性支气管痉挛，排痰困难，有利于病毒、细菌的生长繁殖，使支气管炎进一步恶化。茶叶中含有茶碱，能兴奋交感神经，使支气管扩张而减轻咳喘症状。

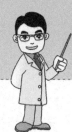

支气管哮喘

○ 病症简述 ○

在世界卫生组织及美国国家卫生院组织修订的"哮喘的全球防治战略"（2006）中对支气管哮喘的定义为"支气管哮喘是由多种细胞和细胞组分参与并起作用的气道慢性炎症疾患。其气道的慢性炎症伴随气道高反应性，导致反复发作喘鸣、呼吸困难、胸闷和咳嗽，特别是夜间或凌晨。这些症状的发作通常与肺内广泛存在但变异较大的气流阻塞有关，其气流阻塞往往可自发或经治疗而逆转。"本病发作常有一定的诱发因素，不少患者发作有明显的生物规律，每天凌晨 2～6 时发作或加重，一般好发于春夏交接时或冬天，部分女性（约 20%）在月经前或期间发作或加重。

○ 原　　因 ○

本病最重要的激发因素可能是吸入变应原，主要有以下几种：

（1）尘螨过敏：尘螨是最常见的变应原，是哮喘在世界范围内的重要发病因素，常见的有 4 种：屋尘螨、粉尘螨、宇尘螨和多毛螨，90% 以上螨类存在屋尘中。

（2）职业性变应原：可引起职业性哮喘常见的变应原有谷物粉、木材、饲料、茶、咖啡豆、抗生素（青霉素，头孢霉素）、异氰酸盐等。

（3）药物及食物添加剂：阿司匹林和一些非皮质激素类抗炎药是药物所致哮喘的主要变应原；水杨酸酯，防腐剂及染色剂等食物添加剂也可引起哮喘急性发作。

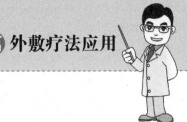

外敷法治疗

方①

组成 辛、白芥子各 21 克，甘遂、延胡索各 12 克（1 次贴敷量）。

用法 上药共研细末，用生姜汁 120 毫升，调成糊状，制成药饼 6 只，再用麝香 1.5 克，研细后均分 6 份，放在药饼中央，备用。将药饼放在直径约 10 厘米的圆形布上，贴在百劳、肺俞、膏肓 3 穴，两边对称，共 6 个穴上。用胶布固定，在伏天敷贴，初伏贴 1 次，中伏贴 2 次，末伏贴 1 次，每次贴敷 2 小时。

适应证 ■
支气管哮喘。

方②

组成 麻黄 5 克，延胡索、玄明粉各 15 克，白芥子 20 克，甘遂 12 克，细辛 8 克，鲜桑白皮汁适量。

用法 将上药前 6 味共研细末，过 6 号筛，分成 3 份，用鲜桑白皮汁调制成药饼，再分成若干等份。取本品分别贴敷百劳、肺俞、膏肓、涌泉穴（均为双侧），每次 2 穴交替贴敷。药饼外层加一塑料薄膜，以免易干而少效，以纱布包扎好，6 小时后去药。

适应证 ■
支气管哮喘。

方③

组成 白胡椒、川椒、生姜各 50 克，冬虫夏草、蛤蚧各 30 克，核桃仁 100 克，麻油 20 克，蜂蜜 300 克。

用法 将白胡椒、川椒、生姜、冬虫夏草共研为极细末，过 120 目筛后备用。核桃仁研为细末，麻油倒入铁锅内加热，再倒入蜂蜜加热，随之加上已经研末的其他药粉，搅拌均匀出锅，盛在密闭的容器中。取穴：肺俞（双）、涌泉（双）、天突、廉泉、定喘。用时，

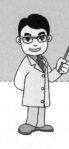

将上药膏涂在风湿膏或胶布上，贴在所选穴位上。24 小时换药 1 次，7 次为 1 个疗程。

适应证

支气管炎、支气管哮喘。

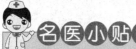 **名医小贴士**

❶ 忌食海腥肥腻及易产气食物。俗话说："鱼生火，肉生痰，白菜豆腐保平安"。这不仅是一般人饮食原则，更是哮喘患者应遵循的原则。鱼虾、肥肉易助湿生痰；产气食物如韭菜、地瓜等，对肺气宣降不利，故均应少食或不食。

❷ 忌食刺激性食物。辣椒、葱、蒜、酒等辛辣刺激性食物会刺激呼吸道使咳嗽加重，不利于哮喘性支气管炎的康复。饮食过咸，水钠易潴留和刺激呼吸道。

肺 炎

病症简述

肺炎是指终末气道、肺泡和肺间质的炎症，可由疾病微生物、理化因素、免疫损伤、过敏及药物所致。日常所讲的肺炎主要是指细菌性感染引起的肺炎，细菌性肺炎是最常见的肺炎，也是最常见的感染性疾病之一。

早期症状：为刺激性干咳，继而咳出白色黏液痰或带血丝痰，多有剧烈侧胸痛，常呈针刺样，随咳嗽或深呼吸而加剧，可放射至肩或腹部。由于肺实变通气不足、胸痛以及毒血症而引起呼吸困难、呼吸快而浅。少数有恶心、呕吐、腹胀或腹泻等胃肠道症状。

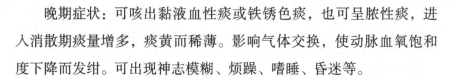

晚期症状：可咳出黏液血性痰或铁锈色痰，也可呈脓性痰，进入消散期痰量增多，痰黄而稀薄。影响气体交换，使动脉血氧饱和度下降而发绀。可出现神志模糊、烦躁、嗜睡、昏迷等。

○ 原　因 ○

当呼吸道局部和全身免疫防御系统受损时，如果病原体数量多、毒力强，就会发生肺炎。侵入的途径有4种：空气吸入、血行播散、临近感染部位蔓延和上呼吸道污染分泌物的吸入。以后者最为常见。

○ 外敷法治疗 ○

方①

组成 山栀子25克，桃仁6克，明矾3克，米醋适量。

用法 将前3味药共研为粉末，加入米醋调匀如糊状，摊于纱布上，然后贴敷于胸部。每天换药1次，连敷7～10天为1疗程。

适应证 ■
各种肺炎。

方②

组成 大黄200克，大蒜100克，芒硝50克。

用法 先将大蒜、芒硝2味药共捣烂如泥，敷肺俞穴及背部阿是穴（湿性哕音穴），敷时下垫油纱布2～4层，前胸后背轮敷，一次2小时。敷毕去掉，温开水洗净。大黄研细末，醋调成膏糊，敷阿是穴，每日2次，每次8小时。

适应证 ■
风热犯肺型肺炎。

方③

组成 蒲公英。

用法 将蒲公英捣碎做成丸药如花生大，每取6丸加鸡蛋清适量捣匀后敷于胸部。又：可口服，每日3次，每次2丸，含化

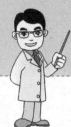

咽，宜饭后。

适应证 ■
　　　　肺炎。

方④

组成 白芥子末4.5克，面

粉少许。

用法 水调糊状，敷肺俞穴。

适应证 ■
　　　　肺炎。

名医小贴士

肺炎的保健护理：

❶ 用药：遵医嘱用药，注意用药后反应。

❷ 饮食：清淡易消化、富营养，注意病后调养。克服偏食等不良习惯。

❸ 运动：多晒太阳和进行户外活动，以增强体质，提高抗病能力。

呃　逆

○ 病症简述 ○

　　呃逆系膈肌痉挛，属膈肌功能障碍性疾病，吸气时声门突然闭合产生一种呃声，这种膈肌异常的收缩运动是由于迷走神经和膈神经受到刺激所引起。临床上呃逆是一种症状，轻者间断打嗝，重者可连续呃逆或呕逆、腹胀、腹痛，个别小便失禁等。《内经》首先提出本病病位在胃，并与肺有关；病机为气逆，与寒气有关。如《素问·宣明五气篇》谓："胃为气逆为哕。"

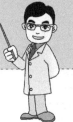

原　　因

呃逆的病因有饮食不当，情志不遂，脾胃虚弱等。正常人也可因进食过快、进食刺激性食物和吸入冷空气而产生呃逆。多数可于短时间内停止，严重的脑部疾病、尿毒症、胸腹疾病亦可引起呃逆。部分胸、腹腔手术后也可出现呃逆现象。

外敷法治疗

方①

组成 乌附子、小茴香、广木香、羌活、干姜、母丁香、食盐各等份。

用法 上药粉碎为末，过筛，取药粉 15 克，撒于胶布中间，分别贴于中脘、阴都、胃俞穴上，用布覆盖，将麦麸炒热，布包轮换熨敷。

适应证
寒呃。

方②

组成 雄黄 3 克，黄酒 1 盏。

用法 上药共加热至沸，两鼻吸其上腾的热气，呃逆立止。雄黄为含硫化砷的矿石，有毒。操作时慎防入口，吸气以止呃逆

为止，不可过度，以免中毒。

适应证
呃逆。

方③

组成 姜汁、蜂蜜各等量，丁香 10 克。

用法 取上药混合捣如膏，取药膏贴敷中脘、阴都穴位，盖以纱布，胶布固定，每日 1 换。

适应证
久病或大病后，气逆上冲，喉间呃呃作声，声短而频。

方④

组成 丁香 6 克。

用法 研细末，用醋调成糊状，敷脐，胶布固定。

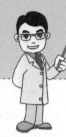
名医**中药外敷**治百病

部胃反射区、耳迷根耳穴（均双）。用王不留行贴压耳穴，每次按压5分钟，每日3~5次。

适应证

呃逆。

方⑤

组成 王不留行适量。

用法 取以下耳穴：耳中、耳

适应证

呃逆。

 名医小贴士

呃逆的日常调养：

❶ 放弃碳酸饮料。碳酸饮料中含有大量二氧化碳气体，当这些气体进入到胃中，会导致胸腔膨胀，从而出现打嗝。

❷ 慢点吃东西。吃得越慢，气体越难以进入胃中。吃得快则相反。

❸ 避免嚼口香糖。吞咽唾沫使得气体进入胃中，容易引发呃逆。

失 眠

○ 病症简述 ○

失眠指的入睡困难、睡眠中间易醒及早醒、睡眠质量低下、睡眠时间明显减少，有的严重患者还彻夜不眠等。长期失眠易引起心烦意乱、疲乏无力，甚至出现头痛、多梦、多汗、记忆力减退，还可引起一系列临床症状，并诱发一些身心性疾病。

○ 原 因 ○

失眠是由于情志、饮食内伤或病后及年迈、禀赋不足、心虚胆

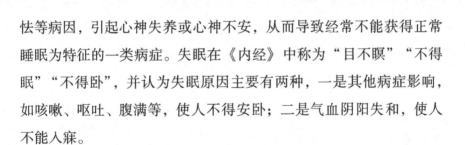

怯等病因，引起心神失养或心神不安，从而导致经常不能获得正常睡眠为特征的一类病症。失眠在《内经》中称为"目不瞑""不得眠""不得卧"，并认为失眠原因主要有两种，一是其他病症影响，如咳嗽、呕吐、腹满等，使人不得安卧；二是气血阴阳失和，使人不能入寐。

◯ 外敷法治疗 ◯

方①

组成 黄连、肉桂各适量。

用法 上药共研细末，蜜调为丸，填脐内。每日1次。

适应证
失眠。

方②

组成 黄连6克，朱砂、五味子各5克。

用法 上药共研细粉，备用。每次取药粉0.3克，填脐内，外贴胶布。每日换药1次。

适应证
失眠，烦躁。

方③

组成 朱砂、茯神各10克，琥珀、枣仁各12克，丹参15克。

用法 上药共研末备用。每次取药粉2克，蜂蜜调为膏，敷脐部。

适应证
失眠。

方④

组成 珍珠层粉、丹参粉、硫黄粉、冰片各等量。

用法 上述药物混匀，储瓶备用。上药适量，纳入脐窝（神阙），使之与脐平，胶布固定即可。5～7天换敷。

适应证
失眠。

方⑤

组成 石菖蒲、郁金、枳实、

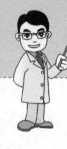

沉香、炒枣各 6 克，朱砂、琥珀各 2 克。

用法 上方共研细末，混匀备用。每次取药末，填敷脐中，滴生姜汁适量，外盖布固定。24 小时换药 1 次，1 周为 1 个疗程。

适应证 ■
顽固性失眠。

方⑥

组成 磁石 30 克，朱茯神 15 克，黄连、阿胶各 10 克。

用法 将磁石、朱茯神先煎取汁，再加黄连稍煎后去渣取汁，阿胶烊化，混匀。趁热摊贴于胸前，每晚 1 次，每次 20 分钟后擦净入寐。每日 1 次，病愈为止。

适应证 ■
失眠阴虚火旺者。

方⑦

组成 黄连 15 克，阿胶 9 克，白芍、黄芩各 9 克，鸡蛋黄 1 个。

用法 将黄连煎汤入阿胶化开。摊贴于胸部。或加白芍、黄芩、鸡蛋黄搅贴。5～10 次可见效。

适应证 ■
失眠。

名医小贴士

❶ 不要熬夜，晚上 11 点至凌晨 3 点是肝胆的最佳排毒时间，需熟睡，早睡早起对身体好，要养成良好的睡眠习惯。

❷ 睡前不要喝咖啡、浓茶，也不要吸烟，否则会对入眠有一定的负面影响，可以喝些牛奶。

❸ 经常食用红枣、薏米、玉米、小米等补气血的食物，因为失眠会让人气血不足。

慢性胃炎

病症简述

慢性胃炎是指由不同病因所致的胃黏膜慢性炎症。最常见的是慢性浅表性胃炎和慢性萎缩性胃炎。其主要临床表现为食欲减退、上腹部不适和隐痛、嗳气、泛酸、恶心、呕吐等。病程缓慢，反复发作而难愈。本病最常见的症状是胃部疼痛和饱胀感，尤其在饭后症状加重，而空腹时比较舒适。每次进食量虽不多，却觉得过饱而不适，常伴有嗳气、反酸、胃灼痛、恶心呕吐、食欲不振、消化不良等现象。一些患者还伴有神经系统症状，如精神紧张、心情烦躁、失眠、心悸、健忘等，这些现象反过来又可加重慢性胃炎的胃部症状，形成恶性循环，使病情复杂，不易治愈。

原因

慢性胃炎是一种常见的多发病，其发病率居各种胃病之首，主要是胃黏膜上皮遇到各种致病因子，发生慢性持续性炎症性病变。50 岁以上的更为多见，男性高于女性。

外敷法治疗

方1

组成 生姜、面粉各 30 克，鸡蛋 3 只。

用法 先将生姜捣烂，再加入面粉、鸡蛋清和匀，调成药饼，敷于痛处，外用胶布固定，每日 1 换，7 日为 1 疗程。

适应证 慢性胃炎属脾胃虚寒型。

方2

组成 射干、延胡索各 10 克，丁香 3 克，鲜生姜适量。

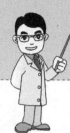

用法 先将射干、延胡索、丁香和匀，磨成细粉，再把鲜生姜捣烂取汁，加入药粉调成糊状，敷于痛处，外盖纱布，用胶布固定，每日1换，7日为1疗程。

适应证 ■

慢性胃炎属肝胃不和型。

方③

组成 青黛、蜜陀僧各30克，雄黄15克，鸡蛋2只。

用法 先将青黛、雄黄、蜜陀僧和匀，磨成细粉，再加入鸡蛋清调成药饼，敷于痛处，外用胶布固定，每日1换，7日为1疗程。

适应证 ■

慢性胃炎属胃阴不足型。

方④

组成 大黄、玄明粉、香附、郁金、滑石各30克，白芍、黄芩、甘草各15克，生姜适量。

用法 先将大黄、玄明粉、香附、郁金、滑石、白芍、黄芩、甘草和匀，磨成细粉，装瓶备用。用时取药粉30克，将生姜捣烂取

汁，与药粉和匀，调成糊状，敷于痛处，外盖纱布，用胶布固定，每日1换，7日为1疗程。

适应证 ■

慢性胃炎胃阴不足型。

方⑤

组成 乳香、没药各15克，当归30克，延胡索20克，鲜生姜适量。

用法 先将乳香、没药、当归、延胡索和匀，磨成细粉，再将鲜生姜捣烂取汁，调入药粉成药饼，敷于上脘、中脘、足三里（双）穴，外用胶布固定，每日1换，7日为1疗程。

适应证 ■

慢性胃炎属胃络瘀血型。

方⑥

组成 丁香、肉桂各等份。

用法 共研细末，开水调稠膏，敷中脘、阿是穴。

适应证 ■

慢性胃炎、溃疡之脾胃虚寒证。

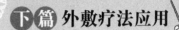
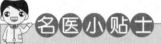

❶ 治疗慢性胃炎，养胃是基础。饮食清淡、温热软食易消化的才行。养胃食物多多益善。如面条、粥类、山药、木瓜等。

❷ 不刺激胃。不吃辛辣刺激食物，过热、凉、硬、干的都不行，任何刺激胃的东西能不吃就不吃。

胃 痛

病症简述

凡由于脾胃受损、气血不调所引起的胃脘部疼痛的病证，又称胃脘痛。历代文献中所称的"心痛""心下痛"，多指胃痛。如《素问·六元正纪大论》记载："民病胃脘当心而痛。"《医学正传》记载："古方九种心痛……详其所由，皆在胃脘，而实不在于心。"至于心脏疾患所引起的心痛症，如《黄帝内经》所述的："真心痛，手足青至节，心痛甚，旦发夕死，夕发旦死"，在临床上与胃痛是有区别的。

原 因

胃痛是临床上常见的一个症状，多见急慢性胃炎，胃、十二指肠溃疡病，胃神经官能症。也见于胃黏膜脱垂、胃下垂、胰腺炎、胆囊炎及胆石症等。另外，当工作过度紧张、食无定时、吃饱后马上工作或做运动、饮酒过多、吃辣过度、经常进食难消化的食物等也会引发胃痛。

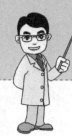
外敷法治疗

方①

组成 防风、白芷、龙涎香、细辛、薄荷脑各10克。

用法 上药共研为细末，用时取适量调为糊。用时敷于肚脐上，以塑料薄膜或胶布固定，痛止药去。一般用药1次即可止痛。

适应证
胃痛。

方②

组成 当归30克，丹参20克，乳香、没药各15克，姜汁适量。

用法 将诸药研碎为末，加姜汁调成糊状。用时取药糊分别贴敷于上脘、中脘、足三里穴上。每日3～5次。用药1～2日即可取得良效。

适应证
胃痛。

方③

组成 鲜毛茛15克，红糖适量。

用法 将鲜毛茛除去叶、茎，留须根，清水洗净，阴干，切碎，加入红糖（约3%），共捣如泥糊。将上述泥糊装入青霉素空瓶的橡胶盖凹内，然后敷于胃俞、肾俞穴上。15分钟后，待患者感觉局部有蚁爬感，进而产生灼烧感时，即可将药去除。局部起泡后勿刺破，待其自行吸收。

适应证
十二指肠溃疡引起的胃痛。

方④

组成 生附子、巴戟天、炮姜、炒茴香各30克，肉桂21克，党参、白术、吴茱萸、炒白芍、白茯苓、高良姜、甘草各15克，木香、丁香各12克，沉番末9克，麝香1克，香油、黄丹各适量。

用法 将前14味药粉碎，再将香油加热至沸后，入粉碎药炸枯，过滤去渣，继续熬炼药油，滴水成珠为度。加入黄丹，兑入麝香、沉香末搅拌均匀，摊成膏

药备用。用时可将膏药温化，趁热贴于中脘或脾俞（双）穴。3日换药1次。两侧交替使用，可连续较长时间贴敷。一般用药60日可取得良效。

适应证 ■

十二指肠溃疡引起的胃痛。

方⑤

组成 大黄、栀子、郁金、香附、延胡索各30克，姜汁适量。

用法 将上药共研为细末，用姜汁调和成糊，敷于胃脘痛处。每日1～2次，痛止停用。一般用药1～2日即可止痛。

适应证 ■

脾胃气滞痛。

方⑥

组成 丁香、肉桂、甘草、砂仁、木香各6克，黄芪30克，香附、半夏各12克，白芷10克，白术20克，干姜、川芎各3克。

用法 将上药共研细末，以鲜生姜汁调成糊状。敷于神阙及中脘穴，外敷塑料薄膜，用TDP治疗仪（特定电磁波谱）照射40分钟。

适应证 ■

寒湿气滞胃痛。

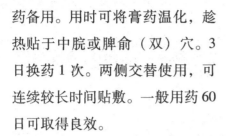
名医小贴士

胃不适伴随症状繁多，如打嗝、胀气、恶心、呕吐、腹泻、胸闷等，由于每种疾病表现的症状不同，如果伴随胸闷、胃灼热、吐酸水、打嗝等症状，可能是食道疾病；假如伴随空腹疼痛、饱胀饿痛、打嗝具酸味，甚至吐血等症状，可能是胃溃疡，但如果出现打嗝、黄疸、发烧等症状，可能与胃无关，或是胆囊的问题。因此不能忽视腹痛外所伴随的各项症状。

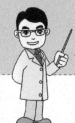

胃下垂

● 病症简述 ●

胃下垂是指站立位时，胃位置下降，胃小弯最低点在髂嵴水平连线以下。本症是内脏下垂的一部分，多见于瘦长无力体型者、久病体弱者、经产妇、多次腹部手术有切口疝者和长期卧床少动者。轻度胃下垂多无症状，中度以上者常出现胃肠动力差、消化不良的症状。轻度下垂者一般无症状，下垂明显者可以出现如下症状：①腹胀及上腹不适。②腹痛。③恶心、呕吐。④便秘。

● 原　因 ●

正常腹腔内脏位置的固定主要靠3个因素：

（1）横膈的位置和膈肌的活动力。

（2）腹肌力量，腹壁脂肪层厚度的作用。

（3）邻近脏器或某些相关韧带的固定作用。

凡能影响造成膈肌位置下降的因素，如膈肌活动力降低，腹腔压力降低，腹肌收缩力减弱，胃膈韧带、胃肝韧带、胃脾韧带、胃结肠韧带过于松弛等，均可导致下垂。

● 外敷法治疗 ●

 方1

组成 蓖麻10克，升麻粉2克。

用法 将蓖麻仁捣烂如泥，拌入升麻粉，制成直径2厘米、厚1厘米的圆饼备用。将患者百会穴周围（直径2厘米）头发剃掉后，上置药饼，用绷带固定。敷药后让患者取水平仰卧位，放松裤带，用盐水瓶（80℃）熨烫

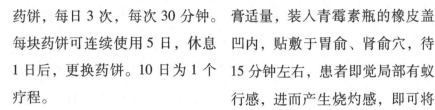
药饼,每日3次,每次30分钟。每块药饼可连续使用5日,休息1日后,更换药饼。10日为1个疗程。

适应证 ■
胃下垂。

方②

组成 黄芪、党参、丹参各15克,当归、白术、白芍、枳壳、生姜各10克,升麻、柴胡各6克。

用法 上药研细末,取10克填于脐窝,外用胶布贴紧,每日隔一金属盖艾灸3壮,隔3天换药1次。

适应证 ■
胃下垂。

方③

组成 新鲜毛茛。

用法 取新鲜毛茛,除去外茎、留下根须,清水洗净阴干,切碎,并加入红糖少许(约3%),共捣如泥膏状备用。取药

膏适量,装入青霉素瓶的橡皮盖凹内,贴敷于胃俞、肾俞穴,待15分钟左右,患者即觉局部有蚁行感,进而产生烧灼感,即可将药弃去。如局部起水疱不必刺破,可待其自行吸收。贴敷次数可依据病情轻重,灵活掌握。

适应证 ■
胃下垂。

方④

组成 葛根30克,山药、黄芪、党参、五味子各15克,肉桂、木香、草果各10克,升麻5克。

用法 上药共研细末,装入双层布袋中,用线缝闭备用。取药袋日夜兜在胃脘部,每剂可用1个月。

适应证 ■
胃下垂。

方⑤

组成 川枳实、蓖麻仁各等量。

用法 将上药制成10%的溶

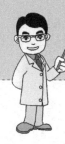

液，行离子透入疗法，每日 1 次，每次 10 ~ 20 分钟，15 日为 1 个疗程。

适应证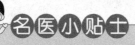

胃下垂。

方 6

组成 鲜石榴皮 30 克，升麻粉 20 克。

用法 上药共捣后黏结成块，

配制成直径 1 厘米的球形物。取 1 颗置于脐部，胶布固定，再以热水袋熨烫半小时。每日 3 次，10 日为 1 个疗程。一般 3 ~ 6 个疗程可以治愈或显效。

适应证

胃下垂。本法热熨以饭前为宜。凡有高血压、冠心病、甲亢、早妊、咯血者忌用。

名医小贴士

多摄入一些高纤维素以及新鲜的蔬菜和水果，营养均衡，包括蛋白质、糖、脂肪、维生素、微量元素和膳食纤维等必需的营养素，荤素搭配，食物品种多元化，充分发挥食物间营养物质的互补作用，对预防此病也很有帮助。

便 秘

◯ 病症简述 ◯

便秘是指排便频率减少，一周内大便次数少于 2 ~ 3 次，或者 2 ~ 3 天才大便 1 次，粪便量少且干结时称为便秘。但有少数人平素一贯是 2 ~ 3 天才大便 1 次，且大便性状正常，此种情况不应认为是便秘；对同一人而言，如大便由每天 1 次或每 2 天 1 次变为 2 天以上

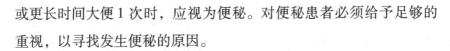
或更长时间大便 1 次时，应视为便秘。对便秘患者必须给予足够的重视，以寻找发生便秘的原因。

原　因

便秘的原因主要有以下几点：

（1）摄入的食物或水分过少，使肠内的食糜残渣或粪便的量亦少，不足以刺激结肠的正常蠕动。

（2）肠道的蠕动减弱或肠道肌肉张力减低。

（3）肠腔有狭窄或梗阻存在，使正常的肠蠕动受阻，导致粪便不能下排，例如肠梗阻或左半结肠癌。

（4）排便反射过程中任何环节有障碍或病变时均可发生便秘，例如直肠黏膜机械性刺激的感觉减弱、盆腔神经、腰骶脊髓神经病变、肛门括约肌痉挛、腹肌及膈肌收缩运动减弱等。

外敷法治疗

方1

组成 大黄、玄明粉、生地黄、当归、枳实各 31 克，厚朴、陈皮、木香、槟榔、桃仁、红花各 16 克，麻油、黄丹各适量。

用法 以上药物除黄丹外，将其余药物浸入麻油中半天，移入锅中，用小火煎熬至枯黄色后，过滤去渣。再熬至滴水成珠时离火，徐徐加入黄丹，并用力搅拌，收膏。倒入冷水中浸泡 3~5 天去火毒，每日换水 1 次。然后取出膏药置水浴上溶化，摊涂于厚纸或布上，每贴重 20~30 克，备用。用时将膏药温化，贴于患者的肚脐上，每 2~3 日更换 1 次。

适应证 ■

各型便秘。

方2

组成 生大黄。

用法 生大黄研为极细末，装入干净瓶内备用。用时取适量，加蜂蜜与白酒各半，调成糊状，然后敷于脐部，以盖脐窝为度，上面再加塑料薄膜及纱布，用胶布或绷带固定。每晚睡前贴敷，次日起床后除去，连续1周为1个疗程。

适应证 ■
习惯性便秘。

方③

组成 附子、丁香各15克，川乌、白芷各9克，猪牙皂10克，胡椒3克，大蒜、麝香各适量。

用法 将方中前6味药混合共碾成细末，贮瓶密封备用。用时取药末适量，和大蒜、麝香共捣烂成饼，敷于患者的肚脐上，盖以纱布，胶布固定。每日换药1次。

适应证 ■
便秘。症见大便艰涩，小便清长，四肢不温，腹中冷痛。

方④

组成 大黄10克，莱菔子12克，连须葱白、食盐各适量。

用法 将大黄和莱菔子共碾成细末，与葱头和食盐共捣烂如膏状，在锅内炒热，敷于患者的肚脐上，盖以纱布，胶布固定，每日换药1次。

适应证 ■
便秘，冷秘、热秘、气秘型便秘均可运用。

方⑤

组成 紫草20克，麻油200毫升。

用法 将麻油放铝锅内加温，待表面冒烟时，加入紫草，搅拌片刻，候温，用纱布滤取红色药液，装入干净瓶内密闭备用。用时取棉球蘸紫草油塞鼻，1小时后取出，再塞另一鼻孔。每天每鼻孔各塞2次。

适应证 ■
便秘。

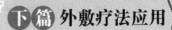

方⑥

组成 芒硝9克，皂角1.5克。

用法 皂角研为细末，过筛；芒硝也研为细末。将两者混合，调均匀；纱布包裹，敷神阙穴。外用胶布固定，并不时给药粉上滴水少许，使之湿润，利于直接吸收。

适应证
适用于热秘。

方⑦

组成 连须葱白60克，淡豆豉、食盐各9克，生姜30克。

用法 将以上诸药混合共捣烂如稠膏状，制成圆饼，在火上烘热，立即敷于患者脐孔上，盖以纱布，胶布固定。每天换药1次。

适应证
气虚、阳虚型便秘。

方⑧

组成 芒硝、栀子、桃仁、杏仁各10克，冰片3克。

用法 上药共研细。取5克用蛋清调成膏状，敷脐，纱布覆盖，胶布固定。每日1次。一般连用8次即愈。

适应证
顽固性便秘。

方⑨

组成 芒硝90克，食醋适量。

用法 上药研细末。取食醋适量，煮沸后加入芒硝，调匀至糊状，敷于神阙穴，外用塑料纸一层覆盖即可。每日换药1次。

适应证
便秘。

方⑩

组成 葱白（连须）50克，生姜30克，食盐15克，淡豆豉37粒。

用法 将上药混合捣融，制成小圆饼放火上烘热，敷于神阙穴上，绷带固定，冷后再换。12～24小时气通自愈。

适应证
便秘。

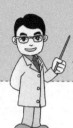

方⑪

组成 当归 60 克，大黄 30 克，芒硝、甘草各 15 克。

用法 将上药熬成膏，贴敷于肚脐上，或煎汤摩腹。每日 1 次。一般用药 3 ~ 5 日后即可显效。

适应证 ■

便秘。

方⑫

组成 甘薯叶 60 克，红糖适量。

用法 将甘薯叶捣烂，加红糖调匀。敷于脐上。每日 1 次。一般用药 5 ~ 7 次可获良效。

适应证 ■

便秘。

方⑬

组成 巴豆霜、干姜、高良姜、白芥子、硫黄、甘遂、槟榔各 10 克。

用法 将上药共研为细末，加水做成丸。清晨用花椒水洗手，再用香油涂掌心（劳宫穴），将药丸握手心。每日 1 次。一般用药 7 ~ 10 日即可获取显著疗效。

适应证 ■

老年性虚寒便秘。

**名医小贴士**

便秘食疗方 2 则：

五仁粳米粥：将芝麻、松子仁、柏子仁、胡桃仁、甜杏仁等五仁各 10 克碾碎，与粳米 100 克，加水煮粥。服用时加少许白糖，每日早晚服用。

白薯粥：白薯 300 克，小米 100 克煮粥，熟后加入白糖，每日早晚服用。

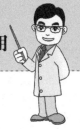

腹 泻

◉ 病症简述 ◉

腹泻是临床上常见的症状，可因多种疾病而引起。正常人每天排便1次，排出粪便的量约200～400克。也有少数人每天虽排便2～3次，但粪便性状正常，则不能称为腹泻。腹泻一般是指每天大便次数增加或排便次数频繁，粪便稀薄或含有黏液脓血，或者还含有不消化的食物及其他病理性内容物。一般将腹泻分为急性腹泻与慢性腹泻两类，前者是指腹泻呈急性发病，历时短暂，而后者一般是指腹泻超过2个月者。

◉ 原 因 ◉

肠道感染，包括食物中毒在内，是引起急性腹泻最常见的病因。长期应用抗生素、激素或患有慢性消耗性疾病的中晚期，患者肠道可发生真菌感染，引起肠黏膜充血、水肿、糜烂及溃疡而导致腹泻。进食了被金黄色葡萄球菌、沙门菌、嗜盐杆菌或肉毒杆菌等污染了的食物后，可出现发热、腹痛、呕吐、腹泻及脱水的症状。

◉ 外敷法治疗 ◉

组成 硫黄、枯矾各30克，朱砂15克，母丁香10克，人工麝香0.5克，独头蒜3个，麻油250克，生姜200克，黄丹120克。

用法 以上前6味混合，捣烂如膏，制成黄豆大小的药丸；另将麻油入锅加热，放入生姜炸枯去姜，熬至滴水成珠时徐徐投入黄

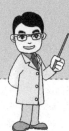
丹，收膏，摊成膏药。取药丸1枚置于膏药中间，贴敷于神阙穴、脾俞穴、大肠俞穴，每穴1丸。3天换药1次，5次为一疗程。

适应证 ■

寒湿泻和脾虚泻。

方②

组成 吴茱萸50克，食盐100克。

用法 将上药共捣碎，放锅内炒热。用布包趁热敷脐，凉则再炒再敷。每次30~50分钟，每日1~2次，3~5日为1个疗程。

适应证 ■

寒性腹泻。

方③

组成 胡椒、干姜各12克，豆油500克，樟丹240克，鲜生姜、葱白各适量。

用法 上药除樟丹外，余药放豆油内浸1日，倒入锅内加热，将药炸枯过滤，再将油熬至滴水成珠时，离火，边搅边徐徐加入樟丹，待出现大量泡沫时，仍置

火上，熬至浓稠取下，倾膏于冷水中，去火毒。用时取膏药摊至3厘米×8厘米的牛皮纸上，分别贴于神阙、脾俞、天枢穴上。

适应证 ■

腹泻。

方④

组成 吴茱萸、胡椒各30粒，丁香6克，凡士林适量。

用法 上药共研为细末，装瓶备用。每次用药粉1~2克，与凡士林调成膏，敷于脐上。操作间隔每日换药1次。一般治疗3~5日可获显著疗效。

适应证 ■

主治腹泻。

方⑤

组成 乳香、没药各30克，米粉、陈醋各适量。

用法 将乳香和没药共碾成细末，贮瓶备用。用时取药末加入米粉混合，均以陈醋调和如膏状，敷于肚脐上，盖以纱布，胶布固定。再用热水袋熨40分钟。

每日用药熨一次。

适应证 ■

泄泻。

方 6

组 成 补骨脂、吴茱萸、煨肉蔻、附子各 30 克，五味子、白芍各 20 克。

用 法 上药共研细末，做成棉兜。将棉兜日夜紧护少腹部。

适应证 ■

虚泻。

方 7

组 成 吴茱萸、补骨脂、五味子、生硫黄各 30 克，带根须葱白 10 根。

用 法 葱白切碎，余药共为粗末。将上药放铁锅内，加黄酒适量，炒热，用纱布包裹，热熨脐中。每次 30 分钟，每日 1 ~ 2 次，1 剂药可用 3 天。

适应证 ■

五更泄泻。

方 8

组 成 黄连 12 克，滑石 30 克，木香 15 克，吴茱萸 10 克。

用 法 上药共研细末。贴于神阙和大肠腧，外用胶布固定。

适应证 ■

热泄。

名医小贴士

腹泻的原因复杂，有些是因为夏季饮食不卫生造成的，也有一小部分是病毒感染造成的，专家提醒，在各种腹泻中，70%的腹泻不需要用消炎药，只有30%的腹泻需要用消炎药。如果乱吃消炎药，不但不能治疗腹泻，反而容易造成抗生素滥用，也容易发生药物不良反应，如损害肝肾功能、过敏、加重腹泻等副作用。

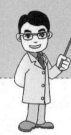

胆囊炎

○ 病症简述 ○

胆囊炎是较常见的疾病，发病率较高。根据其临床表现和临床经过，又可分为急性的和慢性的两种类型，常与胆石症合并存在。右上腹剧痛或绞痛，多为结石或寄生虫嵌顿梗阻胆囊颈部所致的急性胆囊炎，疼痛常突然发作，十分剧烈，或呈现绞痛样。胆囊管非梗阻性急性胆囊炎发作时，右上腹疼痛一般不剧烈，多为持续性胀痛，随着胆囊炎症的进展，疼痛亦可加重，疼痛呈现放射性，最常见的放射部位是右肩部和右肩胛骨下角等处。

○ 原　　因 ○

不少患者在进食油腻晚餐后半夜发病，因为高脂饮食能使胆囊加强收缩，而平卧又易于小胆石滑入并嵌顿胆囊管。主要表现为右上腹持续性疼痛、阵发性加剧，可向右肩背放射；常伴发热、恶心呕吐，但寒战少见，黄疸轻。腹部检查发现右上腹饱满，胆囊区腹肌紧张、明显压痛、反跳痛。

○ 外敷法治疗 ○

组成 大黄50克，木香30克，乳香、白芥子各20克，冰片5克。

用法 上药研细末，用时取10~15克，用沸醋拌成糊状，趁热（以不烫伤皮肤为度）贴敷胆囊压痛点，纱布覆盖，胶布固定，每日换药1次。

适应证

胆囊炎胆绞痛。

方②

组成 大黄、蒲黄、大贝母各20克，吴茱萸10克，冰片5克。

用法 将上药研成细末，装瓶备用。用时取本药散适量，用清水调拌成糊膏状，敷在胆囊区疼痛处，用敷料覆盖，外用胶布固定。每天换药1次，连用3～5日。

适应证 胆囊炎疼痛不止，脘腹胀痛。

方③

组成 大黄3份，白芷2份，延胡索1份。

用法 将上药共研为细末，过6号筛，每取20～30克，加面粉5克，水调成糊。取本品敷于纱布上贴敷日月、外丘穴，药干后用温水浸湿再贴，每日换药1次。同时辨证施治：肝郁气滞型以柴胡疏肝汤加减；肝胆湿热型以龙胆泻肝汤或大柴胡汤加减；肝阴不足型以一贯煎加减；肝胃不和型以四逆平胃散加减；食滞血瘀型以膈下逐瘀汤加减。均水煎服。

适应证 慢性胆囊炎急性发作。

方④

组成 穿山甲80克，莪术、皂刺各60克，川楝子、川芎、木香、冰片各30克。

用法 上药研细末，每次用0.8克，填入患者的神阙穴内，先覆盖一薄棉团，然后外贴胶布固定，3日换药1次，10次为1个疗程。

适应证 胆道感染、胆囊炎、胆石症。

方⑤

组成 川朴、大黄、黄芩各6克，山楂、麦芽、神曲各10克，柴胡、番泻叶各3克。

用法 共研为细末，用凡士林膏调和，制成莲子大小的粒，放于4.5厘米×4.5厘米的橡胶布上，贴至脐中，周围固定。8～10

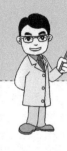
小时取下，每日 1 次，洗净局部即可。

适应证

胆囊炎引起的腹胀、少食纳呆等症。

方⑥

组成 葱白、豆豉各 5 克，风化硝、车前草各 10 克，砂仁 1.5 克，田螺 1 个，冰片 0.2 克。

用法 先将冰片放于脐中，余药共捣如泥，摊贴在纱布上覆盖脐部，并用纱布固定，每次贴敷 30 ～ 60 分钟。一般用药 15 ～ 20 分钟，可出现肠鸣矢气，腹胀随之而解，必要时可留置肛管内以利排气。

适应证

胆囊炎。

方⑦

组成 乌药、青皮、木香、干姜、茴香各 10 克，青盐 250 克。

用法 将药放在锅内炒热，装入布袋里，将药袋敷于脘腹部，亦可上下推擦。每次 10 ～ 20 分钟，每日 2 次。袋内药可反复炒用。

适应证

胆囊炎引起的腹冷痛或腹胀。

名医小贴士

胆囊炎发生的一部分原因是由不良生活习惯而产生的，所以胆囊炎患者的饮食非常重要。胆囊炎患者不能吃高脂肪难消化的食物，可以吃清淡的，含维生素比较多的食物，三餐要应时，应该多喝水，稀疏胆汁。在生活中，要保持愉悦的心情避免过度劳累，不暴饮暴食，少吃油腻食物，消除发病诱因，减少胆囊炎的发生。

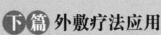

肝硬化

病症简述

肝硬化是临床常见的慢性进行性肝病，是由一种或多种病因长期或反复作用形成的弥漫性肝损害。病理组织学上有广泛的肝细胞坏死、残存肝细胞结节性再生、结缔组织增生与纤维隔形成，导致肝小叶结构破坏和假小叶形成，肝脏逐渐变形、变硬而发展为肝硬化。临床上以肝功能损害和门脉高压症为主要表现，并有多系统受累，晚期常出现上消化道出血、肝性脑病、继发性感染等并发症。

原　因

引起肝硬化的病因很多，根据病因可分为病毒性肝炎肝硬化、酒精性肝硬化、代谢性肝硬化、胆汁淤积性肝硬化、肝静脉回流受阻性肝硬化、自身免疫性肝硬化、毒物和药物性肝硬化、营养不良性肝硬化、隐源性肝硬化等。

外敷法治疗

方1

组成 大黄、黄檗、黄连、栀子、绿豆各等份。

用法 上药共研细末备用。取药末适量，以茶水、蜂蜜各半调和成软膏状，贴敷于患处。外以纱布覆盖，胶布固定。每日换药1次。

适应证 肝硬化。

方2

组成 片姜黄、蒲黄、红花各250克，滑石125克，山栀子420克，猪肝500克（焙干）。

用法 上药共研细末，用15%～20%乙醇调和成软膏状，

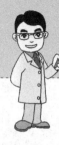

备用。用时取上药膏，贴敷于肝区 2~3 个铜钱厚，以纱布盖上，胶布固定。再用热水袋或温灸器在药物上熨 30 分钟，每日熨 1 次。每剂药可连续敷 2 日，20 次为 1 个疗程。根据病情休息一段时间后，再行第 2 个疗程。

适应证
慢性迁延性肝炎及肝硬化。

方③

组成 太子参、鳖甲各 30 克，白术、茯苓各 15 克，楮实子、菟丝子各 12 克，丹参 18 克，萆薢 10 克，甘草 6 克，土鳖虫 3 克，三棱、莪术各 9 克。

用法 上药共研细末，以醋调

匀成软膏状备用。用时取上药膏 30~45 克，分别贴敷于肝区（肿处）、肝俞（双）穴上，外以纱布盖上，胶布固定，隔日换药 1 次，10 次为 1 个疗程。

适应证
肝硬化。

方④

组成 茴香 5 克，黑牵牛、芒硝各 10 克。

用法 研为细末，外敷于神阙穴固定，24 小时后取下，每日 1 次，持续 2 周左右。

适应证
肝硬化腹水。

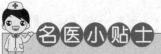**名医小贴士**

　　长期饮酒可导致酒精性胃炎甚至酒精性肝硬化。饮酒还会引起上腹不适、食欲减退、蛋白质与维生素 B 族缺乏。另外酒精对肝细胞有直接毒性作用。香烟中所含尼古丁有收缩血管作用，造成肝脏供血减少，影响肝脏的营养，不利于肝病稳定。因此，肝硬化患者忌烟酒。

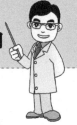

肾　炎

○ 病症简述 ○

　　肾炎是两侧肾脏非化脓性的炎性病变。肾因肾小体受到损害出现浮肿、高血压、蛋白尿等现象，是肾脏疾病中最常见的一种。肾炎种类很多，急性（肾小球）肾炎、慢性（肾小球）肾炎、肾盂肾炎、隐匿性肾炎、过敏性紫癜肾炎（紫癜性肾炎）、红斑狼疮肾炎（狼疮性肾炎）。肾炎是一种免疫性疾病，是肾免疫介导的炎性反应。不同的抗原微生物感染人体后，产生不同的抗体，结合成不同的免疫复合物，中国科学院肾病检测研究所认为，这种免疫复合物沉积在肾脏的不同部位造成的病理损伤，形成不同的肾炎类型。

○ 原　因 ○

　　引起肾炎的几种主要原因：

　　（1）家族病史：部分肾炎患者有家族史，其家人也有肾炎。

　　（2）糖尿病：糖尿病也会引发肾炎，糖尿病会引发并发症——糖尿病肾病。

　　（3）消化系统病变：一些患者患有长期消化道疾病，出现恶心、呕吐现象，经排查，发现患有肾炎。

　　（4）高血压：高血压和肾脏病是一个恶性循环，高血压会引发肾炎，而肾炎又会引发高血压。

○ 外敷法治疗 ○

方①

组成 紫皮独头大蒜 1 个，蓖麻籽 60～70 粒。

用法 上 2 味去皮壳捣成糊

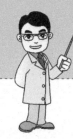

状，分成 2 份，用纱布包好，在夜间敷在两脚心的涌泉穴上，外用玻璃纸覆盖并用绷带扎好，第二天清晨去掉，连敷 7 夜为 1 个疗程。若未愈，停 3 天，再用上法敷 7 天。

适应证

肾炎水泛证，湿热蕴结证等。

方 2

组成 白芥子 15 克，丁香、肉桂、白胡椒、车前子各 10 克。

用法 研细粉，分次醋调敷脐，2 小时 1 次。

适应证

急慢性肾炎。

方 3

组成 吴茱萸适量。

用法 研细末，用陈醋少许调和贴于涌泉穴，胶布固定，每日 1 次。

适应证

慢性肾炎水肿。

方 4

组成 马蹄金适量。

用法 将马蹄金捣烂如膏状，敷于患者肚脐上，盖以塑料薄膜，用绷带包扎固定。每日换药 1 ~ 2 次，10 日为 1 个疗程。

适应证

急性肾炎水肿。

**名医小贴士**

三文鱼内富含 ω-3 脂肪酸及维生素 D，ω-3 脂肪酸可以起到减轻疼痛的作用，而维生素 D 则可以帮助对抗慢性疼痛及日常的多种身体不适。如果你正遭受慢性疼痛的折磨，比如肾炎，那么可以在平时的饮食中多吃一些三文鱼。

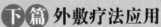

男性性功能障碍

◉ 病症简述 ◉

性功能障碍是指不能进行正常的性行为，或在正常的性行为中不能获得满足。性功能障碍多数都没有器质性病变，也就是说性器官没有异常或病变，而是因为心理因素造成的。因而在性学中常常称为性心理功能障碍。

◉ 原 因 ◉

除了心理原因外，心血管疾病可以引发性功能障碍，带来的伤害比较大。心血管疾病通过影响流向海绵体的动脉血供而导致动脉性 ED（勃起功能障碍）。而糖尿病患者中，10 年内发生 ED 的可能性为 50% 。ED 发生的严重程度以及患病率与患糖尿病时的年龄、病程、糖尿病类型、血糖控制情况、糖尿病性神经病变、糖尿病肾病和高血压等因素明显相关。可见，心血管疾病、糖尿病等都是男性性功能障碍的病因。

◉ 外敷法治疗 ◉

方①

组成 蛇床子、细辛、藁本、吴茱萸、川椒、枯矾、紫梢花各 15 克。

用法 上为细末，每用药末 15 克，水 3 碗，煎至 2 碗，临卧稍热淋渫。

适应证 男性性功能障碍。

方②

组成 五味子、炙黄芪各 6 克，硫黄 3 克，炮穿山甲 2 片，

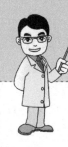

麝香0.3克，附子1个。

用法 上药共为细末。用大附子1个（重约45克）挖空，将上药末装入；再将附子放入250毫升白酒中，微火煮附子至酒干，取出附子捣烂成膏；最后取麝香放入脐中，再用上药膏敷上面，包扎固定，3日取下。10日敷药1次，一般3~5次可愈。

适应证

男性性功能障碍。治疗期间忌房事。

方③

组成 香樟木、苏木各30克，桂枝、当归各12克，羌活、独活、川芎各9克，伸筋草15克，红花6克。

用法 上药入锅炒热，装入布袋。患者俯卧，先在腰骶部施用滚按法5分钟，再作横向平推法，由腰下移至骶部，至感到局部温热向内渗透为止。然后用药袋热敷于腰与骶部。每2日1次，直至治愈。

适应证

男性性功能障碍。

方④

组成 阳起石、蛇床子、香附子、韭菜子、大枫子（去壳）、麝香、硫黄各3克，土狗7个（去翘足煅过）。

用法 上药共为细末，炼蜜丸如指顶大，以油纸盖护贴脐上，用绢带子缚住，阳事兴壮。

适应证

男性性功能障碍。

方⑤

组成 小茴香、炮姜各5克。

用法 2味药共研末，加食盐少许，用人乳或蜂蜜调糊状，敷于脐，外加胶布固紧，5~7天换1料，3~5料即愈。

适应证

男性性功能障碍。

方⑥

组成 淫羊藿50克，川芎20

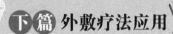

克，菟丝子 10 克，蛇床子 50 ～ 100 克。

用法 取上药放入砂锅中，加适量的水，煎煮 30 分钟，去渣煎成 1000 毫升，趁温热时，以毛巾蘸药液清洗阴囊、阴茎 10 分钟，并在小腹部、双侧腹股沟到肛门蘸药液涂擦各 90 次，每 7 ～ 10 天为 1 疗程，如水凉可再加温或加热水。

适应证
男性性功能障碍。

名医小贴士

注意生活调摄，保持愉快心情，可减轻本病的发展，特别是保持病后良好的心情，可避免诱发本病，因为男性性功能障碍多数是无器质性病变的精神因素所致。因此，妻子的理解包容也同样重要。

前列腺炎

○ 病症简述 ○

前列腺炎是泌尿男性生殖系统的常见病。在 50 岁以下的男性中为最常见的泌尿系统疾病。前列腺炎可按其病程及表现，分为急性前列腺炎与慢性前列腺炎两种。

（1）急性细菌性前列腺炎。发病突然，有寒战和高热，尿频、尿急、尿痛。可发生排尿困难或急性尿潴留。临床上往往伴发急性膀胱炎。前列腺肿胀、压痛、局部温度升高，表面光滑，形成脓肿则有饱满或波动感。

（2）慢性细菌性前列腺炎。有尿频、尿急、尿痛，排尿时尿道不适或灼热。排尿后和便后常有白色分泌物自尿道口流出。有时可有血精、会阴部疼痛、性功能障碍、精神神经症状。前列腺呈饱满、增大、质软、轻度压痛。病程长者，前列腺缩小、变硬、表面不完整，有小硬结。

○ 原　因 ○

前列腺炎的病因多种多样，不同类型的前列腺炎其病因不一。细菌性前列腺炎的发病中感染因素占主导地位，在非细菌性前列腺和前列腺痛的发病中，感染因素可能是诱发或初始作用因素，而非感染性因素可能占主导作用。

○ 外敷法治疗 ○

方❶

组成 白芷、草薢各 30 克，甘草 5 克。

用法 上药煎液一盆。坐盆内浸至肛门及小腹，用手按小腹及外阴部，以有温热感为度，水凉加温，每次坐浴半小时。每日 1 次，1 个月为 1 个疗程。

适应证
湿热型前列腺炎。

方❷

组成 地锦草、蒲公英、紫花地丁各 30 克，白茅根、石韦各 20 克，皂角刺 12 克，穿山甲 9 克。

用法 上药水煎成 150 毫升。40℃保留灌肠。每日 1 剂，连用 1 个月。

适应证
湿热下注型急性前列腺炎。

方❸

组成 葱白200克，硫黄20克。

用法 将上药捣烂成膏，敷于脐部，用热水袋熨之，熨 1 小

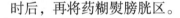

时后，再将药糊熨膀胱区。

适应证 ▪

老年性前列腺炎、小腹胀痛、小便不利或尿闭。

方④

组成 萆薢、桃仁、红花、乌药各10克，车前子12克，金钱草、败酱草各15克，刘寄奴30克，白花蛇舌草40克。

用法 将上药共研为细末。做成药带，束于少腹部。长期使用本疗法，自有良好的治疗效果。

适应证 ▪

慢性前列腺炎。

方⑤

组成 紫草30克，红花、穿山甲各10克，乳香、没药各5克，凡士林适量。

用法 前5味药共研为细末，过120目筛，加凡士林调成糊。

患者取胸膝位，以0.1%苯扎溴铵溶液消毒会阴部3次。戴无菌手套取药3~5克捏成团，蘸少许液状石蜡或植物油，以食指将药自肛门入送到直肠前壁，推至前列腺附近。卧床休息30分钟。每日或隔日1次，10次为1个疗程，疗程可间断重复。

适应证 ▪

前列腺炎。

方⑥

组成 芒硝、明矾各10克。

用法 将上药共研为细末。将墨水瓶瓶盖顶去掉，仅留外圈，置于肚脐正中，填满本药末，滴入冷水，以药物湿润，水不外流为度，胶布固定，使药末溶化净。每日1次。一般用药3~5周可显效。

适应证 ▪

老年性前列腺肥大。

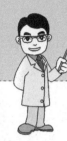

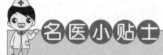

食疗方2则：

❶ 车前草糖水：每次可用车前草100克（鲜品400克），竹叶心10克（鲜品30克），生甘草10克，黄片糖适量。制作时，先将车前草、竹叶心、生甘草同放进砂锅内，加进适量清水，用中火煮水，煮40分钟左右，放进黄糖，稍煮片刻即可，每天代茶饮用。

❷ 灯心花苦瓜汤：每次可用灯心花6扎，鲜苦瓜200克。制作时，先将苦瓜洗净除瓤和瓜核，切成小段，与灯心花一同煎汤饮用。

遗　精

○ 病症简述 ○

遗精是指不因性交而精液自行泄出的病症，有生理性与病理性的不同。中医将精液自遗现象称之为遗精或失精。有梦而遗者名为"梦遗"，无梦而遗，甚至清醒时精液自行滑出者为"滑精"。多由肾虚精关不固，或心肾不交，或湿热下注所致。

○ 原　因 ○

中医认为遗精的主要原因有二个，一为肾虚封藏不固，一为精室受扰。一个为虚证，另一个为实证或虚实夹杂证。遗精的病因尽管有先天禀赋不足，也有后天恣情纵欲、劳心过度、妄想不遂、湿热下注、过食肥甘、饮酒过度。造成封藏不固的原因以先天不足、禀赋素亏，或后天损伤过度，伤及元阴、元阳为主。

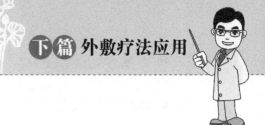

外敷法治疗

方 1

组 成 五倍子、煅龙骨、煅文蛤各 20 克。

用 法 将上 3 药共研细末，以唾液调成稠糊状，贮存备用。睡前取药糊适量敷脐窝中央，盖以敷料，胶布固定。每天睡前换药 1 次，10 天为 1 疗程。

适应证 ■
遗精。

方 2

组 成 葱子、韭菜子、肉桂、附子、丝瓜子各 10 克，龙骨 4 克，麝香 0.3 克。

用 法 烘干共研细末，过筛，装瓶备用。临证，取药粉适量，开水调成膏，纱布包裹，敷脐窝中央，外用胶布固定，每日 1 次，10 次即可见效。

适应证 ■
遗精。

方 3

组 成 黄檗、苍术、蛤粉、赤石脂各等份。

用 法 将上 4 药共研细末，取药面 6 克，水调敷脐，外用胶布固定，每晚睡前敷，次晨去除。

适应证 ■
遗精。

方 4

组 成 五倍子、龙骨各 15 克，朱砂 3 克。

用 法 将上药共研细末，每次取药粉 3 克，用温开水调成糊状，敷脐窝中央，外用胶布固定，每日换药 1 次，连用 3～5 天。适用于梦遗滑精。

适应证 ■
遗精。

方 5

组 成 五倍子、牡蛎各等份。

用 法 将 2 药共研细末，用盐

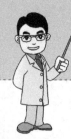

水调成糊状，敷脐窝中央，每晚换药 1 次，7 天为 1 疗程。

适应证 ■

遗精。

方⑥

组成 刺猬皮适量。

用法 将上药烘干，研细末，过筛，以唾液调成糊状，纱布包裹，敷于肚脐，外用胶布固定，两天换药 1 次。

适应证 ■

遗精。

方⑦

组成 紫花地丁 60 克。

用法 将紫花地丁捣烂如膏状，贴敷于肚脐上，盖以纱布，胶布固定，每日换药 1 次，病愈方可停药。

适应证 ■

湿热内蕴型遗精。

方⑧

组成 母丁香、硫黄、胡椒、菟丝子各 15 克，麝香 2 克，大蒜

适量，朱砂少许。

用法 将前 4 味药混合碾成细末，加入麝香再研匀，贮瓶密封备用。用时取药末适量，加入大蒜共捣烂为丸，如蚕豆大，以朱砂为衣，于晚睡前纳入患者脐孔中，外用胶布封固。每晚换药 1 次，10 次为 1 个疗程。

适应证 ■

适用于肾虚不固型遗精。

方⑨

组成 菟丝子、白茯苓、韭菜子、龙骨各等份。

用法 香油熬，黄丹收。贴肾俞穴（双）。隔日换药 1 次，10 次为 1 个疗程。

适应证 ■

阳虚精脱不禁。

方⑩

组成 五倍子粉 3 克，蜂蜜适量。

用法 将五倍子粉与蜂蜜调匀，将此糊剂敷于神阙穴或四满穴上，用纱布覆盖，胶布固定。

早、晚各1次。

适应证 ■

遗精。敷药期间少食辛辣厚味，内裤不宜过紧，被盖不宜过厚。

适应证 ■

遗精、早泄，腰酸耳鸣，倦怠乏力等。

方11

组成 龙骨、牡蛎、芡实、沙苑子各30克，补骨脂、五味子、龟甲各20克，菟丝子15克。

用法 上药共研细末，装瓶备用。取本散适量，用米醋调为稀糊状，外敷双足心涌泉穴，敷料覆盖，胶布固定。每日换1次，7日为1个疗程。

方12

组成 黄檗、知母、茯苓、枣仁各20克，五倍子30克。

用法 上药共研细末，装瓶备用。取本散10克，用蜂蜜调成糊状，捏成圆形药饼，贴于脐窝，上覆清洁塑料薄膜1块，外盖纱布，胶布固定。每日换1次，10日为1个疗程。

适应证 ■

遗精。

名医小贴士

食疗方1则：

煨甲鱼：甲鱼1只（约500克）。先将甲鱼杀死，用刀刮去外部衣皮，再刮去一层黑皮，去内脏，入锅加水将甲鱼煮烂，取出甲鱼去鱼骨，切碎，用鸡汤、黄酒煨汤，2碗收至1碗起锅。用葱末、胡椒末、姜末掺之即成。

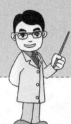
高血压

● 病症简述 ●

高血压是持续血压过高的疾病，会引起中风、心脏病、血管瘤、肾衰竭等疾病，高血压是一种以动脉压升高为特征，可伴有心脏、血管、脑和肾等器官功能性或器质性改变的全身性疾病，它有原发性高血压和继发性高血压之分。原发性高血压：在绝大多数患者中，高血压的病因不明，称之为原发性高血压，占高血压患者的95%以上。继发性高血压：继发于其他疾病，最常见的是由肾及肾上腺疾病所致。在未用抗高血压药情况下，收缩压≥139mmHg 和/或舒张压≥89mmHg，按血压水平将高血压分为 1、2、3 级。收缩压≥140mmHg 和舒张压 <90mmHg 单列为单纯性收缩期高血压。患者既往有高血压史，目前正在用抗高血压药，血压虽然低于 140/90mmHg，亦应该诊断为高血压。

● 原　　因 ●

高血压发病的原因很多。

遗传因素：约60%的高血压患者有家族史，目前认为是多基因遗传所致，30%～50%的高血压患者有遗传背景。

环境因素：精神和环境因素：长期的精神紧张、激动、焦虑、受噪声或不良视觉刺激等因素也会引起高血压的发生。

年龄因素：发病率有随着年龄增长而增高的趋势，40 岁以上者发病率高。

生活习惯因素：膳食结构不合理，如过多的钠盐、低钾饮食、大量饮酒、摄入过多的饱和脂肪酸均可使血压升高，吸烟可加速动脉粥样硬化，为高血压的危险因素。

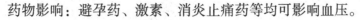

药物影响：避孕药、激素、消炎止痛药等均可影响血压。

其他疾病影响：肥胖、糖尿病、睡眠呼吸暂停低通气综合征、甲状腺疾病、肾动脉狭窄、肾脏实质损害、肾上腺占位性病变、嗜铬细胞瘤、其他神经内分泌肿瘤等。

○ 外敷法治疗 ○

方 1

组成 吴茱萸、菊花、肉桂各等份，鸡蛋1枚。

用法 将前3味药研成细末，于睡前洗脚后，用10克药末与蛋清调和，敷两足心，外用纱布包扎固定，次晨去掉。连用5~20次。

适应证 ▪
高血压。

方 2

组成 肉桂、吴茱萸、磁石各等份。

用法 将上药研细末，密封保存。每次取药末5克，用蜂蜜调成药饼，贴足心。再配上太冲或足三里穴，每次贴两穴，轮流使用。每天临睡前换药1次，胶布固定，再用艾条灸烤20分钟。

适应证 ▪
高血压。

方 3

组成 桃仁、杏仁各12克，栀子3克，胡椒7粒，糯米14粒，鸡蛋清适量。

用法 前5味药共捣烂，加1个鸡蛋清调成糊状，分3次用。于每晚睡前敷两足心，次晨去掉，连用6晚为1疗程。

适应证 ▪
高血压。

方 4

组成 蓖麻仁50克，吴茱萸、附子各20克，生姜150克，冰片10克。

用法 将前3味药研末，生姜捣烂加入药末中，再加入冰片，调成膏状。每晚贴两足心，次晨去掉，7天为1疗程。

适应证 ▪
高血压。

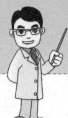
 方⑤

组成 吴茱萸适量。

用法 研为细末，每次 15~30 克，用食醋调成糊状，于睡前敷于两足心，用纱布包扎固定。每天换药 1 次，重症可连用 3~5 次。

适应证 ■

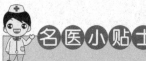
高血压。

方⑥

组成 夏枯草 30 克，钩藤、菊花各 20 克，桑叶 15 克。

用法 水煎洗脚。每日 1~2 次，每次 10~15 分钟，10~15 日为 1 疗程。

适应证 ■

高血压。

方⑦

组成 吴茱萸 100 克，龙胆草 50 克，硫黄 20 克，朱砂 15 克，明矾 30 克，小蓟根适量。

用法 将前 5 味药粉碎，加入小蓟根汁，调成糊状，敷于脐及两足心，每穴用药 10~15 克，上盖纱布，胶布固定。每 2 日换药 1 次，1 个月为 1 疗程，一般 7~10 天见效，连用 2~3 个疗程。

适应证 ■

高血压。

 **名医小贴士**

高血压的饮食推荐：

主食：米饭、面包、面粉各适量；可换成五谷杂粮粥。

副食：鱼常吃，肉、蛋适量，豆腐、大豆、蔬菜、水果、牛奶以及奶制品可多吃一些，咸菜少吃或者不吃。

高血压患者除了要规范饮食，还要改变一些不良的生活方式。简单的生活方式的改变对降低血压大有帮助。当生活方式改变并未达到降低血压的效果时，通常可服用药物来降压。

糖尿病

◎ 病症简述 ◎

糖尿病是由遗传和环境因素相互作用而引起的常见病，临床以高血糖为主要标志，常见症状有多饮、多尿、多食以及消瘦等。糖尿病可引起身体多系统的损害。引起胰岛素绝对或相对分泌不足以及靶组织细胞对胰岛素敏感性降低，引起蛋白质、脂肪、水和电解质等一系列代谢紊乱综合征，其中以高血糖为主要标志。

◎ 原　　因 ◎

糖尿病是一种由于胰岛素分泌缺陷或胰岛素作用障碍所致的以高血糖为特征的代谢性疾病。糖尿病主要是由遗传和环境因素决定的，糖尿病存在家族发病倾向，1/4～1/2 患者有糖尿病家族史。

◎ 外敷法治疗 ◎

方①

组成 桂枝、生附片各 50 克，紫丹参、忍冬藤、生黄芪各 100 克，乳香、没药各 24 克。

用法 将上药放入锅中，加水 5000 毫升，用小火煮沸后再煎 20 分钟，将药液倒入木桶内，待温度降至 50℃ 左右时，患足放入药液内浸泡。每次浸泡 30 分钟，每日浸泡 1 次，每剂药可浸泡 5 天。以后每次浸泡之前，仍将原药的药渣一同放入锅内煮沸。一般连续用药半个月，最长连续用药 80 天。

适应证 适用于糖尿病肢端坏疽。

方②

组成 苦参、蛇床子、白鲜皮、枯矾、金银花、土茯苓各 30 克，川椒、苍术、黄精、花粉、防风各 15

125

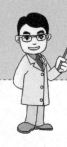

克，红紫草、苏叶各 10 克。

用法 水煎取汁，趁热先熏后坐浴，每日 2 次，每次 10~30 分钟。

适应证 ■

糖尿病性外阴瘙痒。

方③

组成 苏木 50 克，木瓜、透骨草、川椒、赤芍各 30 克，桂枝 18 克，川芎 15 克，红花、白芷各 12 克，艾叶、川乌、草乌、麻黄各 10 克。

用法 上药加水 5000 毫升，水煎取汁。先熏手足 30 分钟，待温度适宜时再将手足浸泡 30 分钟，每日 2 次，每剂药可用 2~3 天。

适应证 ■

糖尿病手足麻木、疼痛，感觉减退等。

方④

组成 生大黄、制附片、姜半夏各 6 克，炒槐花、败酱草、薏苡仁、煅牡蛎各 30 克。

用法 将上药煎取浓汁 200

毫升，直肠滴入，每日 1 次，连用 30 天。

适应证 ■

糖尿病肾病。

方⑤

组成 黄芪 60 克，山药、苍术、薏苡仁、元参、生地黄、熟地黄、生牡蛎、黄精、肉苁蓉、菟丝子、金樱子、蚕沙、石菖蒲、草薢、丹参、僵蚕、白芥子、五倍子、牡丹皮、地骨皮、仙灵脾、黄连各 30 克，肉桂、小茴各 10 克，生大黄 20 克，全虫、莱菔子、水蛭各 15 克，冰片、樟脑各 2 克，蟾酥 0.5 克，麝香 0.1 克。

用法 先将冰片、樟脑、蟾酥、麝香分别研成细粉，再将其他药混合研碎过 100 目筛，共混匀。在药粉中加入蜂蜜、植物油、酒精各适量，调至软硬适宜，压制成板，再用模具切成 1 平方厘米的正方形药块，用橡皮膏作基质衬布，将药膏贴于橡皮膏上即得。取涌泉、肚脐、三阴

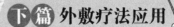

交、肾俞，每次贴敷 2 ~ 3 个穴位，一般 2 ~ 3 天更换 1 次药膏，1 个月为 1 疗程。

适应证 ■
老年性糖尿病。

名医小贴士

对于糖尿病朋友来说，饮食治疗贵在坚持，一个合理的个体化的饮食计划则是饮食控制能否持久的保障，饮食方案一定要符合患者实际情况。而碳水化合物、脂肪、蛋白质三大营养素的比例还要因人而异，对于消瘦的 1 型糖尿病患者、青少年的 2 型糖尿病患者、妊娠糖尿病患者还要考虑这些人群热量的实际需要量，不能一概而论。

盗　汗

 病症简述

中医对盗汗很早就有比较深刻的认识，《黄帝内经》中称其为"寝汗"。"寝"是指睡觉，有个成语叫"废寝忘食"，是说顾不得睡觉并忘了吃饭。很显然"寝汗"就是在睡觉的时候出汗。到了汉代，医圣张仲景在《金匮要略》一书中，形象地用"盗汗"来命名人们在睡梦中出汗这种病症。自此以后，历代医家均沿用此名，中医认为盗汗多为肾阴虚所致。

原　因

盗汗有可能是由以下疾病引起：甲亢、糖尿病、结核。此外，高血压病、更年期综合征、低血糖症、系统性红斑狼疮、心内膜炎等疾病以及术后体虚、精神紧张、心理压力等因素都可能引起盗汗。但大部分盗汗是自主神经功能紊乱引起的，其发病机制主要是交感神经异常兴奋所致。

◯ 外敷法治疗 ◯

方①

组成 黄芪 15 克，麻黄根、艾叶各 20 克，白术、防风、白芷各 10 克。

用法 加水 600 毫升，煎至 300 毫升，去渣，将两块干净的口罩浸泡其中，温度适中后，将口罩覆盖在肚脐、关元穴 15 分钟左右，然后重新将口罩浸泡药汁，再敷于肺俞、大椎穴 15 分钟，每日 1 次。

适应证 ■

气虚自汗。

方②

组成 乌梅 10 枚，生地 10 克，浮小麦 15 克，黄芪、透骨草各 12 克，大枣 5 枚，白芷 9 克。

用法 加水 600 毫升，煎至 300 毫升，去渣，将两块干净的口罩浸泡其中，温度适中后，将口罩覆盖在肚脐、气海穴 15 分钟左右，然后重新将口罩浸泡药汁，再敷于肺俞、心俞两穴 15 分钟，每日 1 次。

适应证 ■

阴虚自汗。

方③

组成 五倍子、郁金各等份，蜂蜜适量。

用法 将前 2 药混合研成细末，加蜂蜜调膏，取适量贴于足心、灵墟、肚脐，盖以纱布，胶布固定，每日换药 1 次，7 ~ 10 天为 1 疗程。

适应证 ■

用于气虚自汗。

方④

组成 旧蒲扇灰、滑石粉各

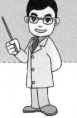

适量。

用法 上药混匀，扑胸腹部，若汗出不止者，可将牡蛎粉30克扑在全身，每日1次。

适应证
各型自汗。

方5

组成 五倍子、煅龙骨各等份。

用法 共研成细末，每次取10克，用温开水或醋调成糊状，敷于脐部，外用胶布固定，每晚睡前敷，次晨取下，第二天再敷，连续两晚。

适应证
体虚出汗。

方6

组成 何首乌20克。

用法 研细末，用本人唾液调成糊状，敷脐窝，盖以纱布，胶布固定。每日换药1次。

适应证
盗汗。

方7

组成 五倍子、枯矾各等份，人乳适量。

用法 将2药研成末，加入人乳调成膏。每穴取药膏15克，选取肚脐、气海、肾俞贴敷。1日1换，一般10~15天见效。

适应证
盗汗。

方8

组成 郁金粉6克，牡蛎粉12克。

用法 上药研末，用醋调和并加有机泥制成泥饼，敷在脐部。每天换药1次，至病愈。

适应证
盗汗。

方9

组成 五味子、五倍子各100克。

用法 共研细末，加入75%的酒精适量，调成糊状，用时将厚糊放在塑料薄膜或不透水蜡纸

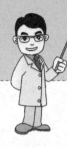

上，贴在肚脐正中，以纱布固定，24小时换药1次。

适应证 ■

盗汗。

方⑩

组成 五倍子、赤石脂、没食子、煅龙骨、煅牡蛎各100克，朱砂5克。

用法 前5味药与朱砂分别研成细末，然后和匀备用。6个月~1岁每次用10克；1~5岁每次用15克；5岁以上每次用20克。凉水、食醋各半调为糊状，每晚睡前敷脐，以纱布绷带固定，次晨取下，3~5夜为1疗程。

适应证 ■

盗汗。

名医小贴士

更年期盗汗是常见现象，以西医论点解释的话是由于更年期来临，使内分泌和自主神经功能出现障碍导致的。而中医方面则解释为，阴虚内热、虚阳上亢、津液不固所致。所以在治疗时以滋阴为主。因此，更年期盗汗虽然是正常现象，但是如果严重影响日常生活的话，最好接受治疗。

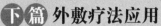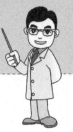
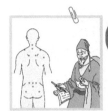

第九章 ▶

外科疾病的外敷疗法

落 枕

◯ 病症简述 ◯

落枕或称"失枕"，是一种常见病，好发于青壮年，以冬春季多见。落枕的常见发病经过是入睡前并无任何症状，晨起后却感到项背部明显酸痛，颈部活动受限。检查时颈部肌肉有触痛，浅层肌肉有痉挛、僵硬，摸起来有"条索感"。

◯ 原　因 ◯

落枕的原因主要是夜间睡眠姿势不良，头颈长时间处于过度偏转的位置；或因睡眠时枕头不合适，过高、过低或过硬，使头颈处于过伸或过屈状态，引起颈部一侧肌肉紧张，使颈椎小关节扭错，时间一长即可发生静力性损伤，使局部疼痛不适，动作明显受限等。

◯ 外敷法治疗 ◯

方❶

组成 羌活、白芍各15克，甘草、川芎、姜黄各10克，葛根、威灵仙各12克。

用法 每日1剂，装布袋，煎30分钟，用毛巾2块，浸药液，

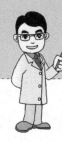

交替热敷患处，并转动颈部，每次 20～30 分钟，每日 2 次。

适应证
落枕。

方②

组成 鲜五月艾 300 克。

用法 将五月艾捣碎，放入锅中，加醋炒热，用纱布包紧呈球状，用此药球按摩痛处 20～30 分钟。每天 2 次，连用 3 天。如配合拔罐，效果更佳。

适应证
落枕。

方③

组成 当归 40 克，桂枝、红花、威灵仙、八角枫各 20 克，苏木 15 克。

用法 将上药研粗末，放容器内，加米酒浸过药面，浸泡 1～2 周。过滤，装瓶备用。每次用 10～25 毫升，摩搽患处，以局部烘热为度。每日 3～5 次。

适应证
落枕。

方④

组成 鲜蓖麻叶适量。

用法 取鲜蓖麻叶适量，捣烂如泥膏状，贴敷于患部压痛明显处（即阿是穴），上盖塑料布（或油纸），胶布固定。每日贴敷 1 次，用至症状消失为止。

适应证
落枕。

方⑤

组成 葛根 100 克、白芍 50 克、甘草 20 克。

用法 上药用纱布包好。武火煎煮约 30 分钟后取出。待温度降至适宜后趁热将药包外敷于疼痛部。每次 30 分钟，每日 1 次。

适应证
落枕。

方⑥

组成 陈醋适量。

用法 取数块棉布条，在山西老陈醋中浸泡后平敷于疼痛部。再将 50～60℃ 的热水袋放于棉布条上。以患者自觉局部皮肤温热不烫为度。热敷 30 分钟后，令患者自行缓慢地做颈部活动。

适应证

落枕。

方 7

组成 白芥子适量。

用法 研为极细末，装入干净瓶内密闭备用。用时取白芥子末 3 克，加入黄酒或白酒调成糊状即可。取阿是穴、肩外俞、天柱、肩井、悬钟、后溪贴敷。每次选贴上述 2～3 穴，每穴贴敷如黄豆大药糊，贴后加纱布覆盖，胶布固定，约 3 小时后局部有烧灼痛感时即除去。如局部发生小水疱，可按常规处理。每隔 3～4 日贴药 1 次。皮肤过敏者忌用。

适应证

落枕。

名医小贴士

出现落枕现象可尝试用以下方式治疗：

❶ 局部热敷，用热毛巾敷患处，一天多敷几次，效果较好。

❷ 按摩、推拿局部痛点，同时配合缓慢的活动。

❸ 贴伤湿止痛膏，必要时针灸。

肩关节周围炎

◯ 病症简述 ◯

颈肩痛的主要痛点在肩关节周围，故称肩关节周围炎，简称肩周炎，俗称凝肩、漏肩风或冻结肩。其主要症状为颈肩持续疼痛，

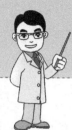

患侧上肢抬高、旋转、前后摆动受限，遇风遇冷感觉有沉重隐痛。如不及时治疗，拖延日久可使关节粘连，患侧上肢变细、无力甚至形成失用性萎缩。该病多见于50岁左右的中年人，青年与老年人也有发生。疼痛特点是胳膊一动就痛，不动不痛或稍痛，梳头、穿衣、提物、举高都有困难，发作严重时可疼痛难忍、彻夜不眠。

○ 原　因 ○

　　肩周炎多因肩关节周围组织，如肌腱、滑囊等受冷冻、外伤、感染所致。不少患者是由风湿病引起的。经常劳动做家务的人很容易得肩周炎，因为他们的整个手臂包括肩部都在不停活动，而且经常会有些过度。长期处于这种紧张、劳累状态，肩部就容易损伤。

○ 外敷法治疗 ○

方1

组成 斑蝥适量。

用法 将斑蝥研为极细末，密贮备用，贴敷前先用1寸左右见方胶布，中央剪一小孔如黄豆大，贴在穴位上，然后取斑蝥粉适量放于剪孔上，上盖胶布固定即可。根据病情、部位及患者施灸处感应，贴敷0.5～2.5小时，若出现水疱，须抽出液体，外用消毒纱布包扎，防止感染。

适应证 ▪
风寒湿痹（肩关节周围炎）。

方2

组成 葱汁、蒜汁、姜汁各300毫升，凤仙花汁100毫升，米醋300毫升。

用法 放锅内加热，熬至极浓时，加入牛皮胶120克融化，再入小麦面60克搅匀，略熬成膏，备用。贴敷时取胶布数块，再取药膏适量摊于中央，分别贴敷在肩髃、肩髎、曲池等穴位上，每日贴敷1次。

适应证 ▪
肩关节周围炎。

方③

组成 生川乌、生草乌、生天南星、生半夏、细辛各 10 克，麝香、冰片各 1 克。

用法 取上药研成细粉末，用黄醋调和做成丸状。使用时用药丸涂搽患处周围，使其产生热感。连续使用数次。

适应证

肩关节周围炎。

方④

组成 生草乌、生川乌、乌附片、生天南星、干姜各 10 克，樟脑 15 克，细辛、丁香各 8 克，肉桂、吴茱萸各 6 克。

用法 将上药共研细末，用蜂蜜调制，每丸 4 克左右，视疼痛面积取适量药丸捣烂，与 500 毫升以上酒精兑调成糊状；先用酒精搽洗患部到发热，然后将药糊平摊于消毒纱布上，贴敷患处，外用胶布固定。隔日 1 换，7 次为 1 个疗程。

适应证

肩周炎。

方⑤

组成 白花蛇 1 条、麝香 1.5 克、乳香、没药、冰片各 6 克，肉桂 30 克。

用法 先将白花蛇、乳香、没药、肉桂焙黄研细，再加入冰片、麝香，混匀制成麝香蛇香散，装入干净瓶内密封以备用。将患侧肩部擦洗干净，取麝香蛇香散适量撒在肩井、肩髃、中府或阿是穴位上（直径 1.5～2 厘米，厚度 3～4 毫米），用伤湿止痛膏固定，2～3 日换药 1 次，5 次为 1 个疗程。

适应证

肩周炎。

方⑥

组成 络石藤 1000 克，桑寄生 200 克，当归 40 克，全蝎、土鳖虫、独活、肉桂、黑附子各 20 克，干姜 15 克，乳香、没药各 30 克，冰片 6 克，桑枝 1 握。

用法 将上药除络石藤、当归、桑枝、冰片外，其余诸药混合略炒，后加入冰片，粉碎、过

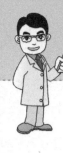
筛取末，再将络石藤、当归、桑枝加水煎 2 次取汁，去渣。合并 2 次煎液浓熬，取出浓液加入诸药末，调成膏状。再取药膏适量，分别贴敷在肩髃、曲池、天宗等穴位上，上盖敷料，胶布固定。每日贴敷 1 次。

适应证

肩周炎。

名医小贴士

治疗肩周炎验方三则：

❶ 片姜黄 6 克，研末水煎服。

❷ 嫩桑枝 30 克，切碎，用 3 碗水煎至 2 碗水连服。

❸ 威灵仙 5 克，防己 6 克，甘草 3 克，研末水煎服。

腰　痛

○ 病症简述 ○

腰痛，中医病症名。指因外感、内伤或挫闪导致腰部气血运行不畅，或失于濡养，引起腰脊或脊旁部位疼痛为主要症状的一种病症。其发病常以肾虚为本，感受外邪、跌仆挫闪为标。治疗时实证重在祛邪通脉活络；虚证重在扶正，补肝肾、强腰膝、健脾气是常用治法。腰痛日久，虚实夹杂，治疗应掌握标本虚实，选用祛邪和培本的方法。治疗本病，除内治外，尚可配合针灸、按摩、理疗、拔火罐、膏贴、药物熏洗等方法综合治疗，疗效较好。

○ 原　因 ○

腰痛是一个常见的症状，引起腰痛的原因很多。除运动系统疾

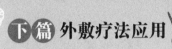

病与外伤以外，其他器官的疾病也可引起腰痛。如泌尿系炎症或结石、肾小球肾炎、某些妇科疾病（盆腔炎、子宫后倾等）、妊娠、腰部神经根炎和某些腹部疾病皆可出现腰痛。

外敷法治疗

方①

组成 辣椒叶适量，酒少许。

用法 辣椒叶洗净，捣烂，炒热，将酒频频洒上，乘热敷患处，以布条束固定。每日换药 1~2 次，连敷 5~7 日。

适应证 ■
腰酸痛。

方②

组成 棉花子、石菖蒲各 1 撮，酒适量。

用法 前 2 味捣烂，炒热，以酒洒上，趁热敷痛处，以绷带束。每日 1 次。

适应证 ■
腰酸痛。

方③

组成 鲜丝瓜子 60 克。

用法 上药捣烂，敷命门，外盖纱布，胶布固定，每日 1 换；或用干丝瓜子研末，醋调成稠膏敷。每天换药 1 次。

适应证 ■
湿热腰痛证。

方④

组成 韭菜根、醋各适量。

用法 韭菜根洗净、捣烂，和醋敷痛处。每日 1 次。

适应证 ■
腰酸痛。

方⑤

组成 骨碎补、鸡血藤各 50 克，杜仲、威灵仙、当归、红花、白芷各 20 克。

用法 上药共研细末，用酒调敷患处，外盖纱布热敷，每日 1 次，每次 2 小时。

适应证 ■
慢性腰痛。

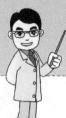
方⑥

组成 干姜 50 克，苍术 10 克，当归 15 克。

用法 上药研末，用 95% 的酒精调糊状，敷于疼痛最显处，用敷料纱布固定。再用装 2 只 60~100 瓦白炽灯泡的烤箱外烤，灯泡距敷料 2~3 寸，每日 1 次，每次 20~40 分钟。

适应证 ■
寒湿腰痛症。

方⑦

组成 生川乌、生草乌各 15 克，食盐、醋各少许。

用法 将生川乌、生草乌一起研成细末，用食盐和醋调成膏状。将此药膏敷在肾俞穴、腰眼穴和腰部的疼痛点，用塑料薄膜覆盖，用胶布固定，可每日换药 1 次。

适应证 ■
寒湿型腰痛。

方⑧

组成 熟地、山药、菟丝子、牛膝、当归、黑豆各等量。

用法 将上述药物一起炒热，用布包裹数层。将此药包贴在患处熨半个小时，可每天用药 1 次。

适应证 ■
肾虚型腰痛。

方⑨

组成 独活、防风、杜仲、牛膝、威灵仙、香附、当归、元胡及桑寄生各等量。

用法 将上述药物一起炒热，用布包裹数层。将此药包贴在患处熨半个小时，药冷即重新加热。可每天用药 1~2 次，每剂药可连续用 3~5 天。

适应证 ■
寒湿型腰痛。

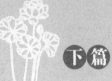

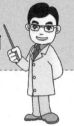

名医小贴士

　　患腰痛首先要注意改变生活方式，不适宜穿带跟的鞋，有条件的可以选择负跟鞋。腰痛是一个症状，不是一个独立的疾病，引起腰痛的原因是比较复杂的，所以出现持续且不明原因的腰痛，不要掉以轻心，应尽快到医院确诊，避免某些严重疾病的发展。

腰椎间盘突出症

○ 病症简述 ○

　　单纯的腰椎间盘突出是可以没有任何症状的，只有当腰椎间盘突出到一定程度，或者合并了腰椎后关节错位，刺激或压迫到相邻的神经根或脊髓时才会出现相应症状。一般表现为劳累后腰痛，伴一侧或双侧下肢放射痛、麻木，因疼痛产生保护性痉挛，站立时身体倾向一侧，患者行走困难、不愿迈步，严重时，可出现神经麻痹，肌肉瘫痪。

○ 原　　因 ○

　　腰椎间盘突出症的病因现在尚不明确。但是一般认为精神压力大是首要问题，此外，还与急性外伤、长期坐位劳损、椎间盘退化有关。所以，步入中老年之后，大部分人都有椎间盘突出的问题。有研究表明与基因也有一定的关系。椎间盘退化症患者身上普遍带有"碳水化合物磺基转移酶3（CHST3）"的基因差异，这种基因与椎间盘退化有关联。

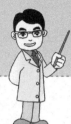
◯ 外敷法治疗 ◯

方① 方1

组成 威灵仙、熟地黄、乌梢蛇、独活、羌活、牛膝、穿山甲、当归、红花、延胡索、全蝎各10克，冰片3克，麝香1克。

用法 将上药按传统油性黑膏药的制法制备而成，贮瓶备用。用时以本膏药贴敷于椎体突出部位，每7日更换1次，10贴为1个疗程。

适应证 ▪
腰椎间盘突出症。

方② 方2

组成 川乌、草乌各10克，马钱子12克，三七20克。

用法 上药共研成细末，调拌米醋。外贴敷于患处，隔日1次，连敷10~30次。

适应证 ▪
腰椎间盘突出症。

方③ 方3

组成 马钱子、乳香、没药、麻黄各250克。

用法 上药共研细末，调拌凡士林。外敷患处，隔日1次，连敷10~30次。

适应证 ▪
腰椎间盘突出症。

方④ 方4

组成 藁本、续断、苏木各30克，防风、白芷、附子、川乌、草乌各20克，金毛狗脊、独活各45克。

用法 上药共研细末，用稀棉布制成棉布兜，将药粉铺在其中，日夜穿戴于腰部。

适应证 ▪
腰椎间盘突出症（肾虚型及风寒痹症）。

方⑤ 方5

组成 骨碎补、生大黄各100克，没药、延胡索、伸筋草、川续断各500克。明显外伤者加归

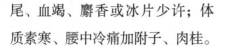

尾、血竭、麝香或冰片少许；体质素寒、腰中冷痛加附子、肉桂。

用法 将上药焙干，共研细末，过6号筛，取药末20克，以生姜汁调制成直径4厘米、厚约0.6~0.9厘米药饼。取本品贴敷患处，再将大艾炷置于药饼中央点燃，连续灸3~5壮，每日1~2次，10次为1个疗程。

适应证

腰椎间盘突出症。

方⑥

组成 当归、桑寄生、栀子、松节、红花、草乌、白芥子、五倍子、生天南星、血竭、樟脑各10克，60%乙醇1500毫升。

用法 将上药入乙醇浸泡1个月取液。内服汤剂（制首乌12克，豨莶草、菟丝子、白芍、川续断、杜仲、川牛膝、女贞子、旱莲草、地龙各15克，穿山甲、土鳖虫、桃仁、红花、当归各10克，鸡血藤、黄芪各20克），每日1剂，水煎服，9日为1个疗

程，共用2个疗程。患者俯卧，两助手分别夹住患者足部、腋下，用力牵引，术者用拇指按患椎棘突旁，指下椎体轻度错动时，用力顶推至拨正，每3日1次，用3次。并用本品20毫升浸泡10厘米×15厘米的纱布6层贴敷患处，上盖加热垫，每次50分钟，每日1次，9日为1个疗程。

适应证

腰椎间盘突出症。

方⑦

组成 桂枝、乳香、菖蒲、麻黄、荆芥、红花、木香、郁金、川芎各10克，牛膝、陈皮、防风、桑寄生、川乌、细辛、桑枝、苏木、丝瓜络各15克。

用法 将上药每日1剂，水煎取液200毫升。取本品100毫升，加白酒50毫升，于腰部熏蒸患处，每次30分钟，每日2次，用5日。患者俯卧，推拿腰部及左右斜扳。固定上半身，助手持双下肢水平牵引，术者双手

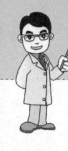
掌向内上方顶推患椎，手下有明显动感即复位完毕，平卧5日。再熏蒸5~10日。

适应证

腰椎间盘突出症。

方⑧

组成 川芎、赤芍、苏木、三棱、莪术、海桐皮、刘寄奴、络石藤、鸡血藤、千年健、伸筋草各50克，红花、丹皮各20克。

用法 将上药装入布袋，煮沸30分钟。用毛巾浸本品药液，热敷患处，每次1小时，每日2次，5日为1个疗程。

适应证

腰椎间盘摘除术后并发臀上皮神经痛。

名医小贴士

食疗方1则：

穿山龙75克，川草乌20克，威灵仙15克。将上药加水500毫升，煮成250毫升。渣再加水250毫升，煮成125毫升。将先后煮好的药水放入煲内，再加小公鸡1只去肠杂，同煮熟，临食时加酒适量（五加皮酒或当归酒更好）。连肉及汤，分2次服完。

风湿性关节炎

◎ 病症简述 ◎

风湿性关节炎是风湿热在关节的表现，其典型症状为游走性、多发性大关节炎，常见由一个关节转移至另一个关节，病变局部呈

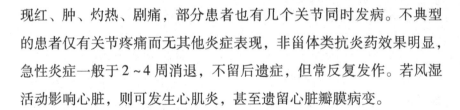
现红、肿、灼热、剧痛，部分患者也有几个关节同时发病。不典型的患者仅有关节疼痛而无其他炎症表现，非甾体类抗炎药效果明显，急性炎症一般于 2~4 周消退，不留后遗症，但常反复发作。若风湿活动影响心脏，则可发生心肌炎，甚至遗留心脏瓣膜病变。

○ 原　　因 ○

类风湿关节炎的病因至今并不十分明了，目前大多认为其是人体自身免疫性疾病，亦可视为一种慢性综合征，表现为外周关节的非特异性炎症。从中医的角度讲，营气卫血，营气脉中，卫行脉外，阴阳相贯，气调血畅，营养四肢百骸脏腑经络。营卫和调，卫气在外保护人的体表，防御邪气侵入身体；营卫不和，邪气乘虚而入，故营卫失调是风湿病发病的重要因素之一。

○ 外敷法治疗 ○

方❶

组成 蚂蚁、秦皮各 100 克，萆薢、豆豉各 50 克，川芎、赤芍各 30 克，六轴子、桂枝各 20 克，甘草 10 克，薄荷油 2~5 毫升，凡士林适量。

用法 将上药前 9 味共研细末，用时加入薄荷油 2~5 毫升及凡士林调成膏。取本品摊于棉纸上，贴敷患处，胶布固定，每 2 日换药 1 次，3 次为 1 个疗程。

适应证
关节炎。

方❷

组成 鲜芙蓉花叶 50 克，黄檗、苦参、山豆根、地骨皮各 10 克，萆薢、赤芍、络石藤、薏苡仁各 15 克，冰片 6 克。

用法 将黄檗、苦参、山豆根、地骨皮、萆薢、赤芍、络石藤、薏苡仁共研为细末，加冰片配研均匀。将鲜芙蓉花叶捣烂，

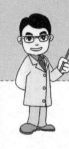

加药粉调匀，再加水调至糊状。取本品敷于患处 12 小时后去掉。皮肤常规消毒后，皮肤针叩刺患处，用火罐拔出少许血液，无菌纱布包扎。隔日 1 次，7 次为 1 个疗程。

适应证 ■

关节炎。用药时忌食辛辣之品，停用其他药物，清淡饮食，多饮开水。

方③

组成 苏叶、桂枝、肉桂、制附子、川芎、红花、姜黄、秦艽、羌活、独活、桑枝、乳香、没药、延胡索、威灵仙、海风藤、络石藤、马钱子、制草乌各 30 克。

用法 将上药共研为粗末，置于纱布袋中，水浸 1 夜，蒸热。取本品热熨患处，每次 20~30 分钟，每日 1 次，15 日为 1 个疗程。

适应证 ■

风湿寒性关节痛。

方④

组成 独活、苍术、黄檗、丹皮、泽泻各 15 克，白芷、郁金、大黄、当归、牛膝各 10 克，板蓝根 30 克。

用法 将上药制浸膏，用 3 层无纺布浸渍成贴敷贴（每贴含药 10 克）。取本品外贴患处，绷带包扎。忌用塑料薄膜包扎。每日 1 次，1 周为 1 个疗程。

适应证 ■

关节炎。

方⑤

组成 当归、没药、半夏各 20 克，乳香 18 克，红花 10 克，制川乌、制草乌各 15 克。

用法 将上药小火煎 2 次，去渣，取药液 1000 毫升左右。取本品趁热熏洗患处 15 分钟，稍凉后再反复擦洗患处 10 分钟，每日 2 次，7 日为 1 个疗程。

适应证 ■

风湿性关节炎。

方 6

组成 川芎、红花、土鳖虫、牛膝、穿山甲、伸筋草、大黄、乳香、没药各20克，桃仁15克，甘草10克。

用法 上药共研细末，用米醋调匀，以手捏至有药液下滴为度，加热至药液有蒸气出现时，用纱布袋包好备用。取药袋趁热敷于膝关节上。每日3次，每次30~60分钟。每日1剂，7~10日为1个疗程。

适应证 ■

关节滑膜炎。活血化瘀，消肿止痛。

方 7

组成 生麻黄、桂枝、生川乌、生草乌、苍耳草、秦艽各15克，威灵仙、伸筋草各12克，延胡索10克，大黄、黄芪各20克，细辛6克，冰片2克。

用法 将上药前12味温水浸泡3~4小时，加白酒250毫升，煎煮15分钟，取药液加冰片。取本品洗敷患处，1剂用2~4日，每日2次以上，1周为1个疗程。

适应证 ■

风湿性关节炎。

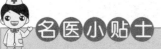

名医小贴士

高脂肪类食物对关节有较强的刺激作用，故患者不宜多吃，如牛羊肉、奶制品等；海产类食品因其中含有尿酸，被人体吸收后，能在关节中形成尿酸盐结晶，使关节症状加重，因此类风湿性关节炎患者不宜多吃海产品。

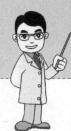
跌打损伤

○ 病症简述 ○

跌打损伤主要指因跌扑、击打等造成的软组织损伤、外伤，常常肿胀疼痛、皮肉破损出血，也包括摔伤、金刃伤等。其主要病理为瘀血壅滞、血闭气阻，故以疼痛、肿胀为主要表现。

○ 原　　因 ○

跌打损伤包括刀枪、跌仆、殴打、闪挫、刺伤、擦伤、运动损伤、扭伤等，伤处多有疼痛、肿胀、出血或骨折、脱臼等。但主要以软组织损伤为主。

○ 外敷法治疗 ○

方①

组成 生栀子仁90克，白芷30克，生天南星、生半夏、生川乌、生草乌、细辛、土鳖虫、制乳香、制没药、红花、当归尾各9克。

用法 将上药烘干后研成细末，用饴糖或酒或醋或开水调匀，放到瓷钵中备用。每次取适量药物摊在塑料薄膜上，外敷患处，并用胶布固定。每天换药1次，3次为1疗程。

适应证
　踝关节扭伤。

方②

组成 生山栀（研末）、三七粉各适量。

用法 上药按2：1比例用鸡蛋清（亦可用食醋）调匀成糊状，外敷于患处。外用麝香膏、橡皮膏或绷带包扎固定，通常2日换药1次。

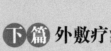

适应证

跌打损伤。

方③

组成 大黄30克，栀子10克。

用法 上药共为细末，白酒适量调糊贴敷患处。每日换药1次，用于跌打损伤而表皮未破者。

适应证

跌打损伤。

名医小贴士

跌打损伤的紧急处理：在没有外伤的情况下，应进行局部冷敷，也就是冷冻疗法，如利用冰块、冰水袋或是云南白药喷雾剂等进行初期治疗。冰块或冷水袋应用毛巾包好，然后进行外敷。这样有利于在遭受挫伤、关节韧带拉伤等急性闭合软组织损伤时，收缩血管，减轻局部充血，缓解疼痛和红肿症状。如有外伤出血，应先期清理好伤口，视情况进行用药、包扎。然后，在伤口周边进行冷冻疗法。

外伤骨折

病症简述

一旦发生外伤或暴力事故，受伤的肢体可产生疼痛、肿胀和瘀斑。伤肢部分或全部失去功能，严重可产生畸形，如缩短、旋转、扭曲等，当检查时可发现在不应该活动处可产生活动（即假关节），当移动患肢偶尔也可听到骨断端相互摩擦的声音，这些都是不完全或完全性骨折的症状。

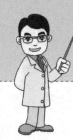

● 原　因 ●

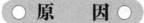

骨骼由于意外事故或暴力造成断裂，称为外伤性骨折。暴力或车祸引起的骨折还易引起伤肢的肌腱损伤、神经损伤、血管损伤、关节脱位，严重的还可引起内脏损伤、休克甚至死亡。

● 外敷法治疗 ●

方①

组成 花椒、桂皮各 20 克、五加皮、川芎、白芷各 50 克。

用法 上述药物研成粉末，用少许饴糖或蜂蜜调成糊状即可使用。取该药膏适量敷于患处，外用洁净的纱布或棉布覆盖固定即可。每 24 小时更换一次，1 周为 1 疗程。夏季长期运用时，局部可能会出现皮肤发红、瘙痒、丘疹等过敏反应，停药后改用另一外用药方骨疽拔毒散外敷即可消失。在更换药物期间，局部可予温水擦洗，配合同部按摩疗效更好。

适应证 ▪

骨折导致的各种急、慢性损伤后的局部肿胀。

方②

组成 川芎、生草乌、生半夏、生天南星各 120 克，麻黄 90 克，蟾酥 30 克，老松香 1500 克，砂仁 30 克。

用法 将上 8 味药共研成粉末，加入高粱酒调和成膏状，摊在油纸上，然后敷在整复后的骨折部位，并用绷带和夹板固定好，2～3 天换药 1 次。

适应证 ▪

骨折。

方③

组成 乌蔹梅根 100 克。

用法 将上药研成细末，倒入适量沸水，搅拌成糊状，之后调入少量酒精，将上药摊在纱布上，同时包扎在已经复位好的骨

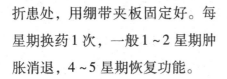

折患处，用绷带夹板固定好。每星期换药1次，一般1~2星期肿胀消退，4~5星期恢复功能。

适应证

各型骨折。

方④

组成 硼砂、土元各15克，面粉适量，鸡蛋2~3个。

用法 将鸡蛋打破去蛋黄留蛋清，硼砂、土元共研为细末，与蛋清、面粉调成糊状。在骨折复正后将药糊平铺在纱布上，包敷伤处，再用小夹板固定。5~7日换药1次。

适应证

四肢骨折。

方⑤

组成 接骨草6份，大黄、黄芩、黄檗、黄连各等份。

用法 上药研成细末，用药时取适量药粉，加等量香油或凡士林，文火煎至膏状，待凉后敷在骨折部位，2~4天换药1次。

适应证

骨折。

方⑥

组成 雄土鳖12克，胆南星、血竭、南红花、七叶一枝花、升麻各15克，没药、金丝毛各24克，马前子9个（微炒），龙骨、当归、川羌活、螃蟹骨、菖蒲各9克，净乳香30克，口防风15克，三七、冰片各3克，白芷5克，川芎12克。

用法 此方各味药共研细末，贮瓶备用，用时以酒调敷患处。连用数次即可见效。

适应证

骨折。

方⑦

组成 熊胆粉10克，冰片5克，尼泊金乙酯1克，液状石蜡、凡士林各适量。

用法 将上药混合制成软膏1000克。骨折24小时后开始使用适量本品，均匀涂于肿胀部位的皮肤表面，每日3~4次，至肿胀消失为度。

适应证

骨折。

方⑧

组成 大麻药根 3 份，生大黄、当归、赤芍、透骨草、栀子各 2 份，生黄檗、红花、川续断、骨碎补、杜仲、雪上一枝蒿各 1 份，冰片 5 克。

用法 将上药前 12 味共研为细末，过 6 号筛，加冰片配研均匀。用时取适量，加开水及菜油调糊。取本品摊于棉纸上，外敷患处，3～7 日换药 1 次。骨折者复位后敷药，再用小夹板固定，配合对症中药内服。

适应证

闭合性骨折、软组织损伤。

方⑨

组成 红药、川芎、白及、三七、龟板、马钱子各 75 克，乳香、没药、冰片、樟脑各 50 克，松香基质。

将上药前 8 味共研为极细

末，过 7 号筛，加入松香基质中，加热搅拌均匀，再加冰片、樟脑搅匀，摊于布或纸上，膏药净重 7～14 克。取本品温热化开，贴于患处，每 5 日换药 1 次，3 次为 1 个疗程。

适应证

跌打损伤。

方⑩

组成 酢浆草 30 克，鳝鱼 2 条，蚯蚓 4 条，紫米 50 克。

用法 将上药捣烂，炒烫，敷贴骨折处，包扎固定。隔日换药 1 次，7 日为 1 个疗程，连用 3 周。

适应证

跌打损伤。

方⑪

组成 乳香、没药各 5 克，牛蹄甲 1 个。

用法 将没药、乳香放入牛蹄甲内置瓦上煅灰，以米糊调膏，将骨折复位后敷于患处，外用小夹板或石膏固定。

适应证

闭合性骨折。

方12

组成 姜黄、川续断、白及、白芷、黄檗各50克，陈皮、三七、骨碎补、七叶莲、厚朴各20克。

用法 上药研细末或捣烂，香油调匀，复位后敷于患处，外加夹板绷带缠绕固定。隔日换药1次，直至骨折愈合为止。

适应证

骨折。

名医小贴士

骨头的生长需要：骨胶原、钙、磷以及维生素C、维生素D，这些都是成骨要素，所以骨折了以后要重点补充这些物质，尤其是老年人。

❶ 高能量、高蛋白膳食：有助于恢复元气。但宜在骨折2周后食用。骨折初期还应以清淡饮食为主。

❷ 维生素D：骨折后若一直在室内休养，晒不到太阳，容易缺乏维生素D。因此骨折后要多吃富含维生素D的食物，并尽可能多晒些太阳。另外，还要多补充维生素C。

痛 风

○ 病症简述 ○

关节疼痛急性发作是急性痛风的典型症状。疾病发作多在轻微损伤、饮食过量或相关疾病以后，特别好发于肢体远端关节，典型的症状发于足趾（足痛风），也可因尿酸盐结石引起肾绞痛。慢性痛

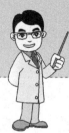

风以破坏性关节变化为特征。痛风的临床特征为：高尿酸血症及尿酸盐结晶、沉积所致的特征性急性关节炎、痛风石、间质性肾炎，严重者见关节畸形及功能障碍，常伴尿酸性尿路结石。

○ 原 因 ○

痛风是一种由于嘌呤生物合成代谢增加，尿酸产生过多或尿酸排泄不良而致血中尿酸升高，尿酸盐结晶沉积在关节滑膜、滑囊、软骨及其他组织中引起的反复发作性炎性疾病。它是由于单钠尿酸盐结晶（MSU）或尿酸在细胞外液形成超饱和状态，使其晶体在组织中沉积而造成的一组异源性疾病。

○ 外敷法治疗 ○

方 ①

组成 栀子、片姜黄、郁金，薄荷，按 5∶2∶2∶1 的比例取材。

用法 将上药晒干或烘干研细末备用。用时取药粉适量，以 3∶1 食醋水溶液调成稠糊状，直接涂敷于患部，厚约 0.3 厘米，用绷带包扎固定。每日换药 1 次，5~7 天为 1 个疗程。

适应证 ■
痛风。

方 ②

组成 川乌、草乌、归尾各 100 克，三棱、乳香、没药各 60 克，白花蛇 3 条，细辛 15 克，全蝎、冰片、赤芍、红花各 30 克。

用法 上药除冰片外，共研为细末装瓶备用。使用时取药适量，用黄酒、食醋各半调成糊状（以不流为准），将药均匀地涂在大于患处的塑料薄纸上，再取少许冰片撒于药面上敷盖在患处，绷带包扎。48 小时后以同法换药，一般外敷 3 贴疗效尤佳。少数贴后出现皮丘疹或局部发痒，症状重者用氟轻松外擦患处，轻者停药后自愈，可不处理。

克，生地、生天南星、玄参各 100 克，白花蛇 10 克。

用法 上药共研细末，过 60 目筛，以饴糖 1500 克和蒸馏水 1000 毫升混匀，取凡士林 4000 克，加热至 70℃，共制为膏，冷却后装入罐内，密封备用。用时取适量敷患处，上盖棉垫，胶布固定，每天 1 换。

适应证
痛风性关节炎。

方⑥

组成 野蒿、蛇莓、桔梗、防风、川芎、川椒、羌活、大黄、细辛、当归各 60 克，乌头、升麻、附子、巴豆各 30 枚。

用法 上药共研细末，过 100 目筛，另取生姜汁、大蒜汁、醋各 500 毫升，煎浓缩液 600～700 毫升，加上药末调为糊状，置消毒敷料上，厚约 0.5 厘米，外敷患处，胶布固定，每日 1 次，30 天为 1 疗程。

适应证
痛风性关节炎。

适应证
痛风。

方③

组成 没药、桃仁、土元、栀子、大黄各等份（10～30 克）。

用法 上药研或捣为细末，加醋调和均匀，涂敷患处，纱布缠绕后，用薄塑料布包扎，以免涂染被褥衣物。每日换药 1 次。

适应证
痛风。

方④

组成 芙蓉叶、生大黄、赤小豆各等份。

用法 上药共研极细末，按 4:6 的比例加入凡士林调和为膏，敷患处，每日 1 次。

适应证
急性痛风性关节炎。

方⑤

组成 泽兰、赤芍、姜黄各 200 克，大黄、栀子、黄檗各 150

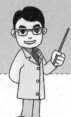

方⑦

组成 蒲公英 500 克，大黄 220 克，苏木 100 克，泽泻、当归、刘寄奴各 250 克，五灵脂 650 克，土鳖虫、蒲黄、三七、没药各 200 克，丹参、老鹳草各 300 克。

用法 上药烘干研末，过 80 目筛，装瓶备用。以梅花针重叩患处出血，拔罐使出血 5～20 毫升，约 10 分钟后取罐。取上药适量，用蜂蜜、陈醋调糊，敷患处，纱布包扎固定，并适时以陈醋湿润敷药，隔日治疗 1 次。

适应证

痛风。

名医小贴士

痛风偏方 3 则：

❶ 鲜五色梅根 10～20 克，青壳鸭蛋 1 枚，兑水白酒（各半）适量，炖 1 小时服用。

❷ 虎刺鲜根或花 30 克（干根 10～15 克），煎汁用酒冲服。

❸ 钩藤根 250 克，加烧酒适量，浸 1 天后分 3 天服完，有理气活血止痛之功。

骨质增生

◯ 病症简述 ◯

骨质增生症又称为增生性骨关节炎，骨性关节炎、退变性关节病、老年性关节炎，多发生于关节活动以后的骨关节钝痛，休息可以缓解。睡眠对关节的保护功能降低，患者可能痛醒。早上起床有骨骼僵硬感，一般不超过 15 分钟，活动后可改善。活动时有摩擦

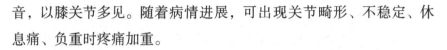

音，以膝关节多见。随着病情进展，可出现关节畸形、不稳定、休息痛、负重时疼痛加重。

○ 原 因 ○

骨质增生症分原发性和继发性两种。原发性骨关节病是人体成熟后的逐渐老化及退行性变在骨关节方面的表现。继发性骨关节病是指因某种已知原因，例如外伤、手术或其他明显因素而导致的软骨破坏或关节结构改变。

○ 外敷法治疗 ○

方①

组成 威灵仙、透骨草各30克，血竭6克，食醋适量。

用法 将威灵仙、透骨草与血竭共研成粉，加适量食醋调成稠糊状，摊于敷布上，敷患处，2小时后取下，每日1次，7日为1个疗程。

适应证 ■
骨质增生。

方②

组成 土鳖虫、威灵仙各40克，五灵脂、白芥子、三棱、制草乌各30克，藁本、海藻、皂角刺、蒲公英、延胡索、防己各60克。

用法 将上药装入纱布袋，煎煮30分钟，再放入老葱100克，食醋100毫升即成。将多层纱布或毛巾用药液浸湿，以药液不流为度，热敷患处，凉则换敷，每晚1次，每次40分钟。每剂药可用4日，每次煎煮都需加葱和醋，量同上。

适应证 ■
骨质增生。

方③

组成 乌梢蛇、细辛各10克，白花蛇1条，皂角刺、豨莶草、透骨草、穿山甲、生乳香、生没药、杜仲、威灵仙、淫羊藿各15克，五灵脂20克，生川乌、

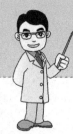

生萆薢各9克。

用法 上药共研细末，取适量以陈米醋调成泥膏状备用。贴敷患处及相应穴位上，隔日1次，10次为1个疗程。

适应证 ■
骨质增生症。

方④

组成 姜黄、大黄、白蒺藜、栀子各12克，炮穿山甲（代）10克，冰片5克。

用法 上药共研细末，装瓶备用。每用30克以醋调成膏状。夜间外敷于痛处，覆以塑料薄膜包扎固定，药干后再加醋。白天取下，20日为1个疗程。

适应证 ■
骨质增生。

方⑤

组成 乌蛇、细辛各10克，白花蛇1条，皂刺15克。

用法 取本品敷于患处0.5~0.7厘米厚，上盖塑料薄膜，胶布固定。腰椎处可置缝制内衬塑料薄膜

的纱布袋，将药填入布袋内层，紧贴腰部，固定，每日1次，症状重者每日2次。

适应证 ■
骨质增生症。

方⑥

组成 三百棒300克，桂枝50克，马钱子15克。

用法 将上药共研为细末，过6号筛，加沸水充分搅拌成糊状。取本品适量，摊于芭蕉叶上外敷于患处及明显放射疼痛相应部位，胶布固定，每日1次，10日为1个疗程。

适应证 ■
脊椎骨质增生。

方⑦

组成 急性子100克，草乌60克，白芷50克，铁屑、食醋各适量。

用法 将急性子、草乌、白芷研为细末，用适量食醋调和成糊状，将调好的药糊敷在患处，之后将铁屑粉薄而均匀地铺在药

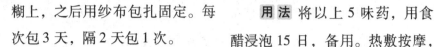

糊上,之后用纱布包扎固定。每次包3天,隔2天包1次。

适应证 ■

颈、腰椎骨质增生。

方⑧

组成 防己、牛膝、白芷各15克,乳香、杜仲、草乌、川芎、桃仁、羌活各20克,秦艽12克,没药、红花各60克,干姜30克。颈椎病伴高血压者去白芷、干姜,加透骨草。

用法 将上药加水浸泡3小时,再用小火煎煮,取滤液装瓶备用。取本品浸湿的7层纱布2块置于患处,并将骨质增生治疗仪的正负极放在纱布上,通电30分钟即可。

适应证 ■

骨质增生。

方⑨

组成 橄榄树内皮100克,花椒树上的寄生草50克,倒推车5个,麻根藤30克,冰片25克,食醋2000毫升。

用法 将以上5味药,用食醋浸泡15日,备用。热敷按摩,1日1次。

适应证 ■

各种骨质增生。

方⑩

组成 乳香、没药各30克,川乌、草乌、仙灵脾、巴戟天、骨碎补、生天南星各10克,樟脑粉5克。

用法 将上药共研细末,过5号筛。用热酒调糊,装入布袋内。取本品敷于患处,用60~80℃热水袋(或热盐水瓶)覆盖加温,绷带固定,每次2小时。14日为1个疗程。

适应证 ■

骨质增生症。用药期间忌食生冷、辛辣、酸腐食物;避免体力劳动。

方⑪

组成 满山香根皮100克,川芎30克,乳香、没药、续断、骨碎补各15克。

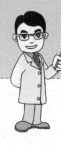

用法 将诸药混合共研细粉，过80目筛，装瓶备用。用时取适量药粉，用酸醋调敷患处，14日为1个疗程。

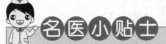

适应证 ■

骨质增生症。

名医小贴士

适当的体育锻炼是预防骨质增生的上佳方法，因为关节软骨的营养来自关节液，而关节液只有靠"挤压"才能够进入软骨，促使骨骼的新陈代谢。适当的运动，可增加关节腔内的压力，有利于关节液间软骨的渗透，从而减轻或预防骨质增生，尤其是关节软骨的增生和退行性改变。

烧烫伤

○ 病症简述 ○

烧烫伤按深度，一般分为三度：

（1）1度烧烫伤：只伤及表皮层，受伤的皮肤发红、肿胀，觉得火辣辣的痛，但无水疱出现。

（2）2度烧烫伤：伤及真皮层，局部红肿、发热，疼痛难忍，有明显水疱。

（3）3度烧烫伤：全层皮肤包括皮肤下面的脂肪、骨和肌肉都受到伤害，皮肤焦黑、坏死，这时反而疼痛不剧烈，因为许多神经也都一起被损坏了。

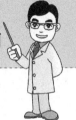

● 原　　因 ●

烧烫伤，是生活中常见的意外伤害，一般因沸水、滚粥、热油、热蒸气引起伤害。

● 外敷法治疗 ●

方①

组成 石榴皮 500 克。

用法 洗净，加水 500 毫升，小火煎成 250 毫升，过滤去渣，备用。用时取药液浸湿纱布多块，贴于创面，纱布块之间留 1 毫米间隙。如无渗液，不必换药，痊愈时纱布自行脱落。

适应证
烧烫伤。

方②

组成 鲜芙蓉花适量。

用法 将上药浸入食用油中，待花浸透沉底后，过滤去渣备用。同时以棉花蘸药液涂伤处，每日 2~3 次。1 度以上面积较大者，用消毒纱布浸药液贴敷，每日换药 1 次。

适应证
烧烫伤。

方③

组成 生大黄末 30 克，鸡蛋适量。

用法 取鸡蛋黄炼油后，调大黄末，和匀，涂患处，1 日 1 次。

适应证
烧烫伤。

方④

组成 金花草、茶油各适量。

用法 把金花草放在新瓦片上煅黑，存性，备用。烫伤部位用生理盐水冲洗后，取适量金花草末调茶油敷，要能覆盖整个疮面，每天数次。

适应证
烫伤。

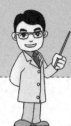

方⑤

组成 老黄瓜。

用法 将留种用的老黄瓜去瓤、削去外皮，切大约 3 厘米厚瓜皮片放入干净玻璃瓶中，密封置阴凉处，3 个月后可化成水液。用时将此液外搽患处，并以消毒纱布盖住溃疡面作湿敷，每 1~2 小时用此液浸润纱布 1 次。

适应证 ■
适用于石灰烧灼伤。

方⑥

组成 无根藤、茶油各适量。

用法 焙干，研成细末，用时取适量药粉，用茶油调涂患处，要能覆盖住疮面，每天数次。

适应证 ■
烫伤。

方⑦

组成 车桑子叶、蜜茶茶油适量。

用法 洗净，晒干，研成细末，用时取适量药粉，调蜜或茶油涂抹，要能覆盖住疮面，每天数次。

适应证 ■
烫伤。

方⑧

组成 毛冬青叶、茶油各适量。

用法 毛冬青叶洗净，晾干，研成细末，取适量药粉调茶油，涂患处，要能覆盖疮面，保持局部湿润。每天涂数次。

适应证 ■
烧烫伤。

方⑨

组成 鲜瓦松、鲜柏叶各适量。

用法 同捣烂，敷患处。每天数次。

适应证 ■
烧烫伤。

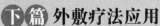
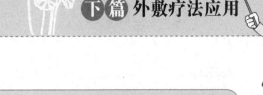

名医小贴士

如果烧烫伤部位不是手或足，不能将伤处浸泡在水中进行"冷却治疗"时，则可将受伤部位用毛巾包好，再在毛巾上浇水，用冰块敷效果可能更佳。

冻 疮

○ 病症简述 ○

冻疮典型皮损为局限性暗紫红色隆起，水肿性斑块或硬结，境界不清，边缘鲜红色，中央青紫色，表面紧张光亮，触之冰凉，压之褪色，去压后恢复较慢。本病与祖国医学文献记载的"冻烂肿疮"相类似。多对称发生于四肢远端，以手指、手背、足缘、足跟、面颊、耳郭等处多见，亦可单侧发生。多发生于儿童和青年女性，以肢端血运不良及手足多汗者多见。

○ 原 因 ○

冻疮是长期暴露于寒冷环境中而引起的局限性红斑炎症性皮肤损伤。为冬季常见病，至春季转暖后自愈，但转年冬季易复发。

○ 外敷法治疗 ○

方①

组成 川乌50克，乌梢蛇80克，当归、肉桂各150克，细辛35克，腊梅花、蟾酥各10克，蜈蚣3条，95%乙醇2500毫升。

用法 将上药放乙醇中浸泡1周，过滤去渣。用棉签蘸取本品涂擦患处数分钟，每日2~3次。

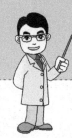
适应证 ■

　　冻疮。

方 2

　　组成 当归 60 克，红花、花椒、干姜各 30 克，细辛、樟脑各 15 克，95% 乙醇 1000 毫升。

　　用法 将上药浸泡 7 日，过滤去渣。取本品涂患处，按揉 5 分钟，每日 2 次，6 日为 1 个疗程。

适应证 ■

　　冻疮。

方 3

　　组成 生川乌、生草乌、桂枝各 50 克，细辛 30 克，红花 20 克，芒硝 40 克，樟脑 15 克，75% 乙醇 1000 毫升。

　　用法 将上药前 7 味共研粗末，加乙醇浸泡 7 日。取本品涂于患处，趁湿揉擦约 5 分钟，每日 3 次。溃破继发感染按外科处理。

适应证 ■

　　冻疮。

方 4

　　组成 桂枝、川椒、艾叶、朴硝（冲）各 15 克，干姜、乌梅、丝瓜络各 12 克，冰片（冲）3 克。手指冰冷加细辛；痒痛红肿甚加白芷、明矾；溃破、脓痂加白芷；皲裂加醋。

　　用法 将上药每日 1 剂，水煎 15 分钟，取药液 1500 毫升。取本品浸泡患处，取出丝瓜络蘸本品擦洗，每日 2～4 次；症状严重者加脉络通冲剂 1 包，每日 3 次内服。

适应证 ■

　　冻疮。

方 5

　　组成 红花、当归、五灵脂、延胡索、干姜、辣椒各 50 克。

　　用法 将上药研细，置于瓶中，加入 75% 乙醇 500 毫升，浸泡 3 天即可用。药液 10 毫升，外搽患处，1 日 1～3 次。

适应证 ■

　　手足、耳部冻疮红肿痒疼。

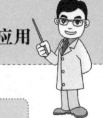

方⑥

组成 茄子根、香油、血藤各500克，辣椒20克，木姜子根、五加皮各50克。

用法 上药同煎去渣，趁热浸泡患处，1日4次。

适应证 冻伤。溃烂者慎用。

方⑦

组成 高良姜100克，干姜50克。

用法 将上药加水浸过药面，煎25～40分钟，浸洗患处。每日1剂，1日3次。

适应证 冻伤。

方⑧

组成 煅明矾、干姜（炒黄）各30克，马勃15克。

用法 上药共研细末备用。先用温开水将患处洗净拭干，再敷上药粉，包上纱布固定。每2日换药1次。

适应证 冻疮已溃烂者。

方⑨

组成 樟脑9克，铜绿3克，猪油适量。

用法 先将猪油与药捣烂，以油纸夹之备用。贴患处，1～2天翻转再贴，3～4天换1次。

适应证 已溃的冻疮及久溃不愈者。

方⑩

组成 猪脑1副，白酒30毫升。

用法 先将白酒加热，再加入猪脑捣融，涂敷患处，每日2次，7日为1个疗程。

适应证 冻疮未溃型。

方⑪

组成 花椒、白芷、防风、精盐各9克，川芎29克，水3000毫升。

用法 将上药切碎，加水煮沸，待温时洗患处，每次20～30

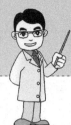

分钟，每日2次。

适应证 ■

冻疮。

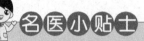

方⑫

组成 蝗虫30只。

用法 将蝗虫风干，磨成细粉，敷创面，外盖纱布，胶布固定，每日1换，7日为1个疗程。

适应证 ■

冻疮已溃型。

名医小贴士

冻疮一般不会严重影响生活，但若不及时进行有效的护理治疗，会加重冻疮程度，而且还很可能会延伸引发皮肤病，比如皮炎、湿疹等，让人防不慎防。倘若进行有效及时的护理，加强易受冻部位的保暖措施，就很容易使冻疮部位转好、愈合。

痔疮

○ 病症简述 ○

痔是一种常见的肛肠疾病，又名痔疮、痔核、痔病、痔疾等。任何年龄都可发病，但随着年龄的增长，发病率逐渐增高。在我国，痔是最常见的肛肠疾病，素有"十男九痔""十女十痔"的说法。在美国，痔的发病率约为5%。

○ 原　　因 ○

痔疮是人体直肠末端黏膜下和肛管皮肤下静脉丛发生扩张和屈曲所形成的柔软静脉团。多见于经常站立者和久坐者。痔疮包括内

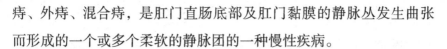

痔、外痔、混合痔，是肛门直肠底部及肛门黏膜的静脉丛发生曲张而形成的一个或多个柔软的静脉团的一种慢性疾病。

○ 外敷法治疗 ○

方①

组成 苎麻根、鲜椿根皮各适量。

用法 上药洗净捣烂，外敷于患处，每日换药2次。

适应证 ■
痔疮肿痛。

方②

组成 五倍子、芒硝、桑寄生、莲房、荆芥各30克。

用法 上药煎汤，先熏后洗，每日2~3次，每次20~30分钟。

适应证 ■
各型痔。

方③

组成 老丝瓜1根，石灰、雄黄各15克。

用法 老丝瓜煅烧成灰，石灰、雄黄研为细末，加猪胆汁、鸡蛋清及香油各适量，调敷患处，每日2次。

适应证 ■
痔疮。

方④

组成 龙脑片3克，芒硝30克，白矾10克。

用法 上药用开水1000毫升熔化，趁热以药棉适量蘸敷，每次20~30分钟。

适应证 ■
痔疮。

方⑤

组成 苦参、菊花各60克，蛇床子、银花各30克，白芷、黄檗、地肤子各15克，菖蒲9克。

用法 上药煎汤，先熏后洗。每日2~3次，每次20~30分钟。

适应证 ■
各型痔。

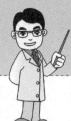

名医**中药外敷**治百病

方⑥

组成 儿茶 15 克，炙轻粉 7.5 克，龙骨 10 克，冰片 5 克。

用法 将上药共研细末，然后加适量清水调成糊状敷于患处。每日 2~3 次。

适应证
主治患痔疮时间短且无肛瘘。

方⑦

组成 蜈蚣 4 条，五倍子末 9 克，香油适量。

用法 用适量香油煮 1~2 沸，将蜈蚣浸入，再入五倍子末，装入瓶中密封，如遇痛不可忍，取药外敷。

适应证
外痔。

方⑧

组成 云南白药适量。

用法 与 75% 酒精调成糊状，外敷肛门血栓外痔上，每天换药 1 次。

适应证
血栓外痔。

方⑨

组成 田螺 3 只，地龙 20 克，芙蓉叶 12 克，石菖蒲 3 克。

用法 将药物研细末，调拌蜂蜜或鸡蛋清，外敷贴患处，每日 1 次，3 天为 1 疗程。

适应证
外痔。

方⑩

组成 血竭 30 克。

用法 研成细末，用唾液调匀，频频涂敷患处。

适应证
用于痔疮疼痛。

方⑪

组成 五倍子、朴硝、桑寄生、荆芥各 50 克。

用法 将上药水煎后，去除药渣。用此药水熏洗患处或坐浴。每日熏洗 1~2 次。

适应证
主治内外混合痔。

方⑫

组成 煅田螺、煅咸橄榄核各30克，冰片1.5克。

用法 将上药共研细末，用香油调敷于患处。每日3次。

适应证
痔疮。

方⑬

组成 冰片、大黄、黄檗各等份。

用法 将上药混合后研成细末（冰片后下），装在密闭的瓶中。用时，取出适量药粉，加水调成糊状涂于肛门，再用纱布敷在肛门上，并用胶布固定好。每日换药2～3次。换药前可用温水或1：1000的高锰酸钾溶液坐浴或清洗肛门。

适应证
各种痔疮。

名医小贴士

❶ 增加含纤维高的食物。高纤维素饮食可使大多数患者的症状缓解或消失，有类似括约肌切开和肛门扩张的效果。

❷ "食不厌粗"。粗加工的食品，含有较多的营养素和食物纤维，适合便秘或痔疮患者食用，有利于大便通畅。

❸ 纠正不良饮食习惯。长期饮酒不但对肝脏有损害，而且也可促进痔疮的形成，痔疮患者应戒酒，同时避免辛辣刺激性的食物。

直肠脱垂

病症简述

直肠脱垂是指肛管、直肠甚至乙状结肠下端向下移位突出于肛

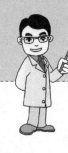
门外的一种病理状态。仅黏膜下脱是不完全脱垂，直肠全层下脱为完全脱垂。脱垂部分位于直肠内称内脱垂，脱出肛门外则称外脱垂。

原　因

长期腹内压力增加是导致直肠脱垂的主要原因之一，如长期便秘、慢性腹泻、前列腺肥大引起排尿困难、慢性支气管炎引起慢性咳嗽等因素，均可导致直肠脱垂发生，大家应该引起足够的重视。

外敷法治疗

方1

组成 苍术、黄芩、苦参各25克，五倍子、槐角各15克，地榆、蛇床子各20克，冰片2克。

用法 每日1剂，水煎取液2000毫升。取本品熏洗坐浴，每次30分钟，每晚1次，5～7日为1个疗程。

适应证 ■

脱肛、肛周脓肿。

方2

组成 黄芪15克，升麻、五味子各9克，柴胡、枳壳、甘草各6克，党参、当归各10克。泄泻加茯苓、车前子（另包）；便秘加火麻仁；肺气虚加知母、桔梗；肾阳虚加肉苁蓉、五倍子。

用法 年龄大适当增量。每日1剂，水煎2次取液为口服液，再煎1次去渣为熏洗液。取本品口服液分2次口服；取熏洗液每晚熏洗患处1次。10日为1个疗程。

适应证 ■

脱肛。

方3

组成 五倍子、蜂蜜、黑醋各适量。

用法 将五倍子焙成焦黄色，待冷却后研成极细末，过筛，装瓶

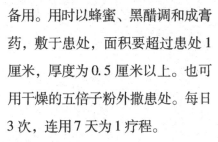

备用。用时以蜂蜜、黑醋调和成膏药，敷于患处，面积要超过患处1厘米，厚度为 0.5 厘米以上。也可用干燥的五倍子粉外撒患处。每日3 次，连用 7 天为 1 疗程。

适应证
脱肛。

方④

组成 木鳖子 15 克，升麻、乌梅、枳壳各 30 克。

用法 将上药研为极细末，装入干净瓶内备用。用时先用升麻、乌梅、枳壳煎水，煎水后洗患处，擦干。再用药液将木鳖子药末调成糊状，涂于患处，送入复位，卧床半小时。连续用药至症状消失止。

适应证
脱肛。

方⑤

组成 石榴皮 90 克，五倍子30 克，明矾 15 克。

用法 上药加水 1 升，小火煎沸 30 分钟，滤去药渣，趁热先熏后洗，同时将脱出的部分轻轻托回，早、晚各熏洗 1 次，直至痊愈。

适应证
脱肛。

方⑥

组成 臭牡丹根、芭蕉根各1000 克。

用法 用臭牡丹根洗净煎汤，坐浴 30 分钟，芭蕉根捣烂取汁外搽患处，每天 3~4 次。

适应证
脱肛。

方⑦

组成 乌梅 5 克，冰片 0.2克，香油适量。

用法 乌梅以小火焙干，研为细末，与冰片调匀，加香油适量调成糊状，涂于脱肛周围，每日 1 次。

适应证
小儿脱肛。

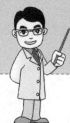

方 ⑧

组成 蓖麻子仁适量。

用法 将药捣烂，敷于头顶百会穴或神阙穴、石门穴。2 日换药 1 次。敷药后外加热敷，每次 15 分钟，每日 3 次，连续敷 6 次为 1 个疗程。

适应证■

脱肛。

名医小贴士

食疗方 2 则：

黄芪黄鳝红枣煲：取鲜活黄鳝 200 克，宰杀后去内脏、切段，与黄芪 30 克、红枣 10 个同入砂锅，加适量水和少许植物油，小火煲煮烂熟，调味。饮汤食肉。

黄芪白术粥：黄芪 30 克，白术、柴胡各 15 克，同加适量水煎 40 分钟，去渣取汁，入粳米 100 克煮烂粥食。

脚　气

病症简述

本病多发于中、青年人，儿童少见，男性一般多于女性。常见有四种类型：①汗疱型；②趾间型；③鳞屑角化型；④湿润糜烂型。

原　因

足癣是发生于足跖部、趾间皮肤的皮肤癣菌感染，有时可延及到足跟及足背，但仅发生于足背者称体癣。中医认为本病系湿热下注或因久居湿地染毒所致。

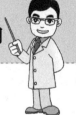

◎ 外敷法治疗 ◎

方①

组成 枯矾、黄檗、五倍子、乌贼骨，任选一种。

用法 研末备用，洗净脚后撒于患处。每日用药 1 次。

适应证
糜烂型脚气。

方②

组成 鲜生姜。

用法 将生姜去除杂质，洗净擦干，放在容器内捣烂，置于纱布袋里压榨取汁，然后湿敷在患处。每日用药 1 次。

适应证
脚气。

方③

组成 食醋、雪花膏各适量。

用法 用食醋将雪花膏调成糊状，涂于患处，随配随用，轻者 1 次，重者 2~3 次可愈。

适应证
脚气。

方④

组成 活田螺 10 个，食盐适量。

用法 将田螺去壳，和食盐共捣烂如膏状，敷于患者脐孔上，盖以纱布，胶布固定。每日换药 1 次。

适应证
适用于干脚气病。证见足胫无力，麻木酸痛，挛急，脚不肿而日见枯瘦，食少，小便热赤，舌红，脉弦数。

方⑤

组成 苍术、黄檗各 30 克，行水膏药适量。

用法 将苍术和黄檗碾成细末，贮瓶备用。用时将行水膏药置水浴上溶化，加入适量药末，搅匀，摊涂厚纸或布上，每帖重

20～30克，贴于患者脐部及痛处。每2～3日更换1次。

适应证 ■

适用于湿脚气。

方⑥

组成 煅甘遂、煅二丑各15克，荞麦面适量。

用法 将以上诸药混合共研为细末，贮瓶备用。用时取药末10克，用水制成药饼，在锅内蒸熟后贴于患者脐孔上，盖以敷料，胶布固定。每日换药1次。

适应证 ■

适用于湿脚气。方中甘遂苦寒有毒，切不可入口，以免引起不良反应。

方⑦

组成 用冰硼散3支，六一散1包。

用法 上药拌匀，晚上将脚洗净擦干后，用药搽患处。一般3次左右可见效。

适应证 ■

脚气。

方⑧

组成 五倍子10克，枯矾5克。

用法 将以上2味药碾成粉，用100毫升的凉开水调和，取上层清液涂抹患处。1日3次，3日为1个疗程。

适应证 ■

脚气病引起的脚臭。

方⑨

组成 木瓜、甘草各30克，荆芥20克，浮萍25克。

用法 将上药水煎取汁，适当温度时足浴15～30分钟。每日2次，每日1剂，连用5～10天。

适应证 ■

脚气。

方⑩

组成 大枫子、木槿皮、蜂房各等量。

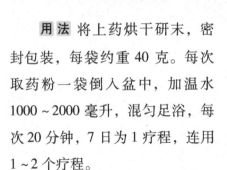

用法 将上药烘干研末，密封包装，每袋约重 40 克。每次取药粉一袋倒入盆中，加温水 1000～2000 毫升，混匀足浴，每次 20 分钟，7 日为 1 疗程，连用 1～2 个疗程。

适应证

脚气。

方⑪

组成 藿香 30 克，黄精、大黄各 12 克，米醋 1000 毫升。

用法 将上药打碎，置米醋中密封浸泡一周后，去渣备用（浸泡时每天摇动数次）。使用时取药液每天浸泡 2～3 次，每次 20～30 分钟，连用 5 天。

适应证

脚气。

方⑫

组成 苦参、大黄、白矾、地肤子各 30 克，黄檗、地榆各 20 克。

用法 上药水煎取汁，适当温度时浴足。每次 10～15 分钟，每日 3 次，每日 1 剂。

适应证

脚气。

方⑬

组成 乌梅 100 克，白及、苦楝皮各 50 克，吴茱萸 15 克，五味子、冰片各 10 克。

用法 将上药浓煎后加 75% 酒精 200 毫升，去渣取液。用棉棒蘸药液涂搽患脚，每日 1 剂，每日 2 次。

适应证

脚气。

方⑭

组成 白鲜皮 40 克，紫草、徐长卿、苍术各 30 克，防风 20 克，荆芥穗、枯矾各 10 克，透骨草、蝉蜕各 50 克。

用法 上药加水约 3000 毫升煮沸，待温时泡足 10～20 分钟，每日 2 次。

适应证

脚气。

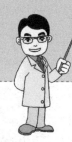

名医**中药外敷**治百病

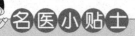

名医小贴士

脚气患者要注意局部卫生，袜子宜常用肥皂水洗、晒，不宜穿着胶鞋或塑料底鞋、靴，勿用公用拖鞋或脚布。多吃含维生素E的蔬菜和水果，如芹菜，西红柿等。

足跟痛

○ 病症简述 ○

足跟痛以脚后跟疼痛为主，时而可牵扯小腿后侧疼痛，早晨起床时不敢直接用力及行走，久坐后起身时疼痛加重，经活动几步后症状减轻，往往患者有："疼—轻—重"的疼痛特点。诊断要点：足跟痛多在一侧发病，也可两侧同时发病，疼痛轻重不一。

○ 原　因 ○

足跟是由于足跟的骨质、关节、滑囊、筋膜等处病变引起的疾病。常见的为跖筋膜炎，往往发生在久立或行走工作者，由长期、慢性轻伤引起。中医学认为，足跟痛多为肝肾阴虚、痰湿、血热等因素所致。

○ 外敷法治疗 ○

组成 祁艾60克，乌梅10克。

用法 上药加水煎取药汁，倒入盆内，再将烧砖烧红放入药液盆内，患足放于蒸汽上熏洗，并用衣物遮盖，待药冷至温度适

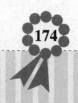

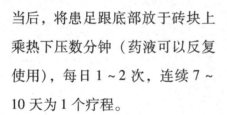

当后，将患足跟底部放于砖块上乘热下压数分钟（药液可以反复使用），每日 1 ~ 2 次，连续 7 ~ 10 天为 1 个疗程。

适应证

足跟痛。

方②

组成 川芎 45 克。

用法 研成细末，分成 3 份，装入小布袋内缝好。将药袋装入鞋里，直接与患足痛处接触，每次用 1 袋，3 袋交替使用，换下药袋晒干仍可用。

适应证

足跟痛。

方③

组成 川芎、川乌、川椒、木瓜、元胡、乳香、没药各 20 克，川牛膝、川断、威灵仙、透骨草、鸡血藤各 30 克，芒硝（另包）50 克，食醋 250 毫升。

用法 将前 12 味药加冷水

3000 毫升，浸泡 12 小时，煮沸 30 ~ 40 分钟，倒入盆内，加芒硝、食醋搅匀。先用热气熏蒸患处，待水温不烫时浸洗患足。水温下降时可再加热，每次熏洗时间不少于 1 小时，早晚各 1 次。1 剂药可用 2 天。

适应证

足跟痛。

方④

组成 蜂蜜、白醋各适量，川芎 30 克。

用法 将川芎研成细末，与等份的蜂蜜、白醋调成膏即可。每天睡前用适量膏敷在足跟部位，次日清晨拿掉，连续用 7 天。

适应证

足跟痛。

方⑤

组成 威灵仙、凤仙花子各 150 克，生乳香 100 克，罂粟壳 50 克。

用法 上药共研细末，用醋

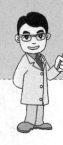

调成糊状，摊在敷料上 5 毫米厚，外敷患处，用胶布固定，24小时换药 1 次。

适应证

足跟痛。

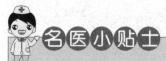 名医小贴士

　　足跟痛虽然不是什么大病，但影响人们的行动和生活质量，提醒中老年朋友及早做好防护，远离足跟痛。外出时，适宜穿宽松柔软、轻便舒适的鞋靴，在家应穿富有弹性的拖鞋。买鞋时挑选质量合格的鞋，特别是运动鞋，鞋底厚些、不能太软，鞋跟部有一定弧度以适应足跟的弧形，并应用软垫，如硅胶制成的跟骨垫，将后跟垫高，使脚掌受力点前移，减少足跟韧带的拉力，减轻摩擦，以保护足跟。

手足皲裂

◎ 病症简述 ◎

　　手足皲裂指由多种原因引起的手足部皮肤干燥和裂隙，既可是一种独立的疾病，也可是一些皮肤病的伴随症状。本病是一种常见皮肤病，多见于老年人及妇女。

◎ 原　因 ◎

　　手足皮肤尤其是掌跖部，角质层较厚，无皮脂腺，冬季汗液分泌少，容易干燥，加上各种因素如干燥、摩擦、外伤、酸、碱、有机溶剂或真菌感染等的影响，使角质层增厚，变脆变硬，弹性降低，当局部活动或牵拉力较大时即可引起皮肤开裂。

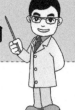

外敷法治疗

方①

组成 香油100克，黄蜡20～30克。

用法 用火将香油热熬，放黄蜡，待黄蜡熔化即成。先用温热水泡洗手（脚）部10～15分钟，待手（脚）泡透擦干，擦蜡油于患处，用火烤干，当时就有舒适感。每日2次，1周即愈。

适应证 手足皲裂。

方②

组成 五倍子10克，紫草6克，甘草5克。

用法 研末混匀，撒于裂口及其周围皮肤上，纱布覆盖胶布固定，每2天1次。

适应证 手足皲裂。

方③

组成 蜂蜜适量。

用法 用蜂蜜揉搓可治手皲裂：每日早饭后，双手洗净擦干，将蜂蜜涂于手心手背及指甲缝，并用小毛巾揉搓5～10分钟，至双手发热。晚间睡觉前洗完手，再用上述办法双手涂蜂蜜揉搓一次。

适应证 手足皲裂。

方④

组成 白矾12克，白及15克，马勃10克。

用法 水煎药液泡手足，每次20～30分钟，每日2次。

适应证 手足皲裂。

方⑤

组成 糯米1500克，明矾末60克，樟脑15克，青黛30克。

用法 糯米洗净滤干，入石臼捣成细粉，过筛后置于1500毫升沸水锅内，小火熬成糊状，再加入明矾、樟脑、青黛和匀即成。用时取药膏擦患处。

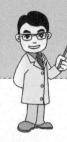
适应证 ■

　　手足皲裂。

方⑥

　　组成 甘草50克，75%酒精200毫升，甘油200毫升。

　　用法 将甘草浸泡于酒精中24小时，取出药液加甘油即成，外擦患处，每日2次。

适应证 ■

　　手足皲裂。

方⑦

　　组成 白鲜皮、皂角各30克，地肤子25克，大枫子20克，

白及、甘草各10克。

　　用法 水煎外洗，每日2次，每次30分钟，连用7天。

适应证 ■

　　手足皲裂。

方⑧

　　组成 凡士林少许，土豆1个。

　　用法 土豆煮熟后剥皮捣烂，加少许凡士林调匀，装入净瓶，涂于患处，每日1~3次。

适应证 ■

　　手足皲裂。

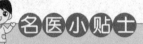

名医小贴士

　　❶ 手足皲裂是老年人冬季较为常见的一种皮肤病，在干燥寒冷的季节宜多吃油脂。

　　❷ 病程较长或年老患者应该增加营养，适当多吃一些猪肝、猪皮、羊肉、阿胶、鱼肝油之类的食品。

　　❸ 冬季气候寒冷干燥，老年人出汗较少，皮肤易干裂起皱，因此应特别注意手和足部的防寒保暖，经常用温热水泡洗，外搽一些油脂性的护肤品，以免发生冻疮而加剧手足皲裂。

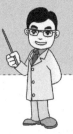

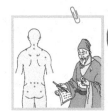

第十章
妇科疾病的外敷疗法

痛 经

○ 病症简述 ○

痛经是妇科常见病和多发病，病因多，病机复杂，反复性大，治疗棘手，尤其是未婚女青年及月经初期少女更为普遍。表现为妇女经期或行经前后，周期性发生下腹部胀痛、冷痛、灼痛、刺痛、隐痛、坠痛、绞痛、痉挛性疼痛、撕裂性疼痛，疼痛延至骶腰背部，甚至涉及大腿及足部。常伴有心惊失眠、头痛头晕、恶心呕吐等。中医认为："男人以肾为主，女人以血为主。"女性气血调和，内分泌就正常，来月经就不痛经，身体就健康。

○ 原 因 ○

痛经的病机主要为冲任气血运行不畅，经血流通受阻，以致"不通则痛"；或冲任、子宫失于濡养而"不荣而痛"。之所以随月经周期发作，是与经期前后特殊的生理环境变化有关。因为平时子宫藏精气而不泻，血海由空虚到满盈，变化缓慢，致病因素对冲任、子宫影响表现不明显。而经前、经期血海由满盈到溢泻，应以通为顺。若受致病因素影响，冲任、子宫阻滞，不通则痛；经血下泻必耗气伤血，冲任子宫失养则不荣而痛。痛经病位在冲任、子宫，变

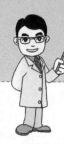

化在气血，表现为痛证。临床分类有虚实之别：虚证多为气血虚弱、肝肾亏损；实证多为气滞血瘀、寒湿凝滞或湿热下注等。

○ 外敷法治疗

方①

组成 乳香、没药、白芍、川牛膝、丹参、山楂、木香、红花各等量，冰片1克，姜汁或黄酒适量。

用法 除冰片另研外，其余药物共碾为细末，贮瓶密封，备用。临用时取药末10~15克，加入冰片1克拌匀，以姜汁（或黄酒）适量调和成糊状，以药糊涂布于患者脐窝中，外用胶布固定之。每2日换药1次，连续涂药10次为1个疗程。

适应证
适用于血瘀型痛经，并治瘀血型月经过少、月经后期等证。

方②

组成 鲜五月艾叶500克，酒适量。

用法 将鲜五月艾叶捣烂，用酒炒热，装入小布袋敷在下腹部，每天2~3次。

适应证
痛经。

方③

组成 肉桂、地姜、生蒲黄、延胡索、五灵脂各12克，当归、川芎、赤芍、桃仁、香附各10克，琥珀末3克。

用法 将上药共研为极细末，装入干净瓶内备用。经前2日，取药末适量，用60度白酒，将药末调成1厘米厚的药饼，贴敷于神阙穴，外用纱布覆盖，胶布固定。冬季每日换药1次，夏季每日换药2次，连续敷药5~6日。连续3个月经周期为1个疗程。

适应证
痛经。

方④

组成 食盐300克（细盐），生姜120克（切碎），葱头1个（洗净）。

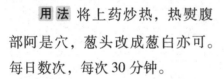

用法 将上药炒热，热熨腹部阿是穴，葱头改成葱白亦可。每日数次，每次 30 分钟。

适应证

适用于虚寒型痛经。

方⑤

组成 附子 3 克，肉桂、白芍、红花、川芎、干姜各 6 克，全当归 9 克。

用法 诸药共研为细末，贮瓶密封备用。于月经前取药末 15 ~ 20 克填入患者脐孔，外用橡皮膏或暖脐膏贴紧固定。每日换药 1 次，通常贴药 2 ~ 3 次即可奏效；如仍未能止痛，再续贴敷，直至病愈。

适应证

适用于寒凝血瘀型痛经。症见经前或行经期中，小腹冷痛，痛连腰骶，腰膝酸软，手足不温等，舌质淡暗，脉沉紧或涩。

方⑥

组成 川乌、草乌各 5 克，葱汁、蜂蜜各适量。

用法 将川乌和草乌共研细末，再用葱汁、蜂蜜调匀，外敷少腹部疼痛处，每次敷 2 ~ 3 小时，每日 1 次。

适应证

痛经。

方⑦

组成 香附、失笑散、乌药、延胡索、细辛、桂枝、当归、丹参、赤芍、白芍、川芎、艾叶、黄檗、川续断各等份，蜂蜜、月桂氮卓酮各适量。

用法 将上药（除蜂蜜和月桂氮卓酮外）共研为细末，加入蜂蜜、2% 月桂氮卓酮，调成膏状即成。用时取酒精棉球擦净脐部，用上药膏如蚕豆大，置于 4 厘米胶布上，贴敷神阙、关元穴。经前 6 日开始，3 日换 1 次，用 3 次。2 个月经周期为 1 个疗程。

适应证

痛经。

方⑧

组成 云南白药酊适量。

用法 直接涂于脐下关元穴、

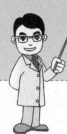
气海穴部位，用手摩擦，当有发热感并传至腹内时，疼痛即止。

适应证 ■

痛经。

方⑨

组成 白芥子 12 克，面粉、米醋各适量。

用法 白芥子研为细末，加面粉适量，米醋调成稀糊状，外敷足心涌泉穴，包扎固定，每日换 1 次，还可配合外敷关元、气海穴。

适应证 ■

痛经。

方⑩

组成 益母草、香附、乳香、没药、夏枯草各 20 克。

用法 水煎，取 2000 毫升药液足浴，每次 15～20 分钟，每日 1 次，连续 3～5 天。

适应证 ■

痛经。

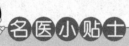

名医小贴士

痛经患者在治疗过程中要注重自我保健，经期要防寒保暖，避免淋雨、下水，忌食生冷食品；情绪稳定，精神愉悦；膳食合理平衡；生活规律，劳逸结合，保证睡眠；适度参加运动锻炼，但忌干重活及剧烈运动。做到以上几点，有利减少痛经发作，促进康复。

闭 经

◎ 病症简述 ◎

闭经是女性常见妇科病，指的是月经暂时或永久停止的现象。闭经时常会引发女性更年期症状，其中就包括了骨质疏松、乏力。另外，因为甘油三酯、胆固醇和低密度脂蛋白升高，容易引发动脉硬化、冠

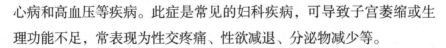

心病和高血压等疾病。此症是常见的妇科疾病，可导致子宫萎缩或生理功能不足，常表现为性交疼痛、性欲减退、分泌物减少等。

◎ 原 因 ◎

闭经分为生理性闭经和病理性闭经，原因各不同。前者指的是年龄超过十八岁但仍未曾月经来潮；后者则是指行经之后至正常绝经之前的这一阶段，除了妊娠、哺乳期以外，出现6个月以上的月经闭止情况。

◎ 外敷法治疗 ◎

方①

组 成 蚕沙30克，麝香0.5克，黄酒适量。

用 法 先将麝香另研末备用，再将蚕沙碾为细末，以黄酒适量调和成膏备用。用时将麝香末0.25克填入患者脐孔，再取药膏敷贴在脐眼上，外以纱布覆盖，胶布固定。2天换药1次，连续敷至病愈为止。

适应证

主治妇女闭经不通。原发性闭经或继发性闭经均可治疗。

方②

组 成 鲜山楂10枚，赤芍3克，生姜15克。

用 法 将药物共捣烂如泥，放锅中炒热熨脐部，每次熨30分钟，每天1次，连用3~5次。

适应证

适用于血瘀型闭经。山楂活血化瘀，化痰行气；赤芍行瘀止痛，二者合用可以达到活血通经的效果。

方③

组 成 胆南星、红花、麻黄、生半夏各20克，白芥子15克，炒干姜30克，桂枝10克，红娘子、大戟各3克，章丹、麝香、藤黄粉各适量。

用 法 将上药（除章丹、麝香、藤黄粉）放入2500克香油中浸透炸枯去渣，按每500克药油兑入章丹240克收膏，再按每

500 克膏油兑入麝香 1 克、藤黄粉 20 克，摊成每张重 3 克的膏药，敷贴穴上。夏季每日换药 1~2 次，冬季隔日换药 1 次，12 次为 1 疗程。

适应证 ■

闭经。

方④

组成 绿矾 15 克。

用法 将绿矾炒热，凉后研成粉末，取 3 克放入脐部，后用麝香膏胶布固定。1 日 1 次。最好于入睡前用药，次晨除去。

适应证 ■

本法用于育龄妇女继发性经闭而兼有小腹疼痛者有良效。

方⑤

组成 苍术、芒硝、肉桂各 9 克，陈皮 12 克，甘草 6 克，当归 30 克，益母草、人参各 5 克，川牛膝 18 克，黄酒适量。

用法 上药（除黄酒外）共为细末，装瓶密封备用。用时取药末适量，以黄酒调成泥状，做

成如薄型男表大小饼状，贴在脐眼上，外以纱布覆盖，胶布固定。2 天换药 1 次，连续敷至病愈为止。

适应证 ■

用于妇女原发性闭经，或继发性痰湿阻滞型闭经。症见月经停闭，形体肥胖，神疲倦怠，带下量多，苔白腻，脉滑。

方⑥

组成 吴茱萸、小茴香各 20 克，肉桂、干姜各 10 克，益母草膏适量。

用法 将上药（除益母草膏外）共研为细末，用益母草膏调成糊状，贴敷在关元、中极、天枢、三阴交、肾俞穴上，用纱布和胶布固定。每日 1 次，10 次为 1 疗程。

适应证 ■

闭经。

方⑦

组成 益母草 120 克，月季花 60 克。

用法 将上2味水煎，用毛巾蘸药汁敷于肚脐及关元、气海穴上。凉后再加热，要注意保持一定的温度，每次治疗需持续3~4小时，每日治疗1次，可连续使用。

适应证

适用于血瘀型闭经。症见月经停闭不行，伴胁肋痛或小腹胀痛拒按。舌质暗或有瘀斑，舌苔正常或薄黄，脉结或涩。

名医小贴士

预防闭经应注意做到以下3点：

❶ 关注饮食，切勿暴饮暴食，同时需要注重营养的均衡，多食肉类、蛋类、牛奶及新鲜蔬菜，忌辛辣刺激以及营养不良类食品，禁食生冷瓜果。

❷ 依据自身身体的条件，加强身体素质锻炼，提高身体健康水平。

❸ 面对外界压力，稳定情绪。如没有生育计划，应做好安全防护措施，避免人流和药流。

月经不调

病症简述

月经不调也称月经失调，是一种妇科常见病，表现为月经的周期、经期、经量、经色、经质的异常。月经提前、月经推迟、经期延长、月经量多、月经量少、经间期出血、痛经、闭经等都是月经不调的症状。

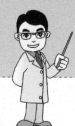

原因

许多全身性疾病如血液病、高血压病、肝病、内分泌病、流产、宫外孕、葡萄胎、生殖道感染、肿瘤（如卵巢肿瘤、子宫肌瘤）等均可引起月经失调。

外敷法治疗

方1

组成 青毛鹿茸、沉香各40克，肉桂50克，当归、川附片、小茴香、良姜、川芎、木香各500克，黄丹5000克，香油7500克。

用法 当归、川附片、小茴香、良姜、川芎、木香用香油炸枯去渣，熬至滴水成珠，入丹，搅匀，收膏。另配细料：青毛鹿茸、肉桂、沉香混合研成细粉。每800克膏药兑细料15克，搅匀摊贴。大张药重35克，小张药重22.5克。微火化开贴脐上。每日1贴，连用数次即可调理经期。

适应证 月经不调。腹痛带下。

方2

组成 乳香、没药、血竭、沉香、丁香各15克，青盐、五灵脂各18克，麝香1克，槐皮、艾绒适量。

用法 前7味共研细。用时先取麝香0.2克放脐眼，再将药粉15克撒上，然后盖上槐皮，皮上钻一小洞，以艾绒捏炷放在槐皮上点燃灸之。在行经期间每日1次。连用数次，即可调准经期。

适应证 月经不调。

方3

组成 当归9克，肉桂、白芍、红花、干姜、川芎各6克，鹿茸3克，醋适量。

用法 上药除醋外共研细末，贮瓶备用。治疗时取上药适量，加醋调成糊状，敷于脐中，以纱布覆盖，胶布固定。每2日换药1次，10次为1个疗程。

适应证 月经不调。

方④

组成 当归50克,大葱、血竭、柏叶各25克,冬虫夏草3克,香油适量。

用法 共为细末。每日2次,每次5克,温开水或相应药引子送服。又取药粉10克,用香油和成泥状,外敷于脐穴,2日1换,10日为1个疗程。月经不调,血瘀成块者用红花水饮服;经血不调,血稀水样者,用良姜水饮服。

适应证

月经不调。

方⑤

组成 肉桂15克,小茴香、吴茱萸各20克,白酒适量。

用法 共研细末,用白酒适量炒热,敷于脐部,盖以清洁纱布固定,每月经血来前敷3日。

适应证

月经不调。

方⑥

组成 炮姜10克,山楂20克,延胡索6克,黄酒适量。

用法 上药同研为细末,贮于瓶内。用时取药末6克,用黄酒调为糊状,敷脐部,外用纱布覆盖,胶布固定,每日1次,7～10日为1个疗程。

适应证

月经不调。症见腹痛,月经周期延迟,月经色暗淡,手足欠温,舌淡脉细。

名医小贴士

有不少喜欢喝碳酸饮料的女性,在月经期会出现疲乏无力和精神不振的现象,这是铁质缺乏的表现。因为汽水等饮料大多含有磷酸盐,同体内铁质产生化学反应,使铁质难以吸收。此外,多饮汽水会因汽水中碳酸氢钠和胃液中和,降低胃酸的消化能力和杀菌作用,并且影响食欲。

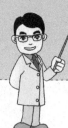

更年期综合征

○ 病症简述 ○

女性更年期综合征发生在45～55岁之间，是指从绝经前后，由于卵巢功能衰退引起的一系列自主神经功能失调的症候，表现为潮热、失眠、情绪变化、阴道干燥等症状，同时心血管疾病和骨质疏松的发病率增加。90%的妇女可出现轻重不等的症状，有人在绝经过渡期症状已开始出现，持续到绝经后2～3年，少数人可持续到绝经后5～10年症状才有所减轻或消失。本病属于中医学的"绝经前后诸证"的范畴。

○ 原　因 ○

本病的发生是妇女在绝经前后，肾气逐渐衰竭，冲任亏虚，精血不足，天癸渐绝，月经将断而至绝经所出现的生理变化，但有些女性由于体质或精神因素以及其他因素的影响，一时不能适应这些生理变化，使阴阳失去平衡，脏腑气血功能失调而出现的一系列脏腑功能紊乱的症候。

○ 外敷法治疗 ○

方①

组成 吴茱萸12克，龙胆草20克，硫黄6克，朱砂0.6克，明矾3克，小蓟根汁60毫升，凡士林适量。

用法 上药共研细末，加小蓟根汁，用凡士林适量拌匀。取少许外敷双侧期门穴（第6肋间隙，距前正中线3.5寸处）和双侧涌泉穴（足掌心，第2跖骨间隙的中点凹陷处），纱布覆盖，胶布固定。每日1换。连续3～5日愈。

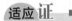

适应证 ■

更年期综合征。

方②

组成 太子参60克，朱砂、琥珀各15克，白豆蔻、薄荷各10克。

用法 上药共研成细粉和匀备用。治疗时，取药粉适量与温水调成膏敷于肚脐内，外盖纱布，然后用胶布固定。每日换药1次，可连续应用。

适应证 ■

更年期综合征。

方③

组成 吴茱萸适量。

用法 研细末，于月经干净后3～5日开始用药。患者取平卧位，先用酒精消毒肚脐窝，然后用吴茱萸粉将肚脐填满，再以伤湿止痛膏贴敷固定（对橡皮膏过敏者用纱布包扎固定亦可）。每3日换药1次，5～7次为1个疗程，一般需连续使用3个疗程，最多可用至5个疗程。

适应证 ■

治绝经前后诸症。

方④

组成 苏木40克，血竭、红花各25克，花椒10克，香油适量。

用法 共为细末，每次5克，日2次，口服。又加花椒10克，以上药末10克，用香油调成泥状敷于脐穴，日1换，7日为1疗程。

适应证 ■

对更年期综合征和经前期综合征均有良效。

方⑤

组成 黑豆、磁石各1000克。

用法 上药分别打碎（磁石打碎成米粒大小），和匀，装入枕芯，制成药枕。

适应证 ■

更年期综合征。

方⑥

组成 香附12克，枳实10

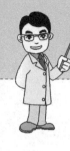
克, 葱白30克, 樟脑3克, 蜂蜜或鸡蛋清适量。

用法 一起研磨成细粉, 再用蜂蜜或者鸡蛋清搅拌成膏状, 贴敷在心俞、中脘穴。每日1次, 一周为1个疗程。

适应证

更年期综合征。

方7

组成 五倍子、郁金、醋各适量。

用法 以1:5的比例研磨成粉后, 再用醋调匀成黏稠度适中的软膏。每次取2克, 用胶布制作成形如创可贴的贴剂, 对准穴位贴紧。每日1次, 3天为1个疗程。

适应证

更年期综合征。

方8

组成 吴茱萸12克, 龙胆草20克, 土硫黄、朱砂各0.6克, 明矾3克, 小蓟根汁60克, 凡士林适量。

用法 上药一起研磨成细末, 再用凡士林调匀成膏药, 外敷期门、涌泉穴, 每日1次, 7天为1个疗程。

适应证

更年期综合征。

名医小贴士

❶ 禁食发物。如鱼类、虾、蟹、鸡头、猪头肉、鹅肉、鸡翅、鸡爪等, 食后会加重阴部的瘙痒和炎症。

❷ 少吃或不吃菠菜。若非吃不可的话, 可先将菠菜在热水里焯一下, 这样人体就可减少草酸的摄入。

❸ 忌吃油腻熏炸之物, 忌吃烟酒、公鸡、羊肉等温热发病之物。

阴道炎

○ 病症简述 ○

　　阴道炎是阴道黏膜及黏膜下结缔组织的炎症，是妇科门诊常见的疾病。此病的典型临床症状为阴道异常分泌物明显增多，呈稀薄均质状或稀糊状，为灰白色、灰黄色或乳黄色；带有特殊的鱼腥臭味，由于碱性前列腺液可造成胺类释放，故表现为性交时或性交后臭味加重，月经期阴道 pH 值升高，故经期时或经期后臭味也可加重；患者外阴有不适感，包括不同程度的外阴瘙痒，一般无明显时间性，但在休息状态及心情紧张状态下，痒感更加明显，尚有不同程度的外阴灼热感；有的患者出现性交痛，极少数患者出现下腹疼痛，性交困难及排尿异常感，阴道黏膜上皮在发病时无明显充血表现。

○ 原　　因 ○

　　正常健康女性的阴道对病原体的侵入有自然防御功能，当阴道的自然防御功能遭到破坏，则病原体易于侵入，导致阴道炎症。幼女及绝经后妇女由于雌激素缺乏，阴道上皮薄，细胞内糖原含量减少，阴道 pH 值高达 7 左右，故阴道抵抗力低下，比青春期及育龄妇女易受感染。

○ 外敷法治疗 ○

　　组成　醋炙白鸡冠花、酒炒红花、荷叶、白术、茯苓各 3 克，净黄土（用灶心土）30 克，车前子 15 克，白酒适量。

　　用法　先将净黄土入锅内炒

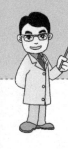

至黑褐色，继之将诸药研成粉末并倒入黄土中同炒片刻，旋以白酒适量注入烹之，待半干时取出，做成一个药饼备用。用时把药饼烘热，敷于神阙、脾俞上，盖以纱布，胶布固定，每2日换药1次。

适应证

阴道炎。

方②

组成 醋炒白鸡冠花、土炒白术、茯苓、红花、荷叶炭、黄檗、虎杖各3克，陈壁土30克，白酒适量。

用法 先将陈壁土放入锅内炒成褐色，再将余7种药物碾成细末，再把药末放入炒过的壁土中同炒片刻，旋以白酒适量倒入烹之，待半干时取出，捏成1个药饼备用。用时把药饼烘热，热敷于患者神阙穴上，盖以纱布，胶布固定，每日换药1次，通常5~7日可愈。

适应证

阴道炎。

方③

组成 丁香、广木香各3克，吴茱萸4.5克，肉桂1.5克。

用法 上药研末敷脐，2日换1次。

适应证

阴道炎。

方④

组成 官桂、附子、干姜、苍术、半夏、灶心土、陈壁土、贯仲、鸡冠花各20克。

用法 上药共研细末，令病者系缚于脐腹部。每日换药1次。

适应证

阴道炎。

方⑤

组成 苦参70克，蛇床子10克，桃树叶、柳树叶、贯众各50克（以上为1人1个疗程量）。

用法 将以上5味药加水300毫升，煎煮2次，过滤去渣，将滤液浓缩至80毫升，做14个大棉球，用线扎紧留线10~15厘米，高压消毒后浸入上述浓缩液中饱吸，即得。每晚用1%高锰酸钾水清洗外阴后，取药栓1枚送入阴道内，次日清晨取出，连用14天为1个疗程。

适应证

适用于阴道滴虫病。

方⑥

组成 蛇床子、苦参、花椒、百部、枯矾各10～15克。

用法 上药水煎取汁，先熏后洗阴部，每日早晚各1次，10日为1个疗程。

适应证

治滴虫性阴道炎、真菌性阴道炎。若外阴破溃者应去花椒，以减少刺痛。

方⑦

组成 桃仁、红花、当归、香附、白芍、肉桂、吴茱萸、小茴香、郁金、枳壳、乌药、五灵脂、蚕沙、蒲黄、熟地黄各6克，酒适量。

用法 上药共研细粉，酒调

敷脐，外用纱布和胶布固定，每2天换药1次。

适应证

气郁血瘀型月经过少及月经后期、痛经等。

方⑧

组成 栓剂：鲜猪肝1小叶，硫黄30克，白矾20克，轻粉1克。坐浴方：蛇床子、苦参各30克，文蛤、花椒各20克，白葱子、活麻柳树皮各40克。

用法 先将硫黄、白矾、轻粉研细，混入猪肝内，捣融，搓成小条。每晚用1条塞入阴道内，约2小时左右取出。再将蛇床子、苦参、文蛤、花椒、白葱子、活麻柳树皮放入锅中，加水煎汁，倒入盆中，熏洗坐浴，直至治愈。

适应证

阴道炎。

方⑨

组成 桃树叶、黄檗、马尾连各30克，苦参20克。

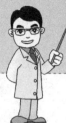

用法 将以上 4 味药混合捣碎，加水 2000 毫升，取汁 1600 毫升，用 8 层纱布过滤 3 次。如用于治疗滴虫性阴道炎、老年性阴道炎，在使用时需加醋 10 毫升；如用于治疗霉菌性阴道炎，需加碳酸氢钠 2 克，用做冲洗阴道或坐浴，每日 1 次。

适应证 ■

阴道炎。

方⑩

组成 当归、川芎、桃仁、小茴香、红花、桂枝、白芍、败酱草、香附各 20 克，乌药、山慈菇各 30 克，刘寄奴、白花蛇舌草各 40 克，制乳香、制没药各 15 克。

用法 水煎取液，用晒干的细黏土调成药物泥，脐腹部湿敷。每日 1 次，每次 20 分钟，10 次为 1 个疗程。

适应证 ■

阴道炎。

方⑪

组成 党参、白术、补骨脂各 10 克，甘草 3 克，炮姜、炮附子各 9 克，米醋适量。

用法 上药共为细末，用米醋适量炒热，装布袋内敷于肚脐，冷后再炒，再敷。每日 1 次，每次 30 分钟，7 日为 1 个疗程。

适应证 ■

阴道炎。

方⑫

组成 苦参、蛇床子、鹤虱各 15 克，黄连、黄檗、花椒、枯矾各 10 克，冰片 3 克，小苏打适量。

用法 上药（除小苏打）共研细。先用 3% 小苏打液清洗阴部。再用消毒纱布 1 块涂上凡士林，再撒上少许药粉，折成条状，睡前纳入阴道，次晨取出。一般 10 次左右即愈。

适应证 ■

真菌性阴道炎。

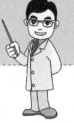

女性有经常使用卫生护垫的习惯，阴道温度不仅会偏高，而且湿度会增加，这就为病菌繁衍创造了有利条件。气温较高的夏天和生理期是阴道炎最易复发的时段，因此要注意清洁。生理期一定要注意经常更换卫生棉，平常生活尽量不用卫生护垫，以保证私密处干燥、通风。

乳头皲裂

病症简述

乳头皲裂是哺乳期乳头发生的浅表溃疡。常在哺乳的第 1 周发生，初产妇多于经产妇。乳头皲裂呈环行或垂直出现，环行的皲裂常常在乳头的基底和乳晕连接之处，如裂伤深时，乳头可部分断裂。垂直的皲裂严重时，乳头可分成两半。乳头裂口上的细菌可引起乳儿患病。皲裂出血，乳儿将血吸入胃内，形成婴儿假性黑便。

原　因

乳头表皮较薄，富有韧性，可致皲裂的因素很多，常见的致病原因有：

（1）乳头内陷或过小，使婴儿吸吮困难，吸乳时用力过大发生乳头损伤。

（2）哺喂不正确，未把乳头及大部分乳晕送入婴儿口中。

（3）过度地在乳头上使用肥皂或乙醇干燥剂之类的刺激物。

（4）乳汁分泌过多，外溢侵蚀乳头及周围皮肤，引起糜烂或湿疹。

外敷法治疗

方1

组成 苦参 15 克，白及 12 克，红花、甘草各 10 克，白鲜皮 18 克，凡士林适量。

用法 将上药研末混匀，用凡士林调成软膏备用。先用无菌纱布蘸温水洗患处，每次 15～30 分钟，然后用乳润膏外擦患处，每日 3 次，7～10 天即可见显效。

适应证

乳头皲裂。

方2

组成 白芷 15 克，蒲公英、苦参、硼砂、生甘草各 9 克。

用法 将上述药物加水煎液取汤备用。取药液趁温热用无菌纱布蘸药擦洗乳房患部，每次 15～30 分钟，如果药液变凉了，可以再加温继续擦洗，每日洗 2 次，每剂药可以用 1 天。

适应证

乳头皲裂。

方3

组成 青黛、制乳香各 20 克，黄连 10 克，煅石膏、锻龙骨、血竭各 15 克，冰片 5 克。

用法 前 6 味药分别研成极细末，混合，再加入冰片研匀即成，贮瓶备用，治疗时用棉团将药粉扑于患处。若疮面干燥者，可用麻油适量调成糊状外敷包扎，每天换药 2 次。

适应证

乳头皲裂。

方④

组成 云南白药、香油各适量。

用法 取香油将云南白药调匀成糊状药膏，外敷于乳头皲裂处，敷料覆盖后用胶布固定。每天换药1~2次，连续用药2~3天。

适应证
乳头皲裂。

方⑤

组成 冰硼散1~2支，香油适量。

用法 上药调匀成糊状，外敷于乳头皲裂处，敷料覆盖后用胶布固定。每天换药1~2次，连续用药2~3天。

适应证
乳头皲裂。

方⑥

组成 黑芝麻、白芝麻各40克，川贝母20克，香油适量。

用法 先将芝麻炒香研细末，川贝母研细末，与芝麻混匀备用。用时根据皲裂大小，取药粉适量与香油调为糊状，敷于患处，敷料覆盖后用胶布固定。每天换药1~2次，连续用药3~4天。

适应证
用于气血亏虚所致的乳头皲裂。

方⑦

组成 青黛、制乳香、制没药各40克，黄连20克，煅石膏、煅龙骨、血竭各30克，冰片10克。

用法 前7味药分别研细末，混匀，再加冰片研匀即可，贮瓶备用。用时取棉团将药粉敷于患处。若创面干燥者，可用麻油适量调成糊状外敷。敷料覆盖后用胶布固定。每天换药1~2次，连续用药5~7天。

适应证
乳头皲裂。

方⑧

组成 黄连、当归、黄檗、

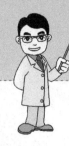
黄芩各 10 克，生地黄 30 克，黄蜡 150 克，香油 500 毫升。

用法 上药在香油中浸 3 日，小火煎熬至药焦枯为度。去渣，稍出火，纳入黄蜡调和，封存置阴凉处，3 个月后使用。上药涂敷患处，每日 1~2 次。

适应证

适用于热毒内结而致的产妇乳头皲裂。

方⑨

组成 白及 150 克，生猪油适量。

用法 白及研细末过筛，用生猪油调匀成糊状，外敷于患处。敷料覆盖后用胶布固定。每天换药 1 次，连续用药 4~5 天。若在哺乳期，需用清水将患处洗净后再哺乳。

适应证

适用于血热津亏所致的产后乳头皲裂。

方⑩

组成 鹿角霜 9 克，甘草 10 克，鸡蛋黄 1 个。

用法 将上药研为极细末，鸡蛋黄 1 个放入勺中炼焦成油，取上药末与油调成糊状即可。用时先用 1∶1000 苯扎溴铵溶液清洗乳头后涂药，每日 3 次。涂药后 2~3 小时不能哺乳。

适应证

乳头皲裂。

方⑪

组成 丁香 10~20 颗。

用法 将丁香研成细末，过细箩后，贮瓶内待用。用时先用淡盐水洗净患部，擦拭干净，用香油调膏涂搽，或撒上粉剂。每日上药 2~3 次。

适应证

适用于乳头皲裂，哺乳期间乳头红肿、破溃流水、干裂起疱、脱皮等。

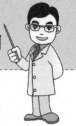

名医小贴士

❶ 孕期即开始对乳头的清洁护理，每天用肥皂水和清水清洗乳头和乳晕，以洗去皮脂腺分泌物，并增强皮肤耐擦力。

❷ 经常更换内衣，以防擦伤乳头和乳晕。也可通过对乳头的按摩，增强乳头抵抗力。

❸ 注意婴儿口腔卫生，若口腔及口唇发生口腔炎、鹅口疮等感染，应及时治疗。此期间，为防止乳腺继发感染，可暂停母乳。

乳腺增生

◯ 病症简述 ◯

乳腺增生是妇女常见的乳腺疾病。本病的命名学很混乱，又名小叶增生、乳腺结构不良症、纤维囊性病等。以往曾被称为慢性囊性乳腺炎，实际上本病无炎症性改变，因而不宜应用。本病的特点是乳腺组成成分的增生，在结构、数量及组织形态上表现出异常，故称为囊性增生病或乳腺结构不良症。

◯ 原　因 ◯

精神过于紧张、情绪过于激动等不良精神因素，都可能使本来应该复原的乳腺增生组织得不到复原或复原不全，久而久之，便形成乳腺增生。还有许多人为因素和生活方式，比如人流，食用含激素的保健品等等，佩戴过紧的胸罩等，都有碍乳腺健康。

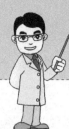
○ 外敷法治疗 ○

方①

组成 柴胡、赤芍、白芍、香附、川楝子、橘核、延胡索、栝楼、全蝎、穿山甲、皂角刺、冰片各10克，酒、醋各适量。

用法 将上药共研为极细末，过7号筛，加酒醋混合液小火炒成糊状。将上药200克，装入20厘米×15厘米双层纱布袋内，热敷患处，每次8小时，每日1次，每袋用3次。每次用前炒热。

适应证
乳腺小叶增生。

方②

组成 公丁香、郁金、地龙、丝瓜络各15克，赤芍20克。

用法 将上药共研为粗末，装入6厘米×5厘米的2个白棉布袋内，外侧加一层软塑料膜，置于乳罩夹层内。取本品将非塑料薄膜一面紧贴乳罩并完全覆盖患处，每周1次，4周为1个疗程。

适应证
乳腺增生。

方③

组成 川乌、商陆、大黄、王不留行、樟脑各适量。

用法 将上药共研为极细末，装入干净瓶内密闭备用。用时取药末2.5克，装入布袋内，然后将布袋置于乳罩内，使之紧贴病变部位（即阿是穴）。7～10日换药袋1次，经期停用，1～3个月为1个疗程。

适应证
乳腺增生。

方④

组成 乳香、没药、大黄各等份，冰片、鸡蛋清各适量。

用法 将上药研为极细末，入冰片研匀，合鸡蛋清调成膏状物，即成乳没冰黄膏。用时，取乳没冰黄膏外敷患处，胶布固定，外用热水袋热敷半小时，每

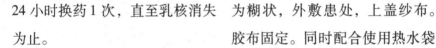

24 小时换药 1 次，直至乳核消失为止。

适应证 ▪

乳腺增生。

方⑤

组成 芒硝 60 克，生天南星、蜂房各 20 克，乳香、没药各 15 克，凡士林适量。

用法 上药共研细末，装瓶备用。取药末适量，用凡士林少许调为软膏状，外敷患处，上盖纱布，胶布固定。每日换药 1 次，以愈为度。

适应证 ▪

乳腺小叶增生。活血通络，消肿散结。

方⑥

组成 细辛、浙贝母各 30 克，当归尾、川芎、连翘、赤芍、荔枝核、乳香、木香、皂角刺各 60 克，陈醋适量。

用法 上药共研细末，装瓶备用。取药适量，用陈醋少许调为糊状，外敷患处，上盖纱布。胶布固定。同时配合使用热水袋外敷。每次 30 分钟，每日 2 次。若药干时，可再滴些醋，每隔 5 日更换新药 1 次，于月经前 10 日开始，行经时停止，连续应用 4~6 个月经周期。

适应证 ▪

乳腺小叶增生。

方⑦

组成 柴胡、当归、红花各 20 克，黄药子 5 克，昆布 15 克，丹参 30 克。

用法 将上药煎汤，用药垫浸泡后置乳腺增生部位（即阿是穴），再用中药离子导入机进行导入，每次 20 分钟，每周 3 次。用至症状消失止。

适应证 ▪

乳腺增生。

方⑧

组成 穿山甲、血竭、桂枝、赤芍药、当归、红藤、败酱草、

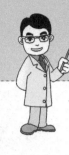

制大黄、乳香、没药、水蛭各等份，凡士林适量。

用法 上药共研细末，和匀，贮瓶备用。用时每取药末适量，用凡士林调和成软膏状，外敷患处，每日1换，连敷5日，休息1日，连用30日为1个疗程。

适应证

乳腺增生。

名医小贴士

偏方3则：

❶ 鲜商陆制成片剂，每片重0.4克，相当生药0.5克，每日3次，每次6片。

❷ 干老鹳草9~15克（鲜者加倍），代茶饮，每日1剂。

❸ 核桃1个取仁，八角茴香1枚，饭前嚼烂吞下，每日3次，连用1个月。

不孕症

◎ 病症简述 ◎

不孕症系指凡婚后夫妇有正常的性生活、未避孕、同居2年而未受孕的一种病症。近十几年来，关于不孕症在时间诊断标准上尚未统一，国内外关于婚后受孕时间的标准数据悬殊太大，曾在诊断不孕症的时限上有变动，如我国传统的不孕症诊断是：凡婚后夫妇同居3年，未避孕而未受孕称不孕症。

绝对性不孕系指夫妇双方或其中一人有先天性或后天性的严重解剖学上的异常或生理性缺陷，不论采用何种方法治疗均无法矫治成功，终致不孕的一种临床征象，如先天性无子宫；相对性不孕系

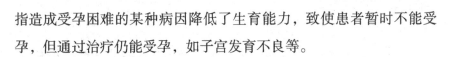

指造成受孕困难的某种病因降低了生育能力，致使患者暂时不能受孕，但通过治疗仍能受孕，如子宫发育不良等。

原　因

不孕症的原因很复杂，并且发病率的递增趋势可能与晚婚晚育、人工流产、性传播疾病等相关。常见的原因有卵巢性不孕、外阴阴道性不孕、宫颈性不孕、子宫性不孕、输卵管性不孕、染色体异常性不孕、免疫性不孕。

外敷法治疗

方 1

组成 芒硝 60 克，夏枯草、路路通各 30 克，水蛭 10 克。

用法 将芒硝、夏枯草、路路通调和均匀后磨成细粉，装入纱布袋中，隔水蒸热后外敷在小腹两侧。每日 2～3 次，30 日为 1 疗程。

适应证 ■

湿热内蕴型不孕。

方 2

组成 五灵脂、白芷、青盐各 6 克，麝香 0.3 克，荞麦粉适量。

用法 除荞麦粉外，余药共研细末。用荞麦粉加温水调和搓成条，圈于脐上，以药入其中，用艾灸之，待脐内微温即行。每日 1 次，7 天为 1 疗程。

适应证 ■

适用于不孕症。

方 3

组成 盐适量，川椒 21 粒。

用法 川椒研细末。先以干净盐填脐中灸 7 壮，后去盐，换川椒 21 粒，上以姜片盖定，再灸 14 壮，灸毕即用膏贴之，艾炷须如指大，长 1.5～2 厘米。

适应证 ■

适用于不孕症。

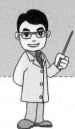
方④

组成 五灵脂、白芷各250克，川椒、熟附子各100克，食盐50克，冰片10克。

用法 除冰片另研外，余药共研细末，密贮备用，用时取面粉适量，水调成条状，圈于脐周，先放少许冰片于肚脐内，再放入余药，以填满为度，上隔生姜薄片1块，以大艾炷灸之，每日1次。

适应证 适用于不孕症。

方⑤

组成 卷柏、黄檗、山栀子各40克，红藤、忍冬藤、赤勺、莪术、三棱各30克。

用法 上药研成粉末，用布包后隔水蒸，热敷下腹部，上加热水袋，每日2次，每次20~30分钟，每包药用10次，月经干净第5天开始连用20天。

适应证 不孕症。

名医小贴士

香椿中含有丰富的维生素C、胡萝卜素等营养物质，女性经常食用有助于增加机体免疫力，调节内分泌功能，有效预防女性不孕的发生。另外，女性要讲究月经期卫生，是预防妇科疾病的关键。常见的妇科病如月经不调、痛经、阴道炎、宫颈炎、子宫内膜炎、盆腔炎、输卵管炎、功能性子宫出血等，均有可能导致婚后不孕，如能积极预防以上疾病的发生，则可大大降低婚后不孕症的发生率。

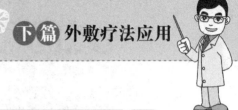

子宫脱垂

○ 病症简述 ○

子宫脱垂是指子宫从正常位置沿阴道下降至宫颈外口，达坐骨棘水平以下，甚至子宫全部脱出于阴道口以外，称为子宫脱垂。患者平时就会有腰酸背痛，严重时还会拖累膀胱及直肠，有频尿、小便解不干净或大便不顺之感。

○ 原　因 ○

分娩损伤是子宫脱垂发病的主要原因，但生殖道脱垂也与营养缺乏有关。因为营养缺乏时体力衰弱、肌肉松弛、盆腔内筋膜萎缩。另外，高腹压是促使或加重生殖道脱垂的重要因素。

○ 外敷法治疗 ○

方 1

组成 升麻、茄根各 30 克，香油适量。

用法 上药烧成灰，研末，香油调匀，涂于纸上，卷成筒状，送入阴道，晨起取出，1 日 1 次。

适应证 ■
中气下陷之子宫脱垂。

方 2

组成 五味子、菟丝子、韭菜子、蛇床子各 10 克，升麻 5 克，黄芪 15 克，米醋适量。

用法 上药共研细末，装瓶备用。取药末适量，用米醋调为稀糊状，敷于肚脐处，上盖纱布，胶布固定。每日换药 1 次。

适应证 ■
子宫脱垂。

方 3

组成 升麻、黄芪、柴胡、党参各 10 克，麝香 0.3 克，枳壳 15 克，陈醋适量。

用法 除麝香另研外，诸药混合研成细末，以醋调和为膏状，备用。患者平卧床上，取麝香0.15克纳入脐孔穴中央，再将药膏敷在脐窝上，外以纱布覆盖，胶布固定。每3日换药1次，10次为1个疗程。

适应证■

　　本方适用于气虚型子宫脱垂。症见子宫脱垂，甚或脱出阴道口外，卧或收入，劳则坠出更甚。

方④

组成 蓖麻仁30克，麝香0.3克。

用法 捣烂后敷贴百会穴及脐部，收效后即去药。

适应证■
　　子宫脱垂。

方⑤

组成 明矾、矮杨梅根、五倍子各50克，乌梅、金荞麦根各30克。

用法 将上药加水1000毫升煎成300毫升，纱布过滤后用棉签搽洗脱垂部位，然后用手把脱垂部位推回原位。再用艾条灸百会穴、关元穴、中极穴各15分钟，连用7天，若不好可再用7天。

适应证■
　　子宫脱垂。

方⑥

组成 蓖麻子100克，米饭20克。

用法 将蓖麻种仁同米饭捣烂敷脐部，子宫收缩后去药。

适应证■
　　子宫脱垂。

方⑦

组成 艾叶9克，枳壳30克。

用法 每晚睡前煎汤熏洗1次，每次约20分钟，连用7日。

适应证■
　　产后子宫脱垂，少气乏力。若配合服用补中益气丸，可提高疗效。

方⑧

组成 活蚌壳1具，冰片、麻油各适量。

用法 将蚌壳煅成净粉，水飞取极细末，每用 15 克蚌壳粉，下冰片 1.5 克，研匀，用麻油调为糊状，取鹅毛蘸敷。若分泌物多可以干掺，至治愈为止。

适应证 ■

> 子宫脱垂。

方⑨

组成 硫黄、乌贼骨各 7.5 克，五味子 3.75 克。

用法 上药研为细末，敷于患处，每日 3 次。

适应证 ■

> 气虚下陷，肾气亏虚型子宫脱垂。

方⑩

组成 药用五倍子、煅龙骨各 12 克，冰片 3 克，麻油适量。

用法 共研细末，用麻油调匀，外敷脐中及脱出之子宫。也可用五倍子与覆盆子等量，共研细末，用麻油调匀，外敷于脱出之子宫及阴道膨出部位。每日 1 次，次日取下。

适应证 ■

> 子宫脱垂。

方⑪

组成 蓖麻子 20~50 粒。

用法 先将蓖麻子去壳留仁，捣烂如泥备用。治疗前先将患者百会穴处头发剪去，洗净，然后将蓖麻泥敷在百会穴上，外盖纱布，胶布固定，外加热水袋热敷。每日 2~3 次，每次 30 分钟。蓖麻泥每日 1 换，7 日为 1 疗程。

适应证 ■

> 气虚型子宫脱垂。

名医小贴士

中医认为子宫脱垂是中气不足、气虚下陷，也可能是生产过多、劳动过重、八脉空虚，致冲任不固的结果。因此，根据中医"虚者补之，陷者举之"的原则，可以使用补中益气的中药治疗。

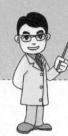

慢性盆腔炎

病症简述

　　盆腔炎指女性上生殖道及其周围组织的炎症，主要包括子宫内膜炎、输卵管炎、输卵管卵巢脓肿、盆腔腹膜炎。该炎症可局限于一个部位，也可同时累及几个部位，最常见的是输卵管炎、输卵管卵巢炎。

原　　因

　　常为急性盆腔炎未彻底治疗，在患者体质较差的情况下，急性盆腔炎的病程可迁延及反复发作，造成慢性盆腔炎；但是亦可无急性盆腔炎症病史过程，如沙眼衣原体感染所致的输卵管炎。

外敷法治疗

方1

组成 追地风、白芷、当归尾、赤芍、茜草各30克，透骨草3克，血竭、花椒各15克，乳香、阿魏、没药、莪术各20克。

用法 以上诸药共研粗末，布袋包装，在治疗前先将药物稍用清水透湿后，再隔水蒸热半小时，趁热用毛巾包敷下腹部疼痛侧，每日2次，每次15分钟，敷毕将药袋晒干，次日再用。每剂药可敷10次，20日为1个疗程。

适应证
　　慢性盆腔炎。

方2

组成 艾叶、透骨草各150克，乳香、没药、红花各30克，水蛭、血竭各20克，炮姜、香附、苍术、独活、当归、川芎、防风、路路通各50克，青盐250克。

用法 上药粉碎成麸皮状，先以青盐 250 克炒热，再加药物小火炒至灼手，装入 20 厘米×25 厘米棉布袋内，于下腹部摩熨，力度由轻至重，每次约 30 分钟，每日 1 次，1 个月为 1 个疗程，下次可蒸可炒。月经期停用。

适应证

急、慢性盆腔炎。

方③

组成 川椒、大茴香、乳香、没药、降香末各等份，干面粉、高粱酒各适量。

用法 上药共研细末，用干面粉调匀，高粱酒少许，调湿成膏，平摊于纱布上备用。贴痛处，上用热水袋热敷，每日 2 次。

适应证

慢性盆腔炎有包块者。

方④

组成 大黄、黄檗、侧柏叶各 60 克，薄荷、泽兰各 30 克。

用法 上药共研细末，以水或蜜调成糊状备用。贴敷下腹部，外以纱布盖上，胶布固定。每日换药 1 次，敷至治愈为止。

适应证

适用于急性盆腔炎局部发热较甚者。

方⑤

组成 制乳香、制没药、炮穿山甲各 60 克，蟾酥 10 克。

用法 上药共研细末，装瓶备用。取药末适量，以清水少许调为糊，做成药饼。再用姜汁或蒜汁滴在穴位上，然后把药饼贴敷于神阙穴、关元穴、归来穴上，上盖纱布，胶布固定，早、晚在贴敷部位上热敷 30 分钟。隔日换药 1 次，10 次为 1 个疗程。

适应证

主治慢性盆腔炎。

方⑥

组成 败酱草、紫花地丁、蒲公英各 30 克，金银花 20 克，川楝子、延胡索、丹参、桃仁各 12 克，普鲁卡因 0.25 克，庆大霉素 8 万单位。

用法 将上药（除普鲁卡因和庆大霉素）水煎取液 100 毫升。取本品加普鲁卡因、庆大霉素，保留灌肠 30 分钟，每日 1 次，10 日为 1 个疗程。经期停用。

适应证
盆腔炎。

方⑦

组成 胡椒 6 克，芒硝、桂枝各 10 克，小茴香、薤白、乌药各 15 克，葱须 3~5 棵。

用法 将上药用纱布包裹后煎煮，加水不多，以浸透药物为度，以皮肤能耐受的温度放在下腹部，上面可用热水袋保温。每日 2 次，每次 30 分钟左右，每服药可用 3 次。

适应证
盆腔炎。

方⑧

组成 桃仁、丹参、川芎、三棱、莪术、海藻各 15 克，穿山甲、土鳖虫各 12 克。加减：

气滞血瘀加柴胡、郁金；瘀毒内结加生苡仁、金银花；气虚血瘀加黄芪、党参。

用法 将上药水煎取液 100 毫升。取本品 30~40℃，保留灌肠，每日 1 次，10 次为 1 个疗程，每疗程间隔 7 日，经期停用。

适应证
慢性盆腔炎。

方⑨

组成 透骨草 20~60 克，红藤 30 克，三棱、莪术、桃仁、红花各 10 克，昆布、皂刺、路路通、海藻各 20 克，寻骨风、伸筋草各 15 克，白酒适量。加减：腰痛明显加威灵仙 20 克，狗脊 10 克；下腹胀满、冷感明显加桂枝 15 克，细辛、小茴香各 10 克；经量过多去红花；附件增厚、有包块加水蛭、土元各 10 克。

用法 将上药用温开水拌潮，再拌入 50 度以上白酒 50~100 毫升，装入布袋，缝好，隔水蒸半小时，趁热敷于下腹或腰部，待稍凉后移去（约需半小时），每日2次，每剂药可用1周，3剂为1个疗程，月经期禁用。

适应证

盆腔炎。

名医小贴士

偏方1则：

丹参18克，赤芍15克，木香、茯苓各12克，桃仁、丹皮、生地黄各9克，金银花、蒲公英各30克。加减：痛重时加延胡索9克；气虚者加党参15克、白术9克、黄芪15克。加水共煎，口服或灌肠，可治疗慢性盆腔炎。

妊娠呕吐

病症简述

是指妊娠早期出现的恶心、呕吐，头晕厌食，甚或食入即出者。在妊娠早期，少数孕妇会出现频繁而剧烈的恶心呕吐，并会持续存在、进行性加重，常常影响到正常的工作和生活，甚至还会危及孕妇的生命。这是一种正常的生理反应，一般在妊娠6周出现，12周左右就会逐渐好转并自行消失。

原　因

由于女性在怀孕之后，体内的荷尔蒙分泌增加，因此容易引起恶心、呕吐；此外，在怀孕期间，孕妇体内会分泌大量的黄体素来稳定子宫，减少子宫平滑肌的收缩，但同时却也会影响胃肠道平滑肌的蠕动，造成消化不良，出现反胃、呕酸水等现象。

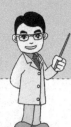

外敷法治疗

方①

组成 丁香、党参、白术各5克，半夏20克，生姜30克。

用法 先将前4味研细，再将生姜绞汁，共调成糊状。取适量敷脐，胶布固定，每日1次，2日可愈。

适应证 ■

妊娠呕吐。

方②

组成 半夏、丁香各20克，苏叶15克。

用法 将上药共研为极细末，装入干净瓶内备用。同时取药末适量，用生姜煎汁调为糊状，敷于脐部（神阙穴），外用胶布固定。每日换药1次，5次为1个疗程，连续用药至症状消失止。

适应证 ■

妊娠呕吐。

方③

组成 半夏15克，砂仁、白

豆蔻各3克，老姜适量。

用法 将上药粉碎，过80目筛。另取老姜250克，捣取汁1小杯。用生姜汁调和药末成糊状备用。药糊不宜过稀以免流失。用时先用生姜片擦患者脐孔至发热，再把药糊涂敷脐孔上，外用纱布、塑料纸覆盖，胶布固定，每天用药2~3次，以效为度。

适应证 ■

妊娠呕吐。

方④

组成 鲜芫荽30克，苏叶、藿香、陈皮各15克，砂仁10克。

用法 加水适量煮沸，患者坐在旁边用鼻吸闻药物之气味，每日早、晚各1次，每次20~30分钟。

适应证 ■

妊娠呕吐。

方⑤

组成 鲜香菜1把，紫苏叶、

藿香各 3 克，陈皮、砂仁各 6 克。

用法 上药用水煮沸后，倒入壶内，壶嘴对准孕妇鼻孔，令其吸气，数分钟后即可进食。每日数次，熏后可少食多餐。

适应证

治严重妊娠呕吐。

方⑥

组成 丁香 15 克，半夏 20 克，生姜 30 克。

用法 先将前 2 味共研细，再将生姜加水煎成浓汁。取适量药粉加姜汁调成糊状，敷脐，胶布固定。每日 1 次，1~3 日愈。

适应证

妊娠呕吐。

方⑦

组成 吴茱萸 15 克，鲜生姜 30 克。

用法 先将吴茱萸磨成粉，再加鲜生姜调和均匀，捣烂成糊，敷在双侧涌泉穴上，外盖纱布，胶布固定，每日 1 换，7 日为 1 疗程。

适应证

肝热犯胃型妊娠呕吐。

名医小贴士

❶ 以"少量多餐"为原则。大约 2~3 小时就进食一次，每次不要吃太多，以富含碳水化合物（例如苏打饼干）、蛋白质的食物为佳。

❷ 避免吃油炸、油腻、辛辣、具刺激性或是不容易消化的食物。

❸ 有些孕妇对于带有特殊或强烈味道的食物较为敏感，容易引发恶心、呕吐的感觉，因此最好也能避免这类食物。

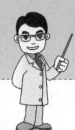

产后腹痛

病症简述

分娩后，发生与产褥有关的小腹疼痛，称为产后腹痛。胎盘娩出以后，由于子宫收缩复旧，常有阵发性腹痛发生，称为儿枕痛，一般持续 3~5 日即可自然消失，不需治疗。若腹痛过期仍不消失，或因分娩次数递增而腹痛加重者，则应视为产后腹痛。

原　因

引起本病的原因，多因产时失血过多，或产前素体血虚，加之产时耗血，致产后胞脉空虚失荣；或产后体虚，血室正开，风寒之邪乘虚入侵胞脉，血为寒凝，气机被阻而腹痛。

外敷法治疗

方①

组成 生蒲黄、五灵脂各10克。

用法 上药共研粗末，洒入酒少许，炒热，装布袋中，趁热熨脐部。每次熨20分钟，每日1~2次。

适应证

适用于产后瘀阻腹痛，恶露不尽，舌有瘀斑，脉涩。

方②

组成 当归、桂枝、牛膝各20克，生姜、川芎、桃仁、乳香、延胡索各10克，凡士林适量。

用法 上药共研细末，装瓶备用。或水煎取汁，取药末适量，用凡士林调为糊膏状，敷于关元穴、气海穴、中极穴上，上盖纱布，胶布固定。3日换药1次。

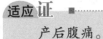

适应证

产后腹痛。

方 3

组成 枳壳、生白芍、肉桂、生甘草各等份，醋适量。

用法 上药共研粉，每次30克，醋调成膏敷脐，常法固定，外用热水袋热敷半小时，留药1天。

适应证

产后宫缩不良腹痛。

方 4

组成 吴茱萸12克，栀子仁10克，桃仁、沉香各3克，白酒或米醋适量。

用法 上药共研细末，装瓶备用。取药末适量，用白酒或米醋调为糊状，敷于阿是穴，上盖纱布，胶布固定。每日换药1次。

适应证

产后腹痛。

方 5

组成 艾叶24克。

用法 上药焙干捣末敷脐中。

以布盖之，用温度适宜的热水袋往返熨之，待患者感到口中有艾气出，寒气即除，腹痛即止。

适应证

适用于产后寒凝所致的腹痛。

方 6

组成 延胡索30克，炮姜、附子各15克，肉桂12克，艾叶10克。

用法 上药共研细末，白酒炒热，装入药袋，缚于小腹部。每天换药1次。

适应证

适用于产后寒凝瘀滞腹痛。

方 7

组成 猪牙皂2.5克，细辛1.5克，葱白3根，生姜3片。

用法 先将猪牙皂、细辛研为细末，葱白、生姜捣烂调匀，用乙醇调成糊状，敷于印堂穴（两眉之间）或患处小腹部，并可加温灸。

适应证

温经止痛。用于产后小腹疼痛，恶露不下。

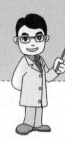
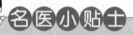

名医小贴士

　　产后腹痛者饮食宜清淡，少吃生冷食物。山芋、黄豆、蚕豆、豌豆、零食、牛奶、白糖等容易引起胀气的食物，也应少食为宜。注意保持大便畅通，便质以偏烂为宜。产妇不要卧床不动，应及早起床活动，并按照体力渐渐增加活动量。产妇宜食用羊肉、山楂、红糖、红小豆等。常用食疗方法有当归生姜羊肉汤、八宝鸡、山楂饮、桂皮红糖汤、当归煮猪肝等。

产后小便不通

○ 病症简述 ○

　　产后小便点滴而下，甚至闭塞不通，小腹胀急疼痛者，称为产后小便不通。本病以产后 3 日内多见，亦可发生在产褥期中。症状表现虽为不能解出尿，或仅有点滴尿排出，但以膀胱内本有尿潴留为其特点，故必伴有小腹胀急疼痛，或溺时淋沥涩痛之苦，亦有产后小便淋闭之称。若产后尿少或无尿是因尿生成障碍，则非本节讨论范围。

○ 原　　因 ○

　　本病的发生多因素体虚弱，或因产时劳力伤气，或失血过多。气随血耗致脾肺气虚，不能通调水道，膀胱气化不及；或因元气不足，复因分娩损伤肾气，以致膀胱失于肾阳温煦；或因滞产逼胪，膀胱受压过久致气血瘀阻，瘀血阻滞致膀胱气化不利而致产后尿不通。

外敷法治疗

方①

组成 麝香0.15克，皂角3克，大葱适量。

用法 上药捣烂，炒热熨脐。

适应证

本方适用于肾阳虚型产后小便不通。症见小腹胀痛，面色晦暗，神疲乏力，腰膝酸软，舌质淡，苔白，脉沉迟。

方②

组成 大蒜2枚，蝼蛄2只。

用法 上药捣烂，用纱布包裹，压成饼贴脐，外用胶布固定之。每日换药1次。

适应证

适用于产后血瘀所致的尿不通。

方③

组成 党参30克，当归15克，川芎、柴胡、升麻各10克。

用法 将以上药物加水煎熬，去渣浓缩成稠厚药膏，备用。临用时取药膏适量摊于蜡纸或纱布中间，贴敷在患者脐孔穴及脐下1.5寸气海穴上，外以胶布固定，2日换药1次，连续贴至尿通利即可停药。

适应证

适用于气虚型产后小便不通。证见小腹胀急疼痛，倦怠乏力。少气懒言，语音低弱，面色少华，苔薄白，脉缓弱。

方④

组成 芥子（为食用蔬菜芥菜的子，不是中药白芥子）5克。

用法 加入少量温水（30℃）浸泡，然后搅拌成泥状，涂在一块4厘米×5厘米的方形布上，贴敷小腹膀胱胀满部位，上盖一条毛巾，再加热水袋。一般10分钟左右即自行通尿。尿通即去药，以免刺激皮肤。

适应证

产后尿闭。

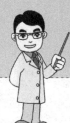
方 ⑤

组成 青盐20克，葱白250克。

用法 葱洗净切碎，加盐捣烂如糊状，纱布包敷脐、小腹部。外加热水袋熨之，直到小便通利为止。

适应证 ■

产后尿闭。

方 ⑥

组成 麻黄、肉桂各5克，黄酒适量。

用法 上药共研细末，取5克用黄酒调成糊状，敷脐部、关元穴（脐下3寸），胶布固定，每日1次。一般3~4小时即可排

尿。也有敷1日后才排尿者。

适应证 ■

产后尿闭。

方 ⑦

组成 磁石15克，商陆5克，麝香0.1克。

用法 上述药物研成粉末，分为2份，分别摊敷于脐眼、关元穴，覆盖胶布（比药范围要大一点）。一般数小时即见效，能自行排尿，即取去，若无效，次日更换敷。倘能针灸后再外敷则效果更佳。

适应证 ■

产后尿闭。

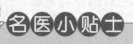

 名医小贴士

分娩后，鼓励产妇尽早下床活动，多饮水。产后4~6小时内帮助产妇解出第一次小便。对第一次小便难解者，可以采取条件反射法，在产妇面前用水壶从高处倒水，让其听水声从而产生便意。用温开水冲洗外阴和尿道口，可以防止尿路感染。

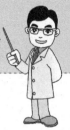

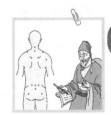

第十一章 ▶

儿科疾病的外敷疗法

新生儿二便不通

● 病症简述 ●

正常新生儿生后即可排泄大便，一般出生后 24 小时内皆应排出黑绿色黏稠无臭味的胎便。若出生后 48 小时仍无尿排出，称为新生儿二便不通。

● 原　因 ●

中医认为，引起本病的原因多是热蕴大肠，肠道失于濡润；或因热伤阴津，水无源泉则二便不通而致本病发生，宜用外敷贴脐治疗。若肛门闭锁或尿道阻塞，应采取手术治疗，不在此治疗范围。

● 外敷法治疗 ●

方 1

组成 淡豆豉 30 克，田螺 19 克，葱白 10 根。

用法 先将田螺去壳取肉，入余药共捣如泥状，敷于脐部。每日换药 1 次。

适应证 ■
新生儿小便不通。

方 2

组成 生葱白、淡豆豉、生姜各 10 克，食盐 3 克。

219

用法 将以上诸药混合共捣至极融烂，调和成稠膏状，配用。临用时取上药膏适量，直接敷在患儿脐中，外以纱布覆盖，胶布固定。每日换药1次，一般敷药1~2天大小便可通利。

适应证 ■

新生儿大小便不通。

方③

组成 鲜生地黄30克，大黄、芒硝各10克，藕汁、蜂蜜各适量。

用法 上药共捣至如泥状，备用，用时取适量，敷贴在患儿脐孔上，外以纱布覆盖，胶布固定。每日换药2或3次，1天即可使大小便通畅。

适应证 ■

适用于热结型二便不通。

方④

组成 大葱白2根，麝香（或公丁香）0.1克。

用法 先将葱白捣烂如泥，再加入麝香（或公丁香）拌匀，再捣成稠膏状，小火炒热，待温备用。用时取药膏适量，趁微温时敷在患儿脐孔上，用时配合贴敷气海穴，其效更佳。

适应证 ■

新生儿大小便不通。

方⑤

组成 白矾末适量。

用法 填满脐中，以新净水滴之，觉冷气透腹内，即自然通。脐平者，以纸围环之。

适应证 ■

新生儿二便不通。

方⑥

组成 田螺3个，朴硝9克，大白3克，鲜车前草30克，生葱白8寸，冰片少许。

用法 把田螺去壳取肉，再入余药共捣为泥，敷于小儿脐部。每日1次，3次为1疗程。

适应证 ■

小儿小便不通。

方 7

组成 枳实、厚朴、芒硝，生大黄各等份。

用法 共研成细末，每次取0.2克药粉，纳入小儿脐中，外用棉球盖之，再用绷带固定，早贴晚去。每日1次，连用3~5天。

适应证
新生儿便秘。

方 8

组成 鲜薄荷叶6克，鲜雷公藤根（全草）15克，鲜芸草叶9~15克，食盐少许。

用法 先将前3味药洗净，控水，共捣如泥，加入少许食盐调均匀，放入锅中炒热，熨于小儿脐部，每日行1~2次，连用5~7日。

适应证
新生儿小便不通。

方 9

组成 鲜车前草30克，活田螺10个，鲜葱3根。

用法 先把田螺去壳取肉，再入车前草、葱共捣烂如泥，烤热，熨于小儿脐部，每日2次，连行数日。

适应证
小儿身热，小便不利，腹胀便秘。

名医小贴士

出生2天内，新生儿排出的大便呈暗绿或者黑褐色，这就是通常说的"胎便"。3~4天后，宝宝的大便会慢慢变成黄色，说明胎便已经排尽，宝宝的肠道已经畅通了。正常新生儿起初每天大便3~6次，几周后减少到每天1~2次。新生儿的大便稍微有些改变，颜色或深或浅，状态或稠或稀都没有很大问题，家长不需要忧虑。

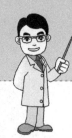
新生儿黄疸

○ 病症简述 ○

新生儿黄疸是指新生儿期（自胎儿娩出脐带结扎至生后28天），由于胆红素在体内积聚而导致血中胆红素水平升高而出现皮肤、黏膜及巩膜黄染为特征的病症，本病分为生理性黄疸和病理性黄疸。足月儿生理性黄疸在出生后2~3天出现，4~5天达到高峰，5~7天消退，一般无其他临床症状。若生后24小时即出现黄疸，2~3周仍不退，甚至继续加深加重，或消退后复现，或生后2周后才开始出现黄疸，均为病理性黄疸。

○ 原　　因 ○

新生儿黄疸是新生儿中一种很常见的疾病，临床上约有85%的足月儿及绝大多数早产儿在出生后一周内出现黄疸。新生儿黄疸是新生儿的肝脏功能发育不完善，胆红素代谢异常，血中的胆红素浓度升高等引起的一种疾病。

○ 外敷法治疗 ○

方①

组成 茵陈、栀子、大黄、芒硝各30克，杏仁18克，常山、鳖甲、巴豆霜各12克，豆豉50克。

用法 将药浓煎取汁，装瓶备用。用纱布或棉花蘸药汁，涂擦脐部，并炒热药渣，敷脐部。

每日2次，每剂药可用1次，10天为1疗程。

适应证

新生儿黄疸。

方②

组成 砂仁30克，白糖50克，白矾10克，鲫鱼1条。

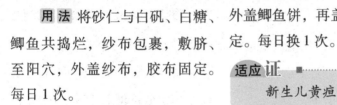

用法 将砂仁与白矾、白糖、鲫鱼共捣烂，纱布包裹，敷脐、至阳穴，外盖纱布，胶布固定。每日1次。

适应证 ■

新生儿黄疸。

方③

组成 茵陈30克，胡椒30粒，丁香20克，鲜鲫鱼（去头骨、内脏）1条。

用法 将3味药研成细末，再和鲫鱼肉捣烂，并兑入白酒调成糊状。用时取1/5份，分别贴敷于脐、肝俞、脾俞、阳陵泉等穴，再用纱布覆盖，胶布固定。每天换药1~2次，7日为1疗程。

适应证 ■

新生儿黄疸。

方④

组成 胡椒3~5粒，麝香0.9克，鲫鱼1条（背肉两块）。

用法 先把胡椒研碎，和鲫鱼肉共捣烂，纱布裹之，分别敷于脐、肝俞、脾俞，敷前先清洁皮肤，用少许麝香置于穴位上，

外盖鲫鱼饼，再盖纱布，胶布固定。每日换1次。

适应证 ■

新生儿黄疸。

方⑤

组成 丁香12克，茵陈50克。

用法 煎汤取汁，擦胸前、四肢。每日1~2次，10天为1疗程。

适应证 ■

新生儿黄疸。

方⑥

组成 赤小豆、甜瓜蒂、丝瓜蒂各7粒，鲜茵陈绞汁适量，白矾少许。

用法 除茵陈汁外，余药共研为末，过筛后和茵陈汁拌成糊直接填满脐孔，用纱布盖好，胶布固定。每日换药1~3次，勤贴频换，直到黄疸尽退。

适应证 ■

新生儿黄疸。

方⑦

组成 大黄、黄檗、栀子各等份，蜂蜜水适量。

用法 上药研末,装瓶备用。用时取药末30克,蜂蜜水调成膏状,贴期门穴。每日1次,每次6小时。30次为1疗程。

适应证

新生儿黄疸。

方⑧

组成 甜瓜蒂、秦艽各100克,紫草、黄芩、丹参各30克,铜绿15克,冰片6克。

用法 除甜瓜蒂、冰片另研末外,其余药混合研末,再合在一起,分成15份,装入塑料袋中密封备用。用温开水洗净脐部,将药粉倒入脐孔,约填满2/3,用胶布封紧。婴幼儿每次用量0.1克。每天换药1次。

名医小贴士

❶ 判断黄疸的程度。家长可以在自然光线下,观察新生儿皮肤黄染的程度,如果仅仅是面部黄染,为轻度黄疸;躯干部皮肤黄染,为中度黄疸;如果四肢和手足心也出现黄染,为重度黄疸。

❷ 观察大便颜色。如果大便成陶土色,应考虑病理性黄疸,多由先天性胆道畸形所致。应及时去医院就诊,以免耽误治疗。

❸ 使胎便尽早排出。因为胎便里含有很多胆红素,如果胎便不排干净,胆红素就会经过新生儿特殊的肝肠循环重新吸收到血液里,使黄疸增高。

小儿发热

◎ 病症简述 ◎

发热是指体温超过正常范围高限,是小儿十分常见的一种症状。

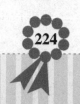

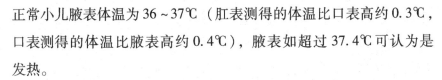

正常小儿腋表体温为 36～37℃（肛表测得的体温比口表高约 0.3℃，口表测得的体温比腋表高约 0.4℃），腋表如超过 37.4℃ 可认为是发热。

在小儿体温升高时，要注意观察患儿的神态和举止。体温 38℃、神情呆滞的孩子，和体温在 40℃、但仍然顽皮的孩子相比，前者更值得我们关注。而机体抵抗力低的孩子，纵使患了严重的疾病，很可能也不会发热。

原　因

短期发热在儿科多数由感染引起，一般预后良好或属自限性疾病，但发热也可能是危重患儿的早期表现，尤其具有精神萎靡、嗜睡、面色苍白等症状较重的小儿。

外敷法治疗

方 1

组成 香薷、苏叶、荆芥、防风、藿香各 15 克，菊花、葱白、生姜各 30 克，豆卷 20 克，连翘 10 克。

用法 共煎水取汁 2000 毫升左右，将患儿双足置盆中，待温度适合时，首次加药液于小儿踝关节上下，再加食醋 50 毫升，后每隔 10～15 分钟加药液一次，每次约 200 毫升，直至药液浸没小腿肚，约为 40～60 分钟。每日 1 次，每次 1 剂，连续 2～3 天。

适应证

小儿发热。此方可清热解毒，发汗解表。

方 2

组成 青蒿、板蓝根、大青叶、千里光、野菊花各 100 克，麻黄、细辛、苏叶、荆芥各 30 克。

用法 水煎取汁，放入浴盆中洗浴患儿全身。每日 2～3 次，每日 1 剂，连续 2～3 天。

适应证

　　小儿发热。此法可清热解毒，宣肺理气。

方③

组成 吴茱萸、山栀各20克。

用法 共研细末，食醋调为糊状，敷于足心涌泉穴，外用纱布包扎固定。每4小时换药1次，连续2~3天。

适应证

　　小儿发热。可清热平肝，引热下行。

方④

组成 葱白7个（洗净），鸡蛋清半茶匙，白酒10克，食用面粉适量。

用法 葱白切细末，将蛋清、白酒、面粉放入小碗内做成面饼，以不甚黏手为度。放在患儿肚脐上（冬季要略加温），再用绷带或手帕固定。待患儿打喷嚏时，病情已大有好转。每日1次，连用2~3日。

适应证

　　适用于外感风寒型发热。证见发热恶寒，无汗，头身疼痛，鼻塞不通，鼻流清涕，咳嗽痰稀，脉浮紧，指纹浮红。

方⑤

组成 柴胡10克。

用法 研为细末，加清水适量调为稀糊状，敷肚脐处，用敷料包扎，胶布固定，24小时换药1次，连续2~3天。

适应证

　　小儿发热。可解表清热。

方⑥

组成 鲜薄荷、鲜青蒿、鲜菊花、嫩桑叶、鲜忍冬叶各适量。

用法 上药共捣如泥状，敷贴于肚脐上，外以纱布覆盖，胶布固定，每日换药2次，病愈后停药。

适应证

　　适用于风热型发热。

方7

组成 大黄、芒硝各10克，青蒿、胡黄连各9克，米醋适量。

用法 上药同研为细末，备用。用时取10克，米醋调为糊状，敷贴于脐孔上，外用纱布覆盖，胶布固定。每晚敷药1次，清晨除去至病愈为止。

适应证

适用于伤食型发热。症见发热以夜暮尤甚，不思饮食，手心发热，胸腹胀满，面呈青色，苔白厚，脉沉滑，指纹紫滞。

方8

组成 连翘15克，柴胡、生石膏、水牛角各30克，荆芥、防风、栀子、黄芩各10克，生大黄、甘草各5克。

用法 将上药提取有效成分，制成浓缩液30毫升。年龄1岁以下、1~3岁、3岁以上分别用本品5~10毫升、10毫升、15毫升保留灌肠15分钟，2小时1次，

共用2次。

适应证

小儿外感发热。

方9

组成 生地黄、百合、麦冬各10克，青蒿30克，地骨皮、胡黄连、知母、牡丹皮各9克。

用法 上药共研细末，用温水调成糊状，装瓶备用，用时取适量，敷贴于患儿肚脐上，外以纱布覆盖，胶布固定。每日换药1次，至病愈方可停药。

适应证

适用于阴虚型发热。症见发热（以午后与夜间明显），五心烦热，盗汗咽干，舌红少苔，口唇干燥，脉细数。

方10

组成 人参9克，黄芪、白术各10克，升麻、柴胡、甘草各6克，白酒适量。

用法 上药共为细末，备用。

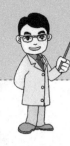

用时取适量白酒调成膏药，敷贴于患儿肚脐上，外以纱布覆盖，胶布固定，每日换药 1 次，连敷至病愈为止。

适应证 ■

适用于气虚型发热。证见发热自汗，气短神疲，倦怠无力，面色白，舌质淡，脉细无力，指纹淡红。

方⑪

组成 生山栀 9 克，面粉适量。

用法 将上药研为细末，浸入少量的 70% 乙醇或白酒中 30 ~ 60 分钟，取浸泡液与面粉和匀，做成 4 个如 5 分镍币大小的药饼。取本品于临睡前贴压于涌泉穴（双）、内关穴（双），外敷纱布，胶布固定，次晨取下，以患儿皮肤呈青蓝色为度。发热兼抽搐者加敷内关穴。

适应证 ■

小儿发热。

方⑫

组成 金银花 20 克，薄荷 15 克。

用法 将上药放入清水中浸润，蒸馏收集馏液。药渣加水适量温浸 1 小时，浸液沉淀并浓缩至适量。合并两液加乙醇 15 毫升，加蒸馏水至 100 毫升。取本品擦浴，重点擦洗曲池、大椎、风池、风府及腋下。

适应证 ■

小儿外感发热，高热惊厥。

方⑬

组成 生石膏、青蒿各 100 克，蒲公英 30 克，黄芩 20 克。

用法 共研细末。每次取 50 克，用凉开水或蜂蜜调为糊状，敷于双肺俞穴，外加包扎固定。每日换药 2 次。

适应证 ■

小儿高热。

方⑭

组成 蝉蜕、山栀子各 9 克，

地骨皮 5 克，钩藤 3 克。

用法 上药共研细末，用鸡蛋清调为稀糊状备用。取药膏敷于双足心涌泉穴、双内关穴，上盖纱布，胶布固定。每日换药 1 次，连贴 2～3 日。

适应证
解表退热。主治小儿发热。

方⑮

组成 金银花、连翘、板蓝根、薄荷、黄芩各 50 克，生石膏 100 克，葱白 3 根，白酒少许。

用法 上药（除葱白、白酒）共研细末，装瓶备用。取药末 10～20 克，加葱白捣烂，加白酒少许，调和成糊，敷于两手心（劳宫穴）和大椎穴上，外以纱布包扎固定。每日换药 1～2 次。至热退为度。

适应证
小儿外感高热。用药期间避风，忌食辛辣、油腻之品。

名医小贴士

发热是机体对抗外来微生物入侵的保护性反应，有益于增强机体抵抗力，因此，38.5℃ 以下的体温不推荐立即服药或就医，而是建议父母在家中为宝宝进行适当的物理降温退热，同时也能避免药物的副作用对宝宝身体的伤害。

水痘

病症简述

水痘是由病毒引起的高传染性疾病，因全身皮肤黏膜出现斑疹、丘疹、水疱、痂疹等为特征而得名。多见于 1～6 岁的婴幼儿

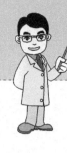
及儿童，治愈后可获得终身免疫，但也可能在若干年后因感染而复发。

○ 原　因 ○

水痘是由水痘—带状疱疹病毒初次感染引起的急性传染病。由于水痘传染性强，所以感染者是唯一的传染源，传播途径主要是呼吸道飞沫和接触传染源。

○ 外敷法治疗 ○

方❶

组成 滑石、石膏、甘草各10克，生香油适量。

用法 将上药研细粉，用适量生香油调后敷于痘疮（痘疮指小儿水痘感染之溃疡）处即可。每日1次。

适应证
水痘。

方❷

组成 柴胡10克，黄芩12克，赤芍药16克，黄檗15克，甘草6克。

用法 上药开水煎，浓缩后加乳汁少许，热泡洗，每日1次。

适应证
适用于水痘、麻疹出不透的病例，可内服和外洗，疗效较高。

方❸

组成 苦参、浮萍、大青叶、贯众各20克。

用法 将上药装入纱布袋。加水2000毫升煎煮10分钟，取出药袋，待水温稍下降后，用湿润的毛巾轻轻擦洗患处，每日2次，连用3日。如水痘破溃，于擦洗后涂搽紫药水。

适应证
水痘。

方④

组成 柏树、桑寄生鲜叶各30克，黑山栀子15克（如无柏树、桑寄生者，单用黑山栀子亦可）。

用法 上药共捣至极融烂，拌匀成膏状，备用。用时取药膏敷在患者脐孔上。外用纱布覆盖，胶布固定。每日换药1次，3～5日为1个疗程。

适应证
　小儿出痘吐血、衄血。

方⑤

组成 大黄、生石膏、防风、全蝎、青黛各等量。

用法 诸药混合共研为细末，过筛，取鸡蛋清适量掺药末，调和成膏状，备用。临用时取药膏30克，摊布在2厘米×3厘米塑料布中间，敷贴在患儿肚脐孔上，外盖纱布，再以胶布固定。每日换药2次，连敷3～4日即可奏效。

适应证
　适用于气营重症。证见患儿发热不恶寒，面赤唇红，口臭，口舌生疮，尿黄，水痘分布较密，大便秘结。

方⑥

组成 绿豆、豌豆各49粒（俱烧灰存性），珍珠（煅）、头发灰（烧）各0.3克。

用法 共研为末，调和成膏状备用。先用银针刺破疱头，以泄毒血，刺后取药膏敷患处。每日数次。

适应证
　小儿痘疔。

方⑦

组成 附子、干姜各12克，丁香、淡豆豉各10克，未啼小雄鸡1只（去毛及内脏）。

用法 将以上药物共捣烂，加入黄酒适量拌匀炒热，备用。取上炒热之药膏热敷在患儿脐孔穴及两足心（涌泉穴）上，外用

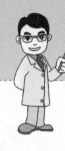

纱布束紧。若药冷后,再炒热,继敷之,如此反复数次。当敷药1~2次后,痘疹自然出透。

适应证 ■

适用于小儿体质较弱,痘出不畅者。

方⑧

组成 生萝卜1个,铅粉3克,燕子窝泥15克,鸡蛋清1个。

用法 将以上诸药混合捣至融烂如泥状,再把鸡蛋清加入药泥中拌匀,调成糊状,备用。用时取药糊适量直接涂敷在患儿脐窝上,盖以纱布,胶布固定。每日换药1次。连敷3~4日为1个疗程。

适应证 ■

小儿痘疹,高热不退。涂药至高热退清之后,当撕去药物,否则会有副作用。

方⑨

组成 生绿豆10~15粒,鸡蛋清1个。

用法 把生绿豆研为细末,掺鸡蛋清调拌成膏状,备用。用时取药膏摊布于患儿肚脐上,外盖纱布,胶布固定。每日换药1次,至病愈停药。

适应证 ■

水痘出之后,喉闭失音,思饮食,吐蛔虫或下泻恶血。

方⑩

组成 白颈蚯蚓7条(焙干),括楼仁30粒(去油),杏仁15粒(去火)。

用法 先将蚯蚓研为细末,再把括楼仁、杏仁与蚯蚓末捣匀调成稠膏,软坚适度,捏成比古铜钱稍大略厚之药饼,备用。用时取药饼敷患儿脐孔,胶布固定之。

适应证 ■

小儿出血痘,痘出兼有大便带血,目赤,红肿,丹疹满目,紫黑不退。

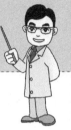

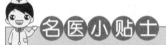

① 对水痘患儿进行隔离。一般在家中隔离，不到公共场所去。

② 空气流通具有杀灭空气中病毒的作用，勤开窗有利于患儿恢复，但同时注意防止受凉。

③ 所有水痘患儿接触的被褥、衣物、毛巾、玩具、餐具，全部采用洗、晒、烫、煮等消毒方式。

麻　疹

◯ 病症简述 ◯

小儿麻疹是一种急性传染病，病原是小儿麻疹病毒，晚冬和早春是此病的高发季节，这种传染病儿童极易感染，并且发病率很高。其潜伏期大概为 7 ~ 14 天，随后会出现一系列症状，比如发烧、长疹子、口腔黏膜有小儿麻疹黏膜斑等。除此之外，这种病也可并发肺炎。

◯ 原　　因 ◯

发病早期患者的五官分泌物和尿液、血液、痰中有大量的麻疹病毒。病菌通过空气传播被易感者吸入，很容易感染呼吸道和眼结膜。除此之外，还有一种途径是接触被污染的生活用品。

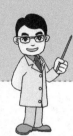

外敷法治疗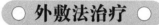

方①

组成 白矾 30 克，二丑 15 克，小麦面、食醋各适量。

用法 将白矾、二丑研为细末，与小麦面混匀，加食醋调为稀糊状，外敷于双涌泉穴，敷料包扎固定，干后即换以保持局部湿润，连续 3~5 天，可配合敷脐。

适应证 ■

适用于麻疹并发肺炎。

方②

组成 大麻子、小蓟各适量。

用法 将二药共捣烂如泥状，外敷双手足心，经 3~5 分钟后即可透疹。

适应证 ■

适用于麻疹应出不出，或疹出不透者。

方③

组成 生大蒜 1 个。

用法 将大蒜捣为泥状，外敷足心涌泉穴，左鼻衄敷右，右鼻衄敷左，双鼻衄俱敷。1~3 岁敷 2 小时，4 岁以上敷 3 小时。

适应证 ■

适用于麻疹全身透现，而高热不退，鼻衄不止者。

方④

组成 朱砂 1 克，火麻仁 5 粒，轻粉 0.6 克。

用法 上方共捣烂如泥状，外敷双足心涌泉穴，纱布包扎 12 小时为度。

适应证 ■

可清热明目，适用于麻疹后眼生翳膜。

方⑤

组成 胡椒 9 粒、葱白 5 根，红糖适量。

用法 上药共捣烂，加红糖调如泥糊样，布包，外敷于胸部

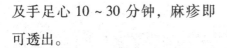

及手足心 10～30 分钟，麻疹即可透出。

适应证 ■

适用于麻疹疹出不透。

方⑥

组成 柴胡注射液 1 支。

用法 纱布 1 块，用本品浸透，而后取出覆盖于肚脐孔处，敷料包扎，胶布固定，每日 1 换。

适应证 ■

适用于麻疹发热。

方⑦

组成 紫雪散 1 支。

用法 加清水适量调为稀糊状，外敷肚脐孔处，伤湿止痛膏固定，24 小时换药 1 次，连续 2～3 天。

适应证 ■

适用于麻疹发热。

方⑧

组成 胡荽 1 握，葱白 3 根。

用法 共捣烂如泥糊样，布包，外敷于胸、腹、背部及手足心 10～30 分钟，麻疹即可透出。

适应证 ■

适用于麻疹疹出不透。

名医小贴士

单纯出麻疹，孩子无其他并发症，一般没有危险，家长不要慌张，按医生嘱咐在家对病儿进行细致护理，可顺利恢复健康。需要时家长可以请负责本区的保健人员到家里来访视，指导治疗与护理。不要带孩子到处去看病，这样万一着凉，疹出不透，就容易发生并发症，或再感染上其他疾病，同时也会把麻疹传染给别人。

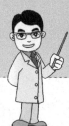

脐 炎

● 病症简述 ●

脐炎是指脐残端的细菌性感染。根据发病年龄，可有成人脐炎和新生儿脐炎之分，这里主要了解的是新生儿脐炎。按病理过程又有急性脐炎和慢性脐炎2种。急性脐炎是脐周组织的急性蜂窝织炎，若感染进展，可并发腹壁蜂窝织炎，也可能发展为脐周脓肿，且有并发腹膜炎及败血症的危险。病原菌为金黄色葡萄球菌等。慢性脐炎为急性脐炎治疗不规范、经久不愈或新生儿脐带脱落后遗留未愈的创面及异物局部刺激所引起的一种脐部慢性炎症表现。

● 原 因 ●

脐炎是一种急性脐蜂窝组织炎，系由细菌侵染所致。多因新生儿脐带脱落后伤口延迟不愈，有溢液，继则脐周红肿。病情有轻重，病程亦有长短，应及早治疗，以防他变。

● 外敷法治疗 ●

方1

组成 冰硼散1克。

用法 直接撒于脐上，纱布包扎固定。每日1次。一般2～3次愈。

适应证

新生儿脐炎。

方2

组成 黄连15克，枯矾30克，朱砂10克，冰片2克，氧化锌、炉甘石粉各10克。

用法 前4味药分别研细，混合，加入氧化锌、炉甘石粉，拌匀。取少许用碘酊调成糊状，搽

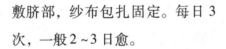

敷脐部，纱布包扎固定。每日 3 次，一般 2~3 日愈。

适应证

新生儿脐炎。

方 3

组成 蛋黄油、糯米粉各适量，乌梅 100 克。

用法 将乌梅蒸熟去核，捣烂如膏状备用。用淡盐水洗净脐周围皮肤后，先涂蛋黄油，再撒糯米粉，外敷乌梅膏于脐上，外用纱布包扎固定。每日换药 1 次，6 日为 1 个疗程。

适应证

消炎收敛。主治先天性小儿肚脐闭合不全。

方 4

组成 黄芪、人参、白术、甘草各 10 克，胎发（煅存性）6 克，煅龙骨 4.5 克。

用法 上药共研为细末，撒脐部，外用纱布包好固定之。每日换药 1 次。

适应证

适用于气虚型脐出血。证见面色不华，哭声细弱，唇淡，苔薄白，舌质淡，指纹不显。

方 5

组成 三七 30 克，地榆、小蓟、茜草各 5 克。

用法 共研为极细粉末，取 0.3 克撒于脐部，上用消毒纱布覆盖，再用绷带包扎固定。每日 2~3 次。

适应证

适用于断脐不当或处理脐部不合理而引起的脐出血。

方 6

组成 贯众 30 克，穿山甲（醋制）12 克，蚕茧（焙制去蛹）6 只，珍珠粉 6 克，樟脑 10 克，冰片 3 克。

用法 将上药前 2 味共研为细末，过 6 号筛，再与其余 4 味配研均匀。取本品掺撒患处，消毒纱布覆盖固定，每日 1~2 次。

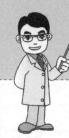

适应证 ■

　　婴幼儿脐炎。

方⑦

组成 枯矾、艾叶炭各等份。

用法 共研为极细末，撒于

脐部，外用消毒纱布敷料覆盖，绷带包扎固定。

适应证 ■

　　适用于断脐不当引起的脐出血。

名医小贴士

　　❶ 保持孩子脐部干燥。新生儿脐带脱落之前，不要把孩子放在水盆中洗澡，最好采用擦浴的方式，因为将脐带浸湿后会导致延期脱落且易致感染。

　　❷ 选择质地柔软的衣裤，减少局部摩擦。新生儿洗澡后涂用爽身粉时应注意不要落到脐部，以免长期刺激形成慢性脐炎。

　　❸ 尿布不宜过长。避免尿湿后污染伤口。有条件可用消毒敷料覆盖保护脐部。同时可以用95%酒精擦脐部，每日4～6次，促进脐带及早干燥脱落。

百日咳

○ **病症简述** ○

　　百日咳是由百日咳杆菌引起的急性呼吸道传染病。其临床特征为阵发性痉挛性咳嗽，伴有深长的"鸡鸣"样吸气性吼声，如未得到及时有效的治疗，病程可迁延数月左右，故称"百日咳"。

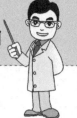

● 原　　因 ●

百日咳杆菌在体外无法存活，所以，很少通过衣物、用具等间接传播，仅能在上呼吸道黏膜中生长繁殖，随同飞沫进行传播，因此患者是唯一的传染源，患者周围约 2 米以内都有吸入病菌的可能。

● 外敷法治疗 ●

方 1

组成 蛇胆川贝散 1～2 支，米醋适量。

用法 调匀如糊状，敷于双手心及肚脐处，敷料包扎，胶布固定。每日 1 次，连续用 5～7 天。

适应证
百日咳。可清热解毒、宣肺止咳。

方 2

组成 麻黄末 1.5 克，面粉 9 克，甜酒适量。

用法 上药共和匀制成饼状，外敷于患者背部肺俞穴，24 小时内敷 2～3 次。

适应证
百日咳。

方 3

组成 冰硼散 1～2 克，百部、黄连、连翘各 6 克。

用法 诸药研末，混匀备用。两岁以下小儿用 1.5 克，3 岁以上用 3 克，以鸡胆汁、米醋调为糊状，于每晚睡前敷于双手、足心，外盖纱布固定，于次日晨起时取下。10 天为 1 疗程，连用 1～2 个疗程。

适应证
用于百日咳。可宣肺止咳。

方 4

组成 新鲜大蒜 1～2 粒。

用法 捣为泥状，置于伤湿止痛膏中心，每晚洗脚后敷于双足心涌泉穴，次日晨起时除去。连贴 3～5 次，可解痉止咳。使

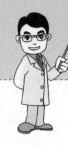

用大蒜贴敷时，宜先在贴敷处涂一层植物油或凡士林、石蜡油，以防局部起疱。

适应证 ■
百日咳。

方⑤

组成 生麻黄6克，黄酒适量。

用法 先将生麻黄捣烂，加入黄酒炒热，趁热敷于两侧肺俞穴，外盖纱布固定，每日1换。7天为1疗程。

适应证 ■
百日咳属风邪袭表型。

方⑥

组成 阿魏（新疆一种独特的药材）1块（约3~6克），关节止痛膏1张。

用法 将阿魏打碎，放置在关节止痛膏中，敷贴于天突穴，每日1换，7天为1疗程。

适应证 ■
百日咳属风邪袭表型。

方⑦

组成 吴茱萸、细辛、葶苈子、檀香、百部各10克，甘遂5克，生大蒜、猪胆汁各适量。

用法 先将吴茱萸、细辛、葶苈子、檀香、百部、甘遂和匀，磨成细粉，装瓶密封。用时每取药粉10克，加生大蒜捣烂如泥，再用猪胆汁调至稠膏状，分别贴于神阙、身柱、涌泉（双）、膏肓（双）等穴，1次贴8~12小时，每日1换，7天为1疗程。

适应证 ■
百日咳属邪郁化热型。

方⑧

组成 百部30克。

用法 上药研为细末，用鸡苦胆汁（或猪苦胆汁）调成药饼，做成2个，分别贴敷于胸部膻中穴和肚脐，外盖塑料薄膜、纱布，胶布固定。

适应证 ■
百日咳。

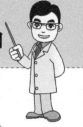

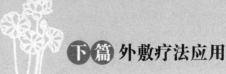名医小贴士

病儿咳嗽时，百日咳嗜血杆菌可随咳出的唾沫传染给他人。因此，患儿必须隔离，以免将病菌传给他人。由于百日咳患儿剧烈咳嗽，机体能量消耗很大，应保证患儿充分的休息，同时避免烟气刺激，以免加重咳嗽。

小儿厌食症

◯ 病症简述 ◯

小儿厌食症是指长期的食欲减退或消失、以食量减少为主要症状，是一种慢性消化功能紊乱综合征，1~6岁小儿多见，且有逐年上升趋势。严重者可导致营养不良、贫血、佝偻病及免疫力低下，出现反复呼吸道感染，对儿童生长发育、营养状态和智力发展也有不同程度的影响。

◯ 原　　因 ◯

小儿厌食症是儿童时期的常见病和多发病，多发于1~6岁儿童，尤以城市独生子女多见。不良的饮食习惯是本病的病因。如经常吃高蛋白高糖的浓缩饮食、饭前吃糖果等零食、进食不定时、生活无规律、气候过热、湿度过高、小儿的情绪变化等，这些都是引起厌食的重要因素。

○ 外敷法治疗 ○

方①

组成 党参、白术、山药、炒神曲、炒麦芽各等份，甘油、醋适量。

用法 上药研细末加甘油、醋调膏，隔日交替贴中脘、神阙。

适应证 ■
小儿厌食症。

方②

组成 白矾、陈醋各适量。

用法 将白矾研为粉末，用陈醋调成糊状，敷于患儿两足底涌泉穴上，每天换药1次，敷至病愈为止。

适应证 ■
虚寒型厌食症。

方③

组成 桃仁、大黄、鸡内金、莱菔子各等份，冰片少许。

用法 上药研末，每次用15~25克，水调糊状，敷双侧内关穴，包扎固定，24小时后去之，隔3天1次，连续3次为1疗程。

适应证 ■
小儿厌食症。

方④

组成 苍术、干姜、莱菔子各10克，肉桂5克，醋适量。

用法 共研细末，用醋调成稠糊状，敷在脐部，用橡皮膏固定。每日1换，连用3~5天。

适应证 ■
小儿厌食症。

方⑤

组成 元明粉3克，胡椒粉1克。

用法 将二药共捣烂，外敷于肚脐孔处，敷料包扎，胶布固定，每日1换，连续5~7天。

适应证 ■
小儿厌食症。

组成 藿香、吴茱萸、山药、车前子各 10 克，木香、丁香各 5 克。

用法 将上药共研细末，温开水调成膏状，做成三角形的药饼敷贴在神阙、天枢、气海穴上，三角形药饼的 3 个角要敷盖在脐两侧的天枢穴和脐下的气海穴上，盖上纱布，再用腰带或纱布固定。每晚睡时敷贴，次日早晨取下。每个药饼可连敷 3 夜，即为 1 疗程。药饼在使用过程中如见有干燥现象可加温水重调。

适应证

小儿厌食症。

食疗方 3 则：

❶ 谷芽、麦芽各 15 克，干鸭肾 1 个，蜜枣 1～2 枚，以 4 碗水煎成 2 碗水，作汤饮服。

❷ 葫芦茶、布渣叶各 10 克，猪肚 1/3 个或牛肚 1/4 个，加蜜枣 1～2 枚，以 4 碗水煎成 2 碗水，作汤饮服。

❸ 苹果 1 个，猪肚 1/3 或 1/4 个，蜜枣 1 枚，以 4 碗水煎成 2 碗，作汤饮服。

遗 尿

◎ 病症简述 ◎

遗尿俗称"尿床"，多见于 3～10 岁小儿，主要表现为夜间熟睡时或白天睡眠中呼之不醒或梦中自遗，醒后方觉。轻者数日 1 次，

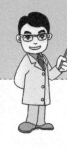

重者每夜必遗或一夜数次。病程持续数日乃至十余年不等。不仅增加小儿精神负担，影响身心健康，而且影响生长发育。

○ 原　因 ○

遗尿的原因有多种，如果是 3 岁以内的小儿，是由于智力发育未全，排尿习惯尚未养成，或因精神刺激、贪玩少睡、过度疲劳引起小便自遗，不属病态。若 3～5 岁以后，仍不能自己控制排尿，应去医院查明原因，然后对症下药。心理性原因引起的遗尿，应该在医生指导下进行训练。

○ 外敷法治疗 ○

方①

组成 葱白、棉花根各 12 克，金樱子 20 克，白胡椒 6 克。

用法 将药物捣烂，调拌芝麻油或蛋清，外敷贴脐中。

适应证
遗尿。

方②

组成 石菖蒲、艾叶、丝瓜藤各 20 克，陈皮 10 克，香附 6 克。

用法 将药物捣烂加热，外敷贴小腹部、腰眼穴等处。

适应证
遗尿。

方③

组成 丁香、肉桂各等份。

用法 上药共研细末，装瓶备用。取药粉 10～20 克，以黄酒（或白酒）调匀后敷于脐部（范围约 5 厘米×5 厘米），外以纱布、三角巾等固定。每日换药 1 次（临睡前敷药）。用药 5～7 日，如不再遗尿，继续巩固治疗 3 日。

适应证
用于遗尿。可温肾止遗。

方④

组成 螵蛸、远志、龙骨、当归、茯苓、党参各 30 克，龟甲 20 克。

用法 上药共研细末，装瓶备用。用时取药末适量，用米醋调为稀糊状，敷于双足心涌泉穴，上盖纱布，胶布固定。每晚换药 1 次，连用 5~7 日。

适应证 小儿遗尿。可调补心肾，固涩止遗。

方⑤

组成 生硫黄 3 克，葱白 1 节。

用法 将 2 味药合捣如膏，睡前将药膏外敷脐上，用绷带固定，或用伤湿止痛膏固定，晨起取下。每晚 1 次，连用 3~5 次。

适应证 下元虚寒型遗尿。

方⑥

组成 生姜 30 克，炮附子 6 克，补骨脂 12 克。

用法 生姜捣泥；附子、补骨脂共研细末，合为膏状，填入脐中，用无菌纱布覆盖固定。

适应证 适用于下元虚寒型遗尿。证见睡中遗尿，醒后方觉，小便清长。虚寒甚者，肢冷畏寒，蜷卧而睡，脉沉迟无力。

方⑦

组成 麻黄 3 克，益智仁、肉桂各 1.5 克。

用法 上药研末备用，每次 3 克，醋调敷脐，36 小时后取下，间隔 6~12 小时再用，连用 3 次后，每隔 1 周用 1 次，连续 2 次巩固疗效。

适应证 小儿遗尿。

方⑧

组成 煅龙骨、五倍子等份。

用法 上药研为末。每晚取

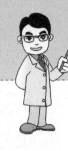

少许，以水调成糊状，涂满脐眼，外用肤疾宁贴膏贴紧，1~2日换药1次，1个月为1个疗程。

适应证 ■

小儿遗尿。

方⑨

组成 黑胡椒粉20克。

用法 取适量填入脐部，外盖伤湿止痛膏。每日更换1次。一般1周后即愈。

适应证 ■

小儿遗尿。如偶有皮肤微热感、便干者，药停即消。

方⑩

组成 公丁香5粒，八角茴香1个，桂圆核1个，益智仁3克，老姜适量。

用法 上药共研细末，用老姜捣汁调成药饼，每晚睡前烘温，敷脐，纱布覆盖，胶布固定，次晨揭去。一般连用5日即愈。

适应证 ■

小儿遗尿。

方⑪

组成 鲜石菖蒲20克，鲜艾叶60克。

用法 上药加食盐适量，共捣烂如泥，贴敷小腹部，外盖塑料薄膜，布带束之。每晚睡前敷用，次晨揭去。一般连敷5次即愈。

适应证 ■

小儿遗尿。

方⑫

组成 硫黄10克，葱白7段。

用法 将上药共捣如泥。取本品睡前敷神阙穴，次晨取下，18日为1个疗程。同时内服胶丸（桑螵蛸、菟丝子各30克，益智仁、女贞子各50克，共研细末，装胶丸，每次6克，每日3次）。

适应证 ■

小儿遗尿。

方13

组成 白及、白芍各10克，白术12克，白矾3克，葱汁适量。

用法 研成细末，用葱汁调为药饼，外敷涌泉穴、关元穴，包扎固定，每晚睡前给药，次晚再换药，连续10次。

适应证

小儿遗尿。

 名医小贴士

食疗方2则：

❶核桃鸡丁：取鸡胸脯肉500克，核桃仁100克，鸡蛋清1个，油、盐、味精、淀粉各适量。将鸡胸脯肉洗净，切成小丁，放入鸡蛋清、淀粉、盐搅拌均匀。将油倒入锅中加热，倒入核桃仁，炸熟后捞出。倒入鸡丁，炒至半熟后放入炸熟的核桃仁翻炒至全熟即可。

❷黑豆糯米饭：取黑豆30克，糯米100克，红糖20克，花生油各适量。将黑豆、糯米洗净浸透。将花生油放入锅中，油热后炒糯米，直至糯米出现黏性。放入黑豆，加适量清水改小火焖熟。出锅时加入红糖拌匀即可。

小儿积滞

○ 病症简述 ○

积滞是指小儿内伤乳食，停聚中焦，积而不化，气滞不行所形成的一种胃肠疾患。以不思乳食，食而不化，脘腹胀满，嗳气酸腐，

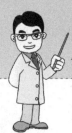
大便溏薄或秘结酸臭为特征。

○ 原　因 ○

引起本病的主要原因为乳食不节，伤及脾胃，致脾胃运化功能失调，或脾胃虚弱，腐熟运化不及，乳食停滞不化。其病位在脾胃，基本病理改变为乳食停聚中脘，积而不化，气滞不行。

○ 外敷法治疗 ○

方①

组成 葱白、胡椒各7粒，生姜12克，鸡蛋1个，酒曲1粒。

用法 将葱白、生姜洗净切碎，胡椒、酒曲研为细末，与鸡蛋混合搅匀，用油煎成药饼，贴于胃脘处，绷带包扎固定，药冷则再煎再贴。

适应证 ■
小儿积滞。

方②

组成 玄明粉3克，胡椒粉5克。

用法 上药拌匀备用，用时直接放于脐中，外盖消毒塑料纸或消毒纱布，用橡皮胶固定。每日换1次。注意防止药物移位或

脱落，否则无效。外敷1~2天即可见效。

适应证 ■
小儿积滞。

方③

组成 铁苋菜15克，生姜、葱白各30克，鸭蛋清1个。

用法 将上药共捣烂，加入鸭蛋清拌匀。外敷脚底心1夜，隔3天敷药1次，连敷5~7次。

适应证 ■
小儿积滞。

方④

组成 桃仁、生山栀各6克，生大黄、杏仁、山楂各5克，皮硝4克，香葱根、面粉若干，红

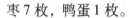

枣 7 枚，鸭蛋 1 枚。

用法 前 6 味药研末，香葱根和红枣（去核）捣烂，并与鸭蛋清、面粉拌匀制成饼状。敷神阙穴 24 小时后取下。

适应证

小儿积滞。

方⑤

组成 葱白、生姜各 30 克，鲜疳积草 15 克，鸭蛋清 1 个。

用法 前 3 味药共捣烂，以鸭蛋清调如糊状，外敷足心 1 夜，隔 3 天 1 次。

适应证

小儿积滞。

方⑥

组成 朱砂、胡黄连各 3 克，公鸡肝 1 个。

用法 先将前 2 味药共研成极细粉，再取未下水洗过的新鲜公鸡肝 1 个，共捣烂如泥状。将患儿囟门上的头发剃光，旋将鸡肝药泥敷上，任其自干自落。通常敷药泥后，热即逐日减退，面色亦逐渐转红，肌肉逐渐转健，待所敷药泥全部自动落尽，病即愈。

适应证

小儿积滞。

方⑦

组成 杏仁、桃仁、山栀、红枣、皮硝各 20 克，葱白 7 根，黄酒 2 滴，蛋清适量。

用法 前 5 味药共研细末备用。每晚睡前取药末 20 克，加葱白、黄酒、蛋清调匀，捏成圆形药饼，敷贴脐部神阙穴，外用纱布固定。翌日晨起除去，连敷 5 次为 1 个疗程。一般使用 1 ~ 2 个疗程。

适应证

小儿积滞。

方⑧

组成 生栀子、丁香各 30 粒，杏仁 9 克，白胡椒 6 克，葱头 7 个，面粉 1 匙，鸡蛋清 1 个，高粱酒适量。

用法 上药研末，用高粱酒

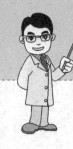

适量，与鸡蛋清一起调匀，以荷叶为托，外敷涌泉穴。

适应证 ■

> 小儿积滞。

方⑨

组成 葱汁、麻油各适量。

用法 将葱汁倒入麻油内，搅匀，以手指蘸油，摩擦小儿手、足心及背部、头面等处。

适应证 ■

> 积滞所致发热。

名医小贴士

喂养小儿时应该注意规律，还要节制，不能一味地让他进食，当小儿的身体健康出现异常时，不要慌张，也不宜立即使用药物，可以先试着这样做：

❶ 控制饮食，禁食肥甘厚味。给服易消化及有营养的食物。

❷ 平时小儿进食定时定量。婴儿随年龄增长，逐渐增加相应辅食。

❸ 保持大便通畅。易便秘者，每日给服蜂蜜 10 ～ 20 毫升。

小儿汗证

◎ 病症简述 ◎

小儿汗证，中医病名，也称作盗汗。是指不正常出汗的一种病症，即小儿在安静状态下，日常环境中，全身或局部出汗过多，甚则大汗淋漓。多发生于 5 岁以下小儿。轻微盗汗的患儿，多数在入睡已深或清晨 5 时许时段或醒觉前 1 ～ 2 小时汗液易出，出汗量较

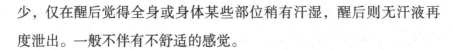

少，仅在醒后觉得全身或身体某些部位稍有汗湿，醒后则无汗液再度泄出。一般不伴有不舒适的感觉。

○ 原　因 ○

中医认为，汗是人体五液之一，是由阳气蒸化津液而来。心主血，汗为心之液，阳为卫气，阴为营血，阴阳平衡，营卫调和，则津液内敛。反之，若阴阳脏腑气血失调，营卫不和，卫阳不固，腠理开阖不利，则汗液外泄。小儿汗证的发生，多由体虚所致。其主要病因为禀赋不足，调护失宜。

○ 外敷法治疗 ○

方1

组成 郁金24克，牡蛎6克。

用法 共研为末，备用。用时取0.3~1.5克，以米汤适量调成膏状，敷于左右乳中穴，用胶布或清凉膏贴好。24小时更换1次，连续外敷3~4日即可，如贴处出现红、痒或起疱流水者，亦可隔日换药1次。

适应证

小儿盗汗。可理气敛汗。

方2

组成 生黄檗、五倍子各等份。

用法 上药共研细末，贮瓶中备用。另备5厘米×6厘米大小的一张医用橡皮膏。施治前先将患儿脐部洗净擦干，然后取药面适量（约将脐窝填满为度），用温开水调药作饼，置于胶布正中，敷于脐内。保留24小时换药，作为1次治疗，并作疗效观察记录。

适应证

小儿汗证。

方3

组成 五倍子、龙骨、朱砂各适量。

用法 上药按2：1：1研粉备

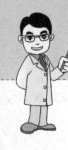
用。随机用药，睡前将患儿脐部擦净，再将药粉与陈醋调成如蚕豆泥团大小敷于脐中，然后用4厘米×4厘米大小的胶布贴在放好药团的脐眼上，胶布中点对准脐眼。每次敷药12小时，3次为1个疗程。

适应证 ■
　小儿汗证。

方④

组成 郁金适量，蜂蜜少许。

用法 上药磨蜜，每晚睡前涂于双侧乳晕上，胶布固定，连续外涂3次。

适应证 ■
　小儿汗证。

方⑤

组成 何首乌、五倍子、黄芪各等量。

用法 将上药研末，过7号筛，加入药用基质，制成每粒含生药1克的锭剂。将脐部洗净拭干，取本品1枚置于脐内，上盖塑料薄膜，外盖纱布并以胶布固定。24小时换药1次。

适应证 ■
　小儿汗证。

方⑥

组成 五倍子1.5克，飞辰砂0.3克。

用法 共研细，将粉用凉开水或温水调成糊状，临睡时敷填肚脐窝（神阙穴），上盖纱布，胶布固定，次晨去掉。

适应证 ■
　小儿汗证。

方⑦

组成 五倍子20克，五味子10克。

用法 上药共研细。取适量用水调成糊状，每晚睡前贴敷脐部，胶布固定。次晨揭去。每日1次。一般3～4次即愈。

适应证 ■
　小儿汗证。

方 8

组成 五倍子、浮小麦、麻黄根各 10 克。

用法 上药共研细。取少许于睡前放脐上，胶布固定。如 1 次未愈，再用几次，直至治愈。

适应证 小儿汗证。

方 9

组成 五倍子 30 克，黄檗 15 克，何首乌 20 克。

用法 上药共研细。取 5 克，用米醋调成糊状，贴敷脐部，纱布覆盖，胶布固定。每日换药 1 次。

适应证 小儿汗证。

名医小贴士

❶ 注意个人卫生，勤换衣被，保持皮肤清洁和干燥，拭汗用柔软干毛巾或纱布擦干，勿用湿冷毛巾，以免受凉。

❷ 汗出过多致津伤气耗者，应补充水分及容易消化而营养丰富的食物。勿食辛辣、煎炒、炙烤食物和肥甘厚味。

❸ 室内温度、湿度要调至适宜。

夜啼

病症简述

夜啼是婴儿时期常见的一种睡眠障碍。不少孩子白天好好的，可是一到晚上就烦躁不安，哭闹不止，人们习惯上将这些孩子称为"夜啼郎"。经常出现夜啼不仅会使孩子睡眠不足影响其生长发育，也十分影响父母的休息。所以，防止孩子夜啼并不是小事。

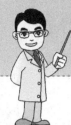

● 原　因 ●

（1）中耳炎或外耳道炎，可诱发耳痛、发烧，使小儿哭闹不止。

（2）寄生虫病，如蛲虫病使小儿肛门瘙痒，难以安睡。

（3）皮肤湿疹，使小儿身体不适而啼。

（4）佝偻病，因缺钙而出现哭闹、多汗、易惊等症。

（5）腹痛，如肠套叠，此时小儿可出现哭闹不安、面色苍白、呕吐等。

（6）机体的某些过敏反应，如荨麻疹，可引起皮肤瘙痒而造成小儿夜啼。

如果能准确地查明病因，对症治疗，病愈后宝宝就能安然入睡。

● 外敷法治疗 ●

方❶

组成 陈茶叶3克。

用法 陈茶叶研极细末，白酒调和，敷患儿脐部，上盖纱布垫，再用绷带包扎固定。每晚换药1次。

适应证
小儿夜啼。

方❷

组成 朱砂0.5克，五倍子1.5克，陈细茶。

用法 将上药共研为极细末，与适量捣烂或嚼碎的陈细茶拌匀，加水少许，捏成小饼状，外敷于肚脐（神阙穴），胶布固定，每晚更换1次。

适应证
小儿夜啼。

方❸

组成 酸枣仁、郁李仁各5克。

用法 将2味药捣烂敷脐，

外用伤湿止痛膏固定，每日换 1
次，连续 3～5 天。

适应证 ■

小儿夜啼。可养肝安神。

方④

组成 朱砂 20 克，炒酸枣仁
10 克。

用法 分别研为细末，和匀，
以 30% 二甲基亚砜适量调成软
膏。每晚取如黄豆大一团，置于
胶布中心，贴于患儿涌泉穴及膻
中穴，每晚换药 1 次。

适应证 ■

小儿夜啼。

方⑤

组成 刘寄奴 20 克，地龙 3
克，甘草、灯心草各 2 克。

用法 将上述药物用 200 毫
升清水浓煎成 30～40 毫升，每
晚睡前 2 小时保留灌肠。一般灌
3～4 次即愈。

适应证 ■

小儿夜啼。可清心除烦、
消食化积。

方⑥

组成 黑丑 50 克，米汤适量。

用法 将黑丑研为细末，以
米汤和药末拌之成糊状，贮存备
用。用时取药糊适量涂满患儿脐
部，外以纱布覆盖，胶布固定
之。每晚于睡前 1 小时涂药，连
续涂药至痊愈为度。

适应证 ■

适用于小儿食积型夜啼。
症见小儿入夜啼哭不休，或定
时夜间啼哭，腹胀，吮乳，舌
质淡红，苔白腻。

方⑦

组成 胡椒 6 粒，艾叶 6 片，
葱白 2 个。

用法 胡椒为末，余 2 药捣
烂入热米饭内，趁有一定温度放
小儿脐孔上，布带扎紧固定。每
日换 1 次，3 日可治愈。

适应证 ■

适用于小儿夜啼，无发烧者。

名医小贴士

预防小儿夜啼应从孕期做起，孕妇应注意饮食清淡，营养均衡，不过食寒凉、燥热之品。哺乳期间要注意保养，少吃辛辣肥腻、不易消化的食物。让孩子保持良好心情，要给宝宝创造一个良好的睡眠环境：室温适宜，安静，光线较暗。盖的东西要轻、软、干燥。睡前应先让宝宝排尿。如果发现孩子穿得太多或经常脸红，要及时给孩子减衣被。

小儿鹅口疮

◎ 病症简述 ◎

鹅口疮多见于周岁内的婴儿或新生儿。多发生在口腔内舌、颊和软腭处，主要表现为牙龈、颊黏膜或口唇内侧等处出现乳白色奶块样的膜样物，呈斑点状或斑片状分布。初起时常在舌面上出现白色斑膜，继而蔓延到牙龈和颊外，周围黏膜充血。发病时口腔有灼热刺疼和干燥感，部分患儿伴有低烧的症状。严重时斑膜可波及咽喉、气管或肠道黏膜，有时可引起发热、呼吸困难或腹泻。

◎ 原　　因 ◎

鹅口疮占新生儿黏膜念珠菌感染的首位。主要与新生儿尤其早产儿、低体重儿的免疫功能低下有关，此外，长期使用广谱抗生素等亦是诱发鹅口疮的重要原因。

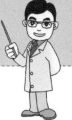

外敷法治疗

方 1

组成 茵陈、黄檗、黄连、生地黄、白术、甘草各等量。

用法 上药一起研细末，用蜂蜜及75%乙醇调成糊状，敷贴脐部；以纱布块覆盖，周围用胶布固定，敷3~4小时揭去，每日敷贴1次，4次为1个疗程。口腔患处先用4%苏打水清洗，再涂以"溃疡散"（泼尼松2.5毫克×3片，维生素 B_2 5毫克×3片，锡类散0.9克，共研成细末）每日6次，4天为1个疗程。

适应证 小儿鹅口疮。

方 2

组成 吴茱萸8克，胆南星、细辛各2克，黄连3克。

用法 上药研为细末，混合均匀，加陈醋适量调成糊状，涂敷于双足，用纱布包扎，12小时后除去。

适应证 小儿鹅口疮。

方 3

组成 吴茱萸5克，食醋适量。

用法 先将吴茱萸磨成细粉，加入食醋调成糊状。临睡前敷于涌泉穴（双），外用胶布固定，次日早晨揭去，每日1换，7天为1疗程。注意如外敷后局部起泡，则必须停用，以防感染。

适应证 小儿鹅口疮。

方 4

组成 六神丸2粒，硼砂3克，玄明粉1.5克，正梅片（即梅片，为龙脑冰片，其质上等，非一般机制冰片）0.3克，朱砂0.9克，人中白3克。

用法 上药共研细。取适量涂敷患处。每日3~4次，直至愈合。

适应证 小儿鹅口疮。

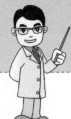

方⑤

组成 黄连、黄檗、栀子各3克，冰片、硼砂各1克。

用法 上药研为细末，取药粉适量，填满肚脐，胶布固定，2天换药1次。

适应证

小儿鹅口疮。

方⑥

组成 大青叶30克。

用法 将大青叶加水适量浸泡后，小火煎至浓汁，冷却后涂敷患处，每日3~5次，7日为1个疗程。

适应证

心脾积热型鹅口疮。

名医小贴士

准妈妈产道有念珠菌感染。白色念珠菌通常寄生在人体的皮肤、肠道及女性的阴道中，如果准妈妈孕前有白色念珠菌阴道炎，那么就要及时治疗。有统计表明，正常新生儿的鹅口疮有99%是出生经过产道时，接触到妈妈阴道附近的念珠菌而造成的感染。

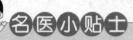

尿布疹

○ 病症简述 ○

尿布疹是发生在裹尿布部位的一种皮肤炎性病变，也称为婴儿红臀，表现为臀部与尿布接触区域的皮肤发红、发肿，甚至出现溃烂、溃疡及感染，稍有轻微的外力或摩擦便会引起损伤。继续发展

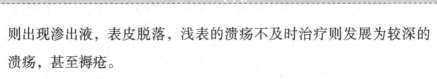

则出现渗出液，表皮脱落，浅表的溃疡不及时治疗则发展为较深的溃疡，甚至褥疮。

○ 原　因 ○

婴儿的皮肤极为娇嫩，若长期浸泡在尿液中或因尿布密不透风而潮湿的话，臀部常会出现红色的小疹子或皮肤变得比较粗糙，称为"尿布疹"或"红屁股"。如果婴儿长时间裹湿尿布或脏尿布，皮肤就会受到刺激，形成尿布疹。

○ 外敷法治疗 ○

方①

组成 川黄连 30 克，川黄檗 240 克，黄芩、炉甘石各 100 克，滑石 120 克，生石膏 50 克，冰片 2 克。

用法 上药碾磨混合，在出疹部位均匀喷洒。每日 2~3 次。

适应证 小儿尿布疹。

方②

组成 密陀僧 5 克，铅丹、煅石膏各 10 克。

用法 上药研匀混匀装瓶备用，用药棉蘸之外扑患处，每日 1~3 次。

适应证 小儿尿布疹。

方③

组成 苦胆草 50 克，当归、黄檗、山烟根、地血各 120 克，樟脑 250 克，凡士林、黄蜡各 500 克。

用法 前 5 味药放在 250 毫升植物油中浸润十天，再熬水直到枯，把药渣去掉，再加入凡士林进行煎熬，在几次沸腾后投入 500 克黄蜡，再下樟脑，进行搅拌，待冷凝成膏状，就可以进行敷抹。1 日 1 换。

适应证 小儿尿布疹。

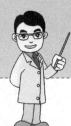
方④

组成 一见喜 50 克，黄檗、当归、生地、紫草各 120 克，植物油 250 克，樟脑 100 克，凡士林、黄蜡各 500 克。

用法 将前 5 味药浸入油中，浸 10 天，再熬枯去渣，加凡士林熬数沸，趁热投入黄蜡 500 克，后下樟脑，搅拌均匀，冷凝成膏，调匀外敷患处，1 日 1 次。

适应证 ■
小儿尿布疹。

方⑤

组成 大黄粉、滑石粉各等份。

用法 将上药研匀，装入纱布袋中备用。先将局部洗浴擦干，取药袋抖撒涂布于患处。每日 2~3 次，连用 2~3 日。

适应证 ■
尿布性皮炎。可清热解毒。

方⑥

组成 川黄连 30 克，川黄檗

240 克，黄芩、炉甘石各 100 克，滑石 120 克，生石膏 50 克，冰片 2 克。

用法 上药研末，装瓶备用，用时在出疹部位撒均匀，每日 2~3 次。

适应证 ■
小儿尿布疹。

方⑦

组成 苍术 3 份，青黛 2 份，黄檗、金银花（炭）各 1 份，冰片少许。

用法 将上药研细末，用棉球直接扑于患处。每日 2~3 次，至愈为止。

适应证 ■
尿布疹。

方⑧

组成 黄连 10 克，冰片、炉甘石、密陀僧各 5 克。

用法 上药共研细末，装瓶备用。先将局部常规洗浴后擦干，再将本散少许撒于患处，每

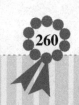

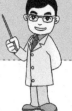

日 2 ~ 3 次，连用 2 ~ 3 日即可。

适应证 ◼

尿布疹。清热解毒，收敛除湿。

方⑨

组成 大黄、黄檗、炉甘石、白矾各 5 克，滑石 20 克，冰片 3 克。

用法 将上药共研细末备用。用药前，先用温水洗净患处再扑药粉。每日用药数次。

适应证 ◼

尿布疹。

方⑩

组成 野菊花、金银花、蒲公英、黄连、黄芩、黄檗各 10 ~ 15 克。

用法 将上药任选 2 ~ 3 味，加水煎汤取汁，湿敷患处。

适应证 ◼

尿布疹有糜烂破溃者。

方⑪

组成 紫草、黄檗各等量，植物油适量。

用法 将上药浸于加热后的植物油中，密封浸泡 3 日备用。用时用棉签蘸药油涂擦患处。每日 1 次。

适应证 ◼

尿布疹。

方⑫

组成 青黛粉、儿茶、黄檗、马齿苋各 9 克，五倍子 1.5 克，冰片 0.9 克，凡士林 125 克。

用法 将上药前 5 味共研细末，再加入冰片同研和匀，然后用凡士林调匀成膏备用。用药前，先用淡白矾水洗净患处。再涂上药膏。每 2 ~ 3 小时换药 1 次。

适应证 ◼

尿布疹。

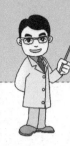

名医小贴士

　　每次换尿布时使用起隔离作用的软膏，它会在宝宝的皮肤上形成一个保护层，来保护宝宝已经不舒服的肌肤不再受到粪便和尿液的侵蚀。选择这类用品时，最好选用那些涂抹后既可以形成保护层，让宝宝受损皮肤表面干净清爽，又能促进受损皮肤修复的产品。

小儿疝气

◯ 病症简述 ◯

　　小儿疝气即小儿腹股沟疝气，俗称"脱肠"，是小儿普通外科手术中最常见的疾病。在胚胎时期，腹股沟处有一"腹膜鞘状突"，可以帮助睾丸降入阴囊或固定子宫圆韧带。有些小孩出生后，此鞘状突关闭不完全，导致腹腔内的小肠、网膜、卵巢、输卵管等进入此鞘状突，即成为疝气，若仅有腹腔液进入阴囊内，即为阴囊水肿。疝气的一般发生率为 1% ~ 4%，男生是女生的 10 倍，早产儿则更高，且可能发生于两侧。

◯ 原　　因 ◯

　　男孩的睾丸是在出生前通过腹股沟管降至阴囊的，随之下移的腹膜则形成鞘状突。若鞘状突在婴儿出生后还没有闭锁，或闭锁不全，反而成为较大的腔隙，腹腔内容物就会从这里突向体表，而形成疝气。又因为右侧睾丸下降比左侧略晚，鞘状突闭锁也较迟，故

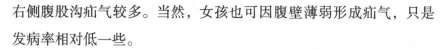

右侧腹股沟疝气较多。当然，女孩也可因腹壁薄弱形成疝气，只是发病率相对低一些。

◎ 外敷法治疗 ◎

方①

组成 白胡椒3克。

用法 研末，分贴双足心涌泉穴及肚脐处，外盖棉花，胶布固定，每日换药2次，连续敷3~5次。

适应证 ■
> 小儿疝气。

方②

组成 蓖麻子7粒，米饭适量。

用法 蓖麻子去壳后加米饭共捣为丸，贴敷于双足心涌泉穴（左疝取右，右疝取左，两疝共取），用纱布、胶带固定，每日换药1次，连续7~10天。

适应证 ■
> 小儿疝气。

方③

组成 丁香3克，白胡椒12粒，吴茱萸、苍术各12克。

用法 上药共研细末，贮瓶备用。每次取药末3~4克，麻油调糊，外敷于肚脐上，覆以纱布、胶带固定，每天换药1次，局部过敏者可间隔1~2日再用，直到痊愈。

适应证 ■
> 小儿疝气。

方④

组成 每丁香适量。

用法 研为细末装瓶备用。每次取药末适量，填满肚脐，用纱布、胶带固定，每2天换药1次，一般4~6次即可见效。

适应证 ■
> 适用于斜疝。

方⑤

组成 花椒30克，大葱7个，全瓜蒌1个，陈醋250毫升。

用法 将上药和匀，白布包

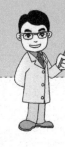
好加水煎熬。熏洗患处，每天1次。

适应证 ■

用于疝气偏坠。

方⑥

组成 香附、蜀椒各等分，新麸皮500克，大青盐粒3粒，陈醋适量。

用法 将上药拌湿炒黄，用消毒纱布包裹，选用患儿命门、天枢、关元、气海、腹股沟等穴或阿是穴处，温热外敷。每日晨5时、午12时、晚5时各1次，1周为1个疗程，2～4个疗程即可。若盘肠气痛甚者加大茴香、

肉桂；气疝少腹疼痛加剧者加橘核、延胡索；狐疝脐突膨胀痛者加升麻、荔枝核。

适应证 ■

小儿疝气。

方⑦

组成 紫苏30克，艾20克，防风15克。

用法 上药煎滚。双脚放脚盆上方熏蒸，待水温后将双脚放入药汤中浸泡。每日用药1次。

适应证 ■

用于小肠气、肾囊坚硬，小便不通者。

名医小贴士

❶ 经常注意观察孩子的腹股沟部或阴囊处是否肿，或是否存在时隐时现的块物，遇有疑问及时请教医生。

❷ 虽然患疝气的较多为男孩，但女孩也会发生疝气。对女孩的疝气更要提高警惕，因为常有卵巢、输卵管进入疝囊。

❸ 婴儿期不要将孩子的腹部裹得太紧，以免加重腹内压力。不要让孩子过早站立，以免肠管下坠形成腹股沟疝。

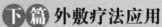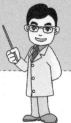
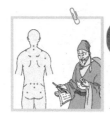

第十二章 ▶

五官科疾病的外敷疗法

结膜炎

● 病症简述 ●

　　结膜炎是结膜组织在外界和机体自身因素的作用下发生的炎性反应的统称，俗称红眼、火眼。中医称结膜炎为天行赤眼，系感受风热毒邪和时行厉气所致。本病发病急剧，多累及双眼，有传染性，常见于春夏暖季。病初患眼有异物感，红赤水肿，痛痒交作，怕热畏光，眼痛流泪，迅即症状加重，眵多胶结，胞睑红肿，白睛红赤或点状、片状溢血。本病外治疗效明显。虽然结膜炎本身对视力影响一般并不严重，但是当其炎症波及角膜或引起并发症时，可导致视力的损害。

● 原　　因 ●

结膜炎的病因可根据其不同性质分为感染性和非感染性：

（1）感染性是由于病原微生物感染所致的结膜炎症。

（2）非感染性以局部或全身的变态反应引起的过敏性炎症最常见，外界的理化因素，如光、各种化学物质也可成为致病因素。

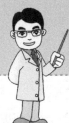

名医**中药外敷**治百病

外敷法治疗

方①

组成 秦皮250克。

用法 加水500毫升，分煎2次，合2次药液，再熬成250毫升，用滤纸过滤。将滤液注入空眼药水瓶内，每支10毫升，滴眼。

适应证 ■

结膜炎。清热解毒，清肝明目。

方②

组成 桑叶、金银花、大青叶、野菊花、薄荷各6克，生甘草5克，木贼草、女贞子各10克。

用法 上药用纱布包裹，加水2000毫升，煮沸半小时，滤汁，倒入盆中，趁热熏洗双眼15分钟。每日2次，每日1剂，一般3～5日愈。

适应证 ■

睑腺炎、角膜炎、睑缘炎、虹膜睫状体炎等。

方③

组成 星子草、鲜桃树尖嫩叶各适量。

用法 把以上药捣烂后做成豆大的药饼，外敷在太阳穴上（左眼患病者敷右侧，右眼患病者敷左侧），并用胶布或纱布固定。一般敷后6～12小时见效。

适应证 ■

用上药的同时，耳穴上取数滴血液效果更佳；上法对结膜出血、沙眼、卡他性结膜炎均有显著疗效。

方④

组成 车前子50克，薄荷10克（均为干品用量）。

用法 水煎2次取汁500～600毫升，待药液凉后用消毒纱布蘸药汁洗患眼，洗时拨开上下眼睑，使药物进入睑、球结膜，每日1剂，每日洗3～5次。

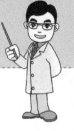

适应证■

结膜炎。

方⑤

组成 金银花、千里光、蒲公英各20克。

用法 将金银花、千里光、蒲公英水煎，取汤过滤后置于瓶内，高压蒸汽消毒，滴眼。每日5次，每次2滴。或取其汤洗眼。

适应证■

急性细菌性结膜炎，疗效显著。

方⑥

组成 桑叶30克，二花15克，野菊花10克。

用法 用500毫升左右水浸泡后煎沸15分钟左右，先以蒸汽熏患处，待药液温度适宜时洗患处。1天3次。一般1~3天即可治愈。

适应证■

结膜炎。

方⑦

组成 胖大海2个。

用法 井水浸泡开后捣烂，每晚睡前外敷眼睛上，每晚1次，连用3晚。

适应证■

结膜炎。

方⑧

组成 冰片、黄连各适量。

用法 上药按3∶1的比例研成极细末备用。用细竹签或绣花针尾蘸凉水粘药末少许点入眼睑内，然后让患者闭眼片刻，并不停地转动眼球。每天3次。一般2~4天即可治愈。

适应证■

结膜炎。

方⑨

组成 猪胆汁、精盐、蜂蜜各少许。

用法 将上药加凉开水少许，调匀，消毒备用。每日滴眼数次。

适应证 ■

急性结膜炎。

方⑩

组成 黄檗 9 克，人乳汁
适量。

用法 将黄檗捣碎，用人乳汁浸透，取汁点眼内。每日 3 ~ 5 次。

适应证 ■

急性结膜炎。

方⑪

组成 决明子（炒、研）不拘量，茶叶 6 克。

用法 将茶叶煎汁，与决明子调和，涂敷于两侧太阳穴，药干再换敷，每日数次。

适应证 ■

急性结膜炎。

方⑫

组成 黄连、绿茶各适量。

用法 将黄连研细，茶叶加水煎汁，用茶叶汁调和如厚糊，

涂敷于患处。每日数次至病愈。

适应证 ■

结膜炎导致的目赤红肿。

方⑬

组成 黄檗 30 克，菊花 15 克，水 500 毫升。

用法 将上药加开水浸泡 2 小时，用纱布过滤，用药液外涂或洗眼，每次约 10 分钟。每日 2 次，连用 1 ~ 2 日或病愈停用。

适应证 ■

结膜炎。

方⑭

组成 黄连 30 克，黄檗、生地黄、当归尾各 60 克，紫草 90 克，香油 1000 毫升，黄蜡 180 毫升。

用法 先将前 5 味药入香油中浸泡 4 小时，然后将药和油倒入铜锅内，用慢火煎沸至药焦为度，以纱布滤去药渣，把煎好的药油倒入先放有黄蜡的净瓷缸里，冷却后即成紫红色的软膏。

取软膏外敷患处，每4小时换药1次。

适应证 ▪

急、慢性结膜炎。可清热凉血，活血止痛。

方⑮

组 成 黄连15克，黄芩24克，黄檗30克，大黄、黄丹各60克，薄荷120克。

用 法 上药共研细末，用葱汁、浓茶水调成糊状备用。敷两侧太阳穴及眼眶。如干，以茶水润之。

适应证 ▪

主治暴发火眼、红肿热痛。有清热泻火、疏风消肿的功效。

方⑯

组 成 代赭石2份，生石膏1份，麝香少许，蜂蜜适量。

用 法 将前2味药共研细末备用。用时每取10克以蜂蜜调匀成软膏，加麝香少许拌匀，贴敷于太阳、内关、背部阿是穴（阳性反应点）上，并包扎固定，每日换药2次。

适应证 ▪

急性结膜炎。可清热降逆，消肿止痛。

方⑰

组 成 鲜嫩桑叶、薄荷（鲜）、野菊花各等份，人乳适量。

用 法 上药共捣烂如泥状，加人乳调和成软膏状备用。取膏均匀涂于纱布上或直接取膏，贴敷患眼，每日2~3次。

适应证 ▪

红眼病（结膜炎）。可疏风泄热，解毒消肿。

睑腺炎

◯ 病症简述 ◯

睑腺炎是化脓性细菌侵入眼睑腺体而导致的急性炎症，因疖肿形似麦粒，故也称麦粒肿。按其发病部位不同分为外睑腺炎与内睑腺炎，睫毛毛囊或其附属的皮脂腺或汗腺被感染者称外睑腺炎；睑板腺被感染者称内睑腺炎。上下睑均可发生，但以上睑多见。病情轻者经数日后可自行消散，重者则痛剧成脓，脓出始愈。好发于儿童及青年人。

◯ 原　因 ◯

睑腺位于睑组织的深部，开口于睑缘处，它的感染多由于葡萄球菌通过睑腺在睑缘的开口处进入腺体，引起炎症，溃疡性睑缘炎是这种感染的诱因。当身体抵抗力降低、营养不良、屈光不正时也容易发生睑腺炎。

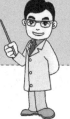

外敷法治疗

方①

组成 生草乌 25 克，生天南星 20 克，生半夏 45 克，生栀子、大黄、黄药子、樟脑（研末）、白芷各 50 克，丹参 75 克，白蚤休、荔枝草各 100 克，凡士林 300 克。

用法 将上药除樟脑粉外共研为细末，过 7 号筛，取凡士林在水浴锅内加热熔化，投入药末搅拌均匀，待温度降至 60℃ 左右时，加入樟脑粉搅拌均匀，装瓶备用，用时取药膏适量涂在患处，每天换药 1~2 次。

适应证 适用于睑腺炎、颌面炎症。有明显伤口及化脓溃烂者慎用，孕妇忌用。

方②

组成 川大黄 90 克，木香 30 克，玄参、白蔹、射干、芒硝各 60 克。

用法 以上诸药共研为散，以鸡子清调和如膏状。敷贴眼睑长针眼处，药干即换之。

适应证 适用于睑腺炎的各个时期。川大黄、芒硝解毒消痈，用于热毒疮疡、暴赤眼痛、口舌生疮、齿龈肿痛等。

方③

组成 熟地黄、生天南星各 10 克。

用法 先将熟地黄切成蚕头大 1 块，蘸满生天南星末，贴敷患侧太阳穴（眉梢与外眼角连线中点，向后约 1 寸凹陷处），胶布固定。每 2 日更换 1 次，一般 1~2 次愈。

适应证 睑腺炎。

方④

组成 生大黄。

用法 生大黄用温水浸泡片

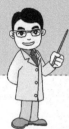
刻至变软，临睡前平敷患眼上，外以布包，以防脱落，次日启布去大黄。每日 1 次，连用 3 ~ 5 次。

适应证 ■

睑腺炎初起。

方⑤

组成 土大黄叶、臭灵丹各 50 克，鬼针草 30 克。

用法 将上药洗净分成 2 份，1 份加水煎煮，过滤，取滤液熏洗患部。另 1 份捣烂如泥，外敷患部，每日 2 次。

适应证 ■

睑腺炎。

方⑥

组成 龙胆草、生大黄、黄檗、黄芩、知母、甘草、金银花各等份，榆皮粉适量。

用法 上药共研细末，加入榆皮粉 20% 拌和，装瓶备用。取药末适量，用冷开水调成糊状，涂 1 层于纸上，贴在患处，7 ~ 8

小时换药 1 次。

适应证 ■

主治睑腺炎尚未破溃者。

方⑦

组成 鲜鸭跖草 50 克。

用法 洗净，在乙醇灯上烘烤一端，另一端流出清亮的液汁，贮瓶备用。用药液滴入眼内 2 滴，闭目 10 分钟。每日 3 ~ 4 次，一般 2 日即愈。

适应证 ■

睑腺炎。

方⑧

组成 如意金黄散 30 克，凡士林 70 克，无水羊毛脂 10 克，冰片（或樟脑）2 克，95% 乙醇少许。

用法 将凡士林、无水羊毛脂加热熔化，速将如意金黄散兑入搅匀，继将冰片（或樟脑）用 95% 乙醇溶化后兑入再搅匀，待冷即成。将患眼结膜囊内先涂抗生素眼膏以保护角膜不受刺激，

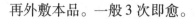

再外敷本品。一般 3 次即愈。

适应证 ■
睑腺炎。

方⑨

组成 新鲜芙蓉花 6 克，鲜薄荷 3 克。

用法 将芙蓉花、薄荷调和均匀，捣烂成泥，外敷于患处，外盖纱布，用胶布固定好。每日 1 换，3 日为 1 个疗程。

适应证 ■
睑腺炎。

方⑩

组成 生天南星、生地黄各等份。

用法 上 2 味共研细末备用。取药粉撒在普通膏药中间，再将膏贴在左右太阳穴上，每日换药 1 次。

适应证 ■
睑腺炎。可解毒、凉血、消肿。

方⑪

组成 千里光 100 克，桑叶 60 克。

用法 水煎外洗，每日 2 次。

适应证 ■
睑腺炎。

方⑫

组成 桑叶、野菊花、金银花各 15 克，赤芍 10 克。

用法 上方水煎后过滤去渣，趁热熏洗患眼，每日 2~4 次。

适应证 ■
睑腺炎。

方⑬

组成 食盐适量。

用法 研成细末，患者仰卧，将盐放到脐内，以填满并隆起为度，上面盖一小纸片或小布片，再用橡皮膏固定。每日 1 换。

适应证 ■
睑腺炎。

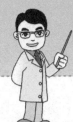

方⑭

组成 黄连3克。

用法 用50毫升沸水浸泡10~

15分钟外洗患处，每日3~4次。

适应证 ■

睑腺炎。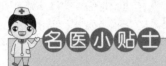

 名医小贴士

偏方2则：

❶ 防风散结汤（加减）：防风、陈皮各8克，白芷、前胡、黄芩、花粉、赤芍、浙贝母各10克，元参12克，桔梗6克。水煎服，每日1剂，日服2次。

❷ 清茶油膏：生清油、茶叶末各适量。用等量生清油与茶叶末调为糊膏，装入瓷罐备用，挑清油膏涂于纱布上贴于眼睑病灶处固定，热敷每日3次，每次20分钟。

沙 眼

◎ **病症简述** ◎

沙眼，祖国医学谓之"椒疮""粟疮"，是一种流行比较广泛的慢性传染性眼病。沙眼是由沙眼衣原体引起的，因其在睑结膜表面形成粗糙不平的外观，形似沙粒，故名沙眼。本病病变过程早期结膜有浸润，如乳头、滤泡增生，同时发生角膜血管翳；晚期由于受累的睑结膜发生瘢痕，以致眼睑内翻畸形，加重角膜的损害，可严重影响视力甚至造成失明。

● 原　因 ●

沙眼多因脾胃积热、风邪外束以致气血瘀滞、壅积眼睑所致。现代医学认为是病毒侵入睑膜而引起。眼睑有少数颗粒，多在外眦部分，或伴眼痒，眼易疲劳以及少量黏液。

● 外敷法治疗 ●

方 1

组成 白矾 10 克，龙胆草 15 克，枯矾、杏仁、乌梅各 5 克，菊花 100 克。

用法 水煎去渣，每日熏蒸洗眼 6 次以上，15 日为 1 个疗程。

适应证 ■

清利肝胆湿热，明目退翳软坚。主治沙眼，眵多，目痒等。

方 2

组成 白芷、海螵蛸、冰片、苦矾、红花各 1 克。

用法 将上药研成细末后每日 2~3 次少量放入眼内。

适应证 ■

对沙眼、急性结膜炎、白内障、睑腺炎等病疗效显著。

方 3

组成 密蒙花 50 克，木贼 40 克，黄檗 25 克。

用法 药加水浸过药面，用小火煎 30 分钟。熏洗眼睛，每日 1 剂，日用 2 次。

适应证 ■

沙眼。

方 4

组成 红花、冰片各 1 克，黄连 5 克。

用法 将上药放入 500 毫升氯化钠中浸泡 72 小时，每日滴眼、洗眼 3~6 次。

适应证 ■

对急慢性结膜炎、沙眼、电光性眼炎、红眼病等疗效最佳。

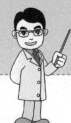
方⑤

组成 红花、当归、黄连、黄檗、黄芩各 10 克，蒲公英 30 克，冰片 3 克。

用法 将上药研成细末，放入 200 毫升水中，煎 3~5 分钟后热敷眼，每日 2~3 次。

适应证

对睑腺炎、急性结膜炎、沙眼、眼红肿等病疗效显著。

 名医小贴士

沙眼患者的饮食调理：

❶ 吃具有明目作用的食物，如枸杞、香蕉、桑葚等。

❷ 多吃新鲜的水果和蔬菜。富含维生素 A 的食物对眼睛有益，维生素 A 还可以预防和治疗眼干燥症。长期缺乏维生素 A 时，每天应该摄入足够的维生素 A，以消除眼睛的疲劳。

❸ 不能吃辛辣刺激性食物，如辣椒、生姜、火烤的食物等。忌油腻食物，如肥猪肉、肥牛腩等。

耳 鸣

 病症简述

耳鸣是听觉功能紊乱而产生的一种症状。耳聋是指听觉功能减退或丧失，轻者为重听，重者为耳聋。耳鸣常与高血压、神经衰弱或经常与药物中毒、巨大声音的震动引起鼓膜缺损有关。耳鸣分为生理性耳鸣和病理性耳鸣。

生理性耳鸣：在正常情况下，当人体处于极其安静的环境时，

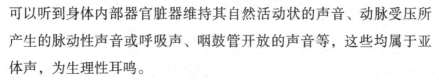

可以听到身体内部器官脏器维持其自然活动状的声音、动脉受压所产生的脉动性声音或呼吸声、咽鼓管开放的声音等，这些均属于亚体声，为生理性耳鸣。

病理性耳鸣：任何外界机械性、噪声性、中毒性、感染性、变态反应性、药物耳毒性及全身疾病等病因所引发的耳鸣均属于病理性耳鸣的范畴。

◎ 原　因 ◎

中医认为，本症是由肾气虚弱、元精失固引起的。但现代医学认为，大部分耳鸣是我们的精神因素导致的，如长期的精神紧张、压抑、过度劳累等情况，导致耳鸣的出现。其他一些全身性疾病也能引起耳鸣：自主神经紊乱、脑供血缺乏、中风前期、高血压、营养不良等。主要原因是随年龄的增长，听觉神经系统的退行性变。血管性疾病也会发生耳鸣，如来自静脉的耳鸣多为嘈杂声，来自动脉的耳鸣与脉搏的搏动相一致。

◎ 外敷法治疗 ◎

方①

组成 葛根 50 克，柴胡、沙参各 25 克，黄芩 10 克，石菖蒲、香附各 12 克，甘草 8 克。

用法 水煎服，每日 1 剂，10 天为 1 个疗程。药渣可用布包后蒸热捂患耳，每次半小时。

适应证 ■
耳鸣。调理少阳，开窍益聪。

方②

组成 鲜黄花鱼的鲀石 10 块，冰片 1 克。

用法 上药共研极细粉。取少许放在细竹管一端，对准耳孔轻轻吹入。每日 1 次，可迅速改善症状。

适应证 ■
耳鸣。

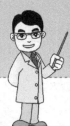
方③

组成 生草乌 15 克，75% 酒精 50 毫升。

用法 将生草乌浸泡于酒精中，1 周后滴用。每日滴患耳 1～2 次，每次滴 2～3 滴。

适应证 ■

神经性耳鸣。本方对 45 岁以下的患者效果较好，切不可内服。

方④

组成 生地黄 30 克，杏仁（水浸去皮尖）、巴豆（去皮）、食盐、乱发灰各 15 克。

用法 上五味，捣烂如膏。捻

如枣核塞入耳道，每日 1 次。当有黄水出，即去药。

适应证 ■

适用于耳鸣。全方具有补肾养血，祛痰开窍之功。

方⑤

组成 取麝香 1.5 克，全蝎 14 个，薄荷叶 14 张。

用法 先将麝香研细，全蝎焙干研细，混合均匀，滴水捏作挺子，用薄荷叶包裹，分作 14 份，备用。每次取一份塞入耳内，屡用有效。

适应证 ■

适用于耳鸣。

名医小贴士

经常听听悦耳的音乐，不仅能掩蔽耳鸣，还能转移注意力，愉悦身心。音乐的选择以轻音乐为宜，爵士乐或摇滚乐不适合，音量不宜过大。条件允许者，可在医生的指导下选配专门的耳鸣掩蔽仪。另外，找到一个新的"兴奋点"，分散注意力，对治疗耳鸣也很有帮助。

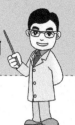

中耳炎

病症简述

中耳炎是累及中耳（包括咽鼓管、鼓室、鼓窦及乳突气房）全部或部分结构的炎性病变，好发于春冬两季，包括非化脓性以及化脓性两种，其中非化脓性中耳炎也称为卡他性中耳炎，而化脓性中耳炎有急性与慢性之分。在中医上认为，中耳炎的发病是由于体内肝胆湿热、（火）邪气盛行导致的，故又称为"耳脓""耳疳"。

原　因

患中耳炎的主要原因是中耳部位受到金黄色葡萄球菌、乙型溶血性链球菌和肺炎双球菌等细菌或病毒感染，病原体及分泌物很容易经过咽鼓管进入中耳引起炎性病变，常在6个月的宝宝以及7岁的儿童之间发病。中耳炎可发生在一侧耳朵，亦可同时发生在两侧耳朵。

外敷法治疗

组成 紫草、苦参各100克，香油1000毫升，冰片12克，枯矾6克。

用法 将上药前2味放入香油内浸泡24小时，加热炸枯呈黑黄色，过滤后再将后2味的混合细粉搅匀备用。先以3%过氧化氢洗净耳内脓液，取本品滴入耳内，每次1～2滴，再用消毒棉签蘸本品适量塞入耳内，最后用药棉堵塞外耳道。每日1次，

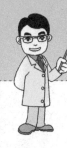
3日为1个疗程。

适应证 ■

化脓性中耳炎。

方②

组成 鲜鱼腥草30克。

用法 将鱼腥草洗净晾干，捣成泥状，置于干净的布袋内拧汁。用汁滴耳，每次5滴，每日3～4次。

适应证 ■

中耳炎。在没有鲜鱼腥草时用糖衣鱼腥草片研粉吹入耳内亦有效。

方③

组成 穿心莲粉、猪胆汁粉各0.3克，枯矾0.6克。

用法 上3味药，各研极细，混匀。先以棉签清除耳中脓液，再将少许吹入耳内，每日1次。

适应证 ■

中耳炎。治耳内流脓，或黄或红，或有臭气。

方④

组成 蜈蚣2条（干、鲜均可）。

用法 加适量乙醇（70%）浸泡半个月，过滤，密封。用棉签蘸取药液少许，捻耳内。每日1次，直至治愈。

适应证 ■

本方对中耳炎流脓日久而不愈者效。

方⑤

组成 田螺适量。

用法 将田螺洗净外壳，放置清水中吐尽污泥。用时先用生理盐水或双氧水反复擦干耳内脓液，剪开田螺尾部，使之成漏斗状，对准患耳的外耳道，用物刺激螺盖，使螺体收缩，螺尖流出清凉黏液使之滴入耳内，滴数不限。每日1次。

适应证 ■

治中耳炎。有清热利湿的功效。

方⑥

组成 栀子、黄连、苍术、金银花各 12 克，雄黄 15 克，米醋 500 毫升。

用法 上药共置瓶中，暑天晒半个月，取其澄清液。用药液滴入耳内 3 滴。每日 2 次，一般 10 日即愈。

适应证

雄黄为含硫化砷的矿石，有毒。操作时应掌握剂量，慎防入口，外用亦不可过度，终病即止。

方⑦

组成 青黛粉 60 克，冰片 12 克，薄荷脑 2.4 克。

用法 将上药共研为细末，混合密闭保存备用。用时先用过氧化氢溶液洗净外耳道脓液，把纸卷成筒状，将药粉吹入穿孔处。每日吹药 1 次。

适应证

化脓性中耳炎。

方⑧

组成 新鲜蒲公英适量。

用法 洗净后用手揉烂，挤取其汁。先用消毒棉签将患耳内的脓汁擦净，再将蒲公英汁滴入患耳内，每次 2~3 滴，每日 3 次。连治 2~3 日。

适应证

化脓性中耳炎。

名医小贴士

偏方 1 则：黄连 10 克，冰片 1 克。先研磨黄连，然后加冰再研匀，装瓶。用时，先按常规消毒（用 3% 双氧水或生理盐水或浓茶水，清洗外耳道脓液和药痂，并用清洁药棉擦干）。用麦、草管或小纸管将药末吹入耳内，每日 2~3 次，一般 3~5 天见效。本方治疗急、慢性化脓性中耳炎。

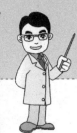
 突发性耳聋

◯ 病症简述 ◯

突发性耳聋也叫作"特发性突发性聋"，在平时我们会简称为"突发性聋"或"突聋"，指的是突然之间发生的，而且病因不明的感音神经性听力损失。它的主要临床表现是单侧听力下降，可伴有耳鸣、耳堵塞感、眩晕、恶心、呕吐等。

◯ 原　因 ◯

突发性聋的病因不明，很多致病因素都可能导致突发性聋，目前获得广泛认可的主要有病毒感染学说、循环障碍学说、自身免疫学说以及膜迷路破裂学说等。中医认为突发性聋多为气滞血瘀，耳部经络被瘀血所阻塞，清阳之气不能上达于耳窍，使得耳部的正常生理功能减退，从而发生了耳鸣、耳聋等。

◯ 外敷法治疗 ◯

方①

组成 丹参（洗）、白术、川芎、附子（去皮脐）、蜀椒（去目炒出汗）、大黄、干姜、巴豆（去皮心）、细辛（去苗叶）、肉桂（去粗皮）各15克。

用法 上10味药切碎，以醋渍一宿，熬枯去渣，用猪脂炼成

1500克，同置银器中，微火熬成膏，倾入瓷盒中待凝，绵裹如枣核大，塞耳中。每日换药1次。

适应证

风聋（神经性耳聋等）。

方②

组成 石菖蒲、当归（切焙）、细辛（去苗叶）、白芷、附

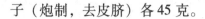

子（炮制，去皮脐）各45克。

用法 上5味药以微火煎，候香，滤渣，倾入瓷盒中，待凝，绵裹枣核大，塞耳中。每日换药1次。

适应证

风聋（神经性耳聋等）。

方③

组成 磁石30克，朱砂2～3克，吴茱萸15～20克，食用醋适量。

用法 将上3味药共研细末，用食醋调为膏状摊于两块干净的白布上备用。将患者双足用温水洗净拭干，用双手掌交叉搓摩两足心，搓5～10分钟，待两足心发热后迅速将备好的药敷于双足涌泉穴上，外用绷带或胶布固定。每晚治疗1次，每次敷药6～8小时，每7日为1个疗程。1个疗程未愈者可继续治疗，如2个疗程无好转可改用他法治疗。

适应证

耳聋。

方④

组成 雄黄、硫黄各等份。

用法 上药研成细末。将药放入耳中，再用棉球塞入耳中。每日换药1次。

适应证

耳聋。

方⑤

组成 毛桃仁、巴豆仁各2粒，生地黄3克，细辛1克。

用法 先将毛桃仁用开水浸泡，剥去壳衣后与巴豆捣烂如泥，用草纸数层包裹，置微火上烘热数次，将油吸去。再与生地黄、细辛同捣为泥，做成两个小锭，以针将锭穿透备用。将药锭用脱脂棉花薄裹，塞在两耳孔内。每日换药1次。

适应证

耳聋。

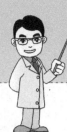

名医小贴士

针灸法治疗突发性耳聋法：

主穴：翳风、风池、听宫、听会。

配穴：肾俞、外关、百会。

主穴每次取2穴，可轮用。配穴据症酌加1~2穴。先以右手拇指尖由轻而重按压患侧之主穴，至患者有酸胀感。再用1.5~2.0寸毫针，由风池穴向目外眦方向直刺进针约1.5寸，翳风向耳门方向斜刺深约1.5寸，听宫或听会垂直刺入1.0~1.2寸，以耳内有强烈针感为度。配穴，百会刺入2针，成"十"字形，余穴两侧均取，常规针法。

 鼻窦炎

病症简述

鼻窦炎是鼻窦黏膜的非特异性炎症，正确的名称为副鼻窦炎，为一种鼻科常见多发病。鼻窦共有四组：上颌窦、筛窦、额窦和蝶窦，均可发生鼻窦炎。各窦可单独发病，也可形成多鼻窦炎或全鼻窦炎。临床表现主要有：黄鼻涕、前额部肿痛、不舒适感、昏沉感、鼻塞。可能有全身症状。发热或寒战提示感染已扩散至鼻窦以外。鼻腔黏膜常充血、红肿，黄绿色脓性分泌物多。

原　因

目前认为鼻窦炎的发病主要是由于各种原因引起的窦口阻塞导

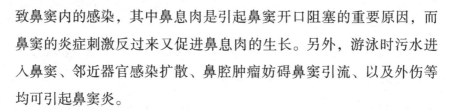

致鼻窦内的感染，其中鼻息肉是引起鼻窦开口阻塞的重要原因，而鼻窦的炎症刺激反过来又促进鼻息肉的生长。另外，游泳时污水进入鼻窦、邻近器官感染扩散、鼻腔肿瘤妨碍鼻窦引流、以及外伤等均可引起鼻窦炎。

外敷法治疗

方①

组成 鱼腥草、鹅不食草、瓦松各 15 克，冰片 1 克。

用法 先将鱼腥草、鹅不食草、瓦松和匀，磨成细粉，再加入冰片调匀，装瓶备用。用时取药粉少许搐鼻，每日 2～3 次，7 天为 1 疗程。

适应证 ■
适用于肺经风热型鼻窦炎。

方②

组成 金银花、白芷、川芎、辛夷花、黄芩各 15 克。

用法 将药材放入较大水杯内（500～800 毫升），用开水冲泡，然后将水杯盖严。5 分钟后打开杯盖，杯口周围用手捂严，中间留出空隙，将鼻孔对准空隙处，取其热气熏鼻，间断深吸气，将气雾吸入鼻腔内，待无热气蒸发后停止治疗。一般熏 10 分钟左右，每日 2 次，7 日为 1 个疗程。

适应证 ■
急慢性鼻窦炎。宣通肺络，消炎止痛。

方③

组成 鱼脑石 6 克，细辛、白芷、白豆蔻、丁香各 3 克，明雄 2 克，冰片 1 克。

用法 上药分别研细，混合。用棉球蘸取药粉少许，塞入 1 只鼻孔。每日 3 次，左右鼻孔交替，直至治愈。

适应证 ■
鼻窦炎。

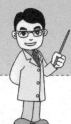
方④

组成 苍耳子（捣）、白芷、辛夷花各 60 克，芝麻油 500 毫升，液状石蜡油 1000 毫升。

用法 前 3 味与油置锅内浸泡 24 小时，加热，炸黑黄色捞出，再下余 2 味搅匀，冷却后过滤，分装滴瓶内，每次滴 1~2 滴，每日 1~2 次。

适应证 ■

急慢性鼻窦炎。本方具有退热止痛、芳香通窍之功。

方⑤

组成 鹅不食草 50 克，白芷、羌活各 20 克，薄荷、辛夷花、川芎、防风、香五加皮各 15 克，细叶香薷 30 克，樟脑、橘皮、冰片各 10 克。

用法 上药研粗末，装入布袋内，放置于患者枕旁，1 月 1 换，共需 3 个疗程。

适应证 ■

急慢性鼻窦炎。

方⑥

组成 丝瓜叶 30 克，冰片 3 克。

用法 先将丝瓜叶磨成细粉，再加入冰片调匀，装瓶备用。用时取药粉少许搐鼻，每日 2~3 次，7 日为 1 个疗程。也可将鲜石菖蒲捣烂取汁，调药粉成条状塞鼻。

适应证 ■

胆腑郁热型鼻窦炎。

方⑦

组成 苍耳子 15 克。

用法 择净，加入清水 100 毫升，煮沸，先熏蒸双鼻孔，待药物温度下降时，以消毒棉签蘸药液擦鼻腔，每日 2 次，2 日 1 剂，连续 1~2 月。

适应证 ■

鼻窦炎。

方⑧

组成 薄荷、苍术、藿香、白芷、川芎各 20 克。

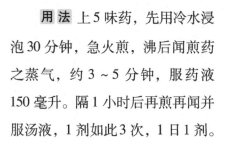

用法 上5味药，先用冷水浸泡30分钟，急火煎，沸后闻煎药之蒸气，约3~5分钟，服药液150毫升。隔1小时后再煎再闻并服汤液，1剂如此3次，1日1剂。

适应证 ■
上颌窦炎。

方⑨

组成 苍耳子、辛夷花、白芷、细辛、鹅不食草、薄荷、金银花各等量。

用法 上药择净，研为细末，装瓶备用。使用时每次取药物10克，置于沸水中拌匀，乘热熏蒸双鼻孔，每日2次，每次10~30分钟，连续2月。

适应证 ■
鼻窦炎。水煎取汁熏蒸亦可。

方⑩

组成 辛夷花、杭菊花、苍耳子各10克。

用法 加入清水100毫升，浓煎取汁，置于滴鼻瓶中滴鼻，每次每侧2~3滴，每日2次，连续1~2月。

适应证 ■
鼻窦炎。

方⑪

组成 冰片、细辛各3克，丝瓜络24克。

用法 共研细末，装瓶备用。使用时先将鼻涕去除，或事先行体位引流，再取药末适量，以纸筒纳药末吹鼻，每日2次，连续2月。吹鼻法使用时要屏住呼吸，以免吸药末引发呛咳，或喷嚏时将药物呼出。

适应证 ■
鼻窦炎。

方⑫

组成 辛夷（取心去壳）、豆蔻仁各3克，川黄连6克。

用法 将上药研为细末，装瓶备用，勿泄气。以消毒药棉裹之塞入患侧鼻孔中。

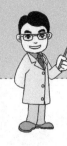
适应证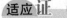

副鼻窦炎，急性鼻黏膜炎，慢性肥厚性鼻炎，嗅觉迟钝或消失。

方⑬

组成 炒山栀 30 克，冰片 10 克。

用法 择净，研为细末，装瓶备用。使用时每次取药末少许，用纱布包裹，或用消毒棉球用冷开水浸湿后蘸药末塞入患侧鼻孔，并留一线头在外，以便取出棉球。每日 2 次，每次 20 ~ 30 分钟，连续用 2 个月。

适应证 ▪

鼻窦炎。

方⑭

组成 大黄适量。

用法 研为细末，装瓶备用。使用时每次取药末 5 ~ 10 克，用米醋或清水适量调为稀糊状，外敷于双足心涌泉穴及肚脐孔处，纱布包扎，胶布固定，每次贴敷 24 小时，每日 1 次，连续 1 ~ 2 月。此法上病下取，引热下行，有一定疗效。

适应证 ▪

鼻窦炎。

 名医小贴士

鼻窦炎的饮食保健要点：

❶ 适量摄入新鲜水果和蔬菜，以补充维生素 C 和生物类黄酮。

❷ 适量摄入贝类和坚果，以补充锌。

❸ 适量摄入全谷类和豆类，以补充维生素 B。

❹ 适量摄入葵花子、种子油，以补充维生素 E。

❺ 适量摄入具减充血作用的草药和调味品，例如接骨木花、麝香草和大蒜、洋葱。

过敏性鼻炎

病症简述

变态反应性鼻炎简称变应性鼻炎，一般又称过敏性鼻炎，是发生在鼻黏膜的变态反应，也是呼吸道变态反应常见的表现形式，有时和支气管哮喘同时存在。本病发病率在近20年有显著增加趋势，在发达国家尤其如此。发病人群以青壮年为主，但现在发现儿童患者也较常见。虽然发病率在性别上无显著差异，但女性激素可加重变态反应。包括季节性鼻炎和常年性鼻炎。虽然变应性鼻炎不是一种严重疾病，但影响患者的日常生活、学习以及工作效率，并且造成沉重的经济负担，可诱发支气管哮喘、鼻窦炎、鼻息肉、中耳炎等，或与变应性结膜炎同时发生。

原　因

变应性鼻炎常与接触变应原有关。近来研究表明，遗传和环境亦是变应性鼻炎的重要因素。

（1）变应原：变应原作用于个体主要有三种方式：①吸入变应原：室内变应原主要有尘螨、动物皮毛或来源于植物的过敏原等；室外变应原包括花粉和真菌等。②食入变应原：常见者如牛奶、鸡蛋、肉类、鱼虾及其他海味和某些药物等。③直接接触变应原：如化妆品、肥皂、油漆及某些外用药液。

（2）遗传因素：变态反应性疾病是一个慢性发展过程，与遗传有关。从临床角度看，变应性鼻炎患者常伴有明显家族史。

（3）环境因素：室外污染主要来源于机动车和大气污染成分，如臭氧、氮氧化物等。室内污染主要有甲醛、甲苯等。

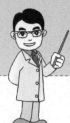
○ 外敷法治疗 ○

方①

组成 白芥子2份，延胡索、甘遂、白芷、细辛、制川乌、制草乌各1份。

用法 将上药研粉，过80目筛，用生姜汁调匀成糊状；取适量摊于3厘米×3厘米纱布上，药糊直径为2厘米，于表面撒上一薄层肉桂粉。敷贴肺俞、膏肓、肾俞（均双）、大椎、膻中穴，胶布固定，每次敷贴4小时，7日1次，3次为1个疗程。

适应证
常年性变应性鼻炎。

方②

组成 皂荚粉适量。

用法 取皂荚粉少许，吹入鼻中，同时用热毛巾热敷鼻部，早、晚各1次。

适应证
鼻炎。

方③

组成 辛夷花100克。

用法 水煎1次余300毫升，去渣，过滤，装瓶备用，每日3次，每次1~2滴。

适应证
适用于急性鼻炎。症见持续鼻塞，嗅觉迟钝，鼻音重浊，鼻内黏膜肿胀、硬实。

方④

组成 苦参100克，明矾20克。

用法 苦参煎取药汁50毫升，加入明矾溶化后装瓶备用。每日滴3次，每次3~5滴，以愈为度。

适应证
急性鼻炎。症见鼻黏膜充血，分泌物黄色或带血丝，或伴发热、舌红、脉数等热象者。燥性或萎缩性鼻炎患者不宜。

方⑤

组成 鲜蜂蜜适量。

用法 将蜂蜜装入干净的眼药水瓶内，于睡前、起床后各滴入鼻中1次，每次2滴。

适应证
润燥，解毒。治萎缩性鼻炎。

方⑥

组成 扑尔敏100片（每片4毫克），冰片2克。

用法 将上药共研为极细粉。取本品少许，先从一侧鼻孔猛吸一下，再从另一侧鼻孔吸入等量，每日2~3次。

适应证
过敏性鼻炎。

方⑦

组成 熟石灰粉10克，川乌粉2克。

用法 将上药混合加汽水10毫升，充分混匀后，用棉花涂搽于患部。每日1~2次。

适应证
慢性过敏性鼻炎。

方⑧

组成 花椒50克，半夏100克。

用法 加适量水煎成浓汁30毫升，收入瓶内备用。每天早中晚用消毒棉签蘸取药汁适量，均匀涂抹鼻腔，20天为1个疗程。

适应证
鼻炎。

方⑨

组成 细辛、蜀椒、干姜、炮附子、吴茱萸、皂荚（去尖）各1.5克。

用法 上药切碎，酒浸1夜，用猪油煎至附子色黄为度，去渣待凝后用纱布裹取适量，塞入鼻腔。每日1~2次。

适应证
过敏性鼻炎。

方⑩

组成 党参、白术各10克，

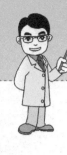
干姜 5 克，炙甘草 3 克，苯海拉明 1.25 克。

用法 将前 4 味药混合烘干研细末，加入苯海拉明研末备用。每次用 0.2 克填脐，3～7 天换药 1 次。

适应证

过敏性鼻炎。

方⑪

组成 冰片 4 克，丁香 10 克，川贝母 15 克，生附子 20 克，蓖麻油适量。

用法 将上药（蓖麻油除外）研末，贮存备用。用时取药粉 5 克，加蓖麻油调为糊状，贴敷两手心，胶布固定。每天换药 1 次。

适应证

过敏性鼻炎。

方⑫

组成 辛夷花、白芷、百部、白蒺藜、鱼腥草、牛蒡子、地肤子、鹅不食草各 100 克，荆芥 120 克。

用法 上药加清水 7000 毫升，浸泡 5 小时，煮沸后小火熬 1.5～2.0 小时后，加入薄荷 70 克，再煮 30 分钟，过滤冷却，加硼砂，调节 pH 值至 8.0，加 3% 苯甲酸钠防腐，然后静置 3 天，取澄清液备用。每日用药液滴鼻 4 次。

适应证

偏风热型过敏性鼻炎。

名医小贴士

过敏性鼻炎患者忌食的食物：

❶ 牛肉、含咖啡因饮料、巧克力、柑橘汁、玉米、乳制品、蛋、燕麦、牡蛎、花生、鲑鱼、草莓、香瓜、番茄、小麦。

❷ 冷饮：过冷食物会降低免疫力，并造成呼吸道过敏。

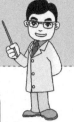

❸ 刺激性食物：如辣椒、芥末等，容易刺激呼吸道黏膜。

❹ 海鲜：如虾（尤其是海虾）、蟹（梭子海蟹）、鳜鱼、牡蛎、鲑鱼。动物内脏亦应少食。

鼻 出 血

病症简述

鼻出血，医学称"鼻衄"，出血可发生在鼻腔的任何部位，但以鼻中隔前下区最为多见，有时可见喷射性或搏动性小动脉出血。鼻腔后部出血常迅速流入咽部，从口吐出。一般说来，局部疾患引起的鼻出血，多限于一侧鼻腔；而全身疾病引起者，可能两侧鼻腔内交替或同时出血。鼻出血按出血严重程度分类，可将鼻出血分为严重鼻出血、中度鼻出血及轻度鼻出血。

原　因

鼻出血是临床常见症状之一。多由于"肺燥血热"引起鼻腔干燥，毛细血管韧度不够、破裂所致。也可由全身疾病所引起，偶有因鼻腔邻近病变出血经鼻腔流出者。

外敷法治疗

 方①

组成 鲜薄荷叶（或干品）适量。

用法 捣烂取汁，滴鼻。或以干品水煮，棉裹塞鼻。

适应证
治鼻出血不止。

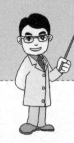

方②

组成 大蒜1个。

用法 捣成泥，涂于纱布上，敷足心涌泉穴，左鼻出血敷右侧，右鼻出血敷左侧，双侧出血敷双侧，并用纱布固定好。止血后，即以温水洗足心。

适应证 治鼻出血。可引火下行。

方③

组成 大黄30克，肉桂3克，栀子10克。

用法 将上药研细粉后，以米醋适量浸泡药粉，装入袋，烘热滚熨迎香穴和颈部。每次15～20分钟，每日2～4次。

适应证 治鼻出血。

方④

组成 决明子10克。

用法 研粉。取少许用陈醋调成糊状，外敷膻中穴（两乳头连线之中点），胶布固定。每6小时更换1次，每日4次。一般能当日止血。

适应证 治鼻出血。

方⑤

组成 大蒜60克，大黄粉20克。

用法 将上药共捣如泥状备用。用时先将足底用猪油擦过，再将上药贴于足心涌泉穴处，厚约1厘米，纱布包扎，血止后去掉。左鼻孔出血贴右侧涌泉穴，右鼻孔出血贴左侧涌泉穴。两侧鼻孔出血贴双侧涌泉穴。治疗期间，令患者闻蒜味，使其心静神宁，有助于止血。

适应证 鼻出血。

方⑥

组成 山栀炭末、枯矾末各10克，香墨块（研末）5克，白及粉15克。

用法 以上4味药拌匀（研

细）备用。用时先用脱脂棉团蘸上药粉，塞入鼻孔内，鼻血即止。

适应证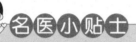

治鼻出血。

方7

组成 鲜嫩葱叶1~2根。

用法 葱叶剖开，用棉球在葱叶内膜上蘸取葱汁反复摩擦葱叶内膜至湿，塞入出血鼻孔。

适应证

适用于肺热证鼻出血。

方8

组成 栀子、乌梅各适量。

用法 先将乌梅炒炭存性，与栀子共研细末，过120目筛。用消毒棉蘸药粉塞于鼻孔，直至血止。

适应证

治鼻出血。

名医小贴士

鼻出血的患者应食用对症的食品，可使出血减少，有利于疾病的康复。如属火热出血，应选用寒凉性的食物，如藕、柿霜、黄花菜、豆腐、绿豆等。藕可做成藕汁饮用，亦可做汤饮用；柿霜每次5~6克，温开水冲服；黄花菜或豆腐可做汤饮用；绿豆可煮汤或煮粥食用。若属气虚出血，可食用龙眼肉、莲子。若属瘀血所致出血，可用山楂或山楂炭，水煎服。

慢性咽炎

◎ 病症简述 ◎

慢性咽炎发作时咽部可有各种不同的感觉，如异物感、干燥、灼热、微痛等，咽分泌物增多、黏稠，故常有清嗓动作，吐白色黏

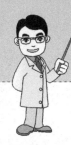

痰，严重者可引起刺激性咳嗽及恶心，呕吐。咽部检查见黏膜弥漫充血，血管扩张，色暗红，附有少量黏稠分泌物，悬雍垂肿胀或松弛延长。

○ 原　因 ○

慢性咽炎为咽黏膜的慢性炎症，多因急性咽炎反复发作或治疗不彻底，以及邻近器官病灶刺激，如鼻窦炎、扁桃体炎、鼻咽炎、气管炎等引起。烟酒过度，粉尘及有害气体刺激亦为常见病因。此病常为上呼吸道性炎症的一部分，并与某些全身性病症，如贫血、糖尿病、便秘、心脏病、肾炎、肝硬化等，引起局部末梢循环障碍有关。

○ 外敷法治疗 ○

方①

组成 吴茱萸60克。

用法 研末，分成4份。每次取1份，以盐水调敷于双足涌泉穴，每日1次。

适应证 ■
慢性咽炎。

方②

组成 老蒜1瓣（独头蒜者佳）。

用法 上药捣烂如泥备用。取豌豆大，敷经渠穴上5~6小时，起一小疱，用银针刺破流水。

适应证 ■
主治急性咽炎、咽喉炎。屡用效佳。挤去毒水即愈。

方③

组成 黄连、白矾、牙皂各5克。

用法 先将牙皂去皮弦，放新瓦上焙干，存性，然后与黄连、白矾共研细末。取少量吹咽部，吹入后垂头，流去痰涎，每日3次。或取少许用温开水调药

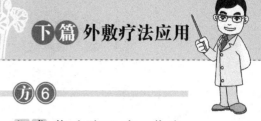

漱口，仰头呵气，使药液在嗓内打泡，连漱数口，然后垂头流出痰涎，每日3次。两法均可，数次即愈。

适应证 ■

慢性咽炎。本方对慢性咽喉痛反复发作者尤效。但药性太猛，不可多用。孕妇禁用。

方④

组成 山豆根适量。

用法 用醋磨汁，噙之。病重不能言者，频以鸡翎扫入喉间，引涎出。

适应证 ■

治咽喉炎，症见喉中发痛，红肿疼痛。鸡翎即鸡羽毛。

方⑤

组成 鹿角霜、人指甲、急性子各5克。

用法 上药碾为细末，少许吹入咽喉，每日3次。

适应证 ■

慢性化脓性咽炎。

方⑥

组成 苦瓜霜30克，黄连、薄荷各10克，明矾、煅硼砂、冰片各5克，青黛、芒硝各15克，僵蚕20克。

用法 将上药煎汁制成喷雾剂，喷咽喉部，每次用100毫克，1日3次。

适应证 ■

慢性咽炎。

方⑦

组成 生地、大青叶、银花、连翘各30克，玄参、贝母、麦冬各20克，丹皮、牛蒡子各15克，甘草10克。

用法 以上各药加水1000毫升，煎至200毫升，用雾化器将药液雾化，喷咽喉，每次20分钟，每日2次。

适应证 ■

对咽炎、扁桃体炎、急慢性支气管炎、肺炎咳嗽，都有明显疗效。

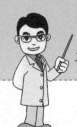
 方⑧

组成 麝香止痛膏2张。

用法 先将两手掌洗净擦干，然后将麝香止痛膏剪成1/2张贴在左手劳宫穴上（手掌心横纹中第2、3掌骨之间，握拳中指尖处）。1日1次，一般用3～5次有效。孕妇忌用。

适应证 ■

咽炎。

方⑨

组成 紫金锭、田三七各1克，红霉素软膏适量。

用法 用红霉素软膏调糊状外敷天突穴（胸骨上窝正中），外用纱布或油纸覆盖，胶布固定，1日1次。一般用1次奏效。孕妇忌用。

适应证 ■

咽炎。

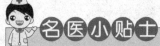 **名医小贴士**

❶ 当咽喉感觉有轻微不适时，可用盐汤做晨间漱口剂。

❷ 咽喉肿痛时，每日用浓盐汤漱口5～6次，能起到消炎杀菌的效果。

❸ 调整日常生活与工作量，有规律地进行活动和锻炼，避免劳累。

❹ 保持情绪稳定，避免情绪激动和紧张。

❺ 保持大便通畅，避免用力大便，多食水果及高纤维素食物。

咽喉肿痛

○ 病症简述 ○

咽喉肿痛是口咽和喉咽部病变的主要症状，以咽喉部红肿疼痛、

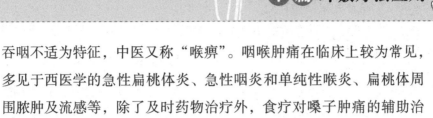

吞咽不适为特征，中医又称"喉痹"。咽喉肿痛在临床上较为常见，多见于西医学的急性扁桃体炎、急性咽炎和单纯性喉炎、扁桃体周围脓肿及流感等，除了及时药物治疗外，食疗对嗓子肿痛的辅助治疗效果显著。

原　因

中医认为，咽喉为肺胃所属：咽接食管，通于胃；喉接气管，通于肺。外感风热，肺胃实热等产生的热证，皆可引起咽喉肿痛。

外敷法治疗

方 1

组成 细辛、生附子、生吴茱萸各 15 克，大黄 6 克。

用法 上药共研细末，用米醋调为药糊备用。取药糊适量，敷于双足心涌泉穴上，用纱布包扎固定。每日换药 1 次。

适应证 ■
咽喉肿痛。

方 2

组成 白芥子、冰片各 20 克，肉桂、木香、干姜、吴茱萸、白胡椒、延胡索、细辛各 10 克，60% 的二甲基亚砜适量。

用法 将上药前 9 味研为细末，用 60% 的二甲基亚砜调成糊膏状，分 3 份摊在特制硫酸纸上备用。取适量均匀敷在合谷、鱼际、天突穴上，外用胶布固定。2 日换药 1 次，直至痊愈为止。

适应证 ■
急性咽喉炎。

方 3

组成 朱砂、冰片、轻粉各等份，独头蒜 1 个。

用法 将前 3 味药研细末，与大蒜同捣烂如泥备用。贴敷合谷穴（虎口），以胶布固定，纱布缠紧，勿令移动，24 小时后取下。穴上必起黑紫色水疱，用消

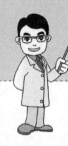

毒针刺破令水流出。

适应证 ■

咽喉肿痛。

方④

组成 生附子1个，补骨脂15克。

用法 上药共研细末，用清水调为糊状备用。取药膏适量，外敷于双足心涌泉穴，外用纱布包扎固定。每日换药1次。

适应证 ■

咽喉肿痛。

方⑤

组成 吴茱萸30克，生附子6克，麝香0.3克。

用法 上药共研为细末，用面粉少量混匀，以米醋调为糊状，做成2个药饼，另加麝香0.3克备用。取药饼，微蒸热，贴双足心涌泉穴上，用纱布包扎固定。每日换药1次，至愈为度。

适应证 ■

咽喉肿痛。

方⑥

组成 生吴茱萸30克，生附子6克，麝香0.3克，大蒜汁、面粉各少量。

用法 先将前3味药共研为细末，用面粉拌匀，加大蒜汁调匀，制成两个药饼备用。取药饼烘热，贴敷于双足心涌泉穴，外用纱布覆盖，胶布固定。约3小时后脚心发热，则火气下行，病即愈。

适应证 ■

咽喉肿痛。也适用于急性咽喉炎、单纯性喉炎、咽炎及慢性咽喉炎急性发作等。

方⑦

组成 如意金黄散10克。

用法 如意金黄散用水或醋调成稀糊。置纱布上，敷贴于颌下、颈部痛处。每日换药1次。一般用药3~5日即愈。

适应证 ■

咽喉肿痛。

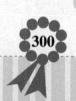

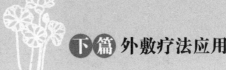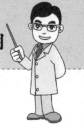

名医小贴士

食疗方1则：

洋参蒸梨：取洋参2克，梨1只，梨洗净后切块，与洋参一起上锅蒸熟食用。洋参性凉，味甘，微苦，具有补气养阴，清热生津的功效。用于咳喘、痰血、口燥咽干等症。其主要成分是三萜皂苷，有抗疲劳、抗肿瘤和抗病毒等作用。梨，性凉、平，味甘，微酸，具有生津润燥，清热化痰的功效。对咽喉有养护作用。洋参与梨同蒸食对于肺热咳嗽、痰多、咽喉肿痛等症有显著的疗效。

牙 痛

病症简述

牙痛是指牙齿因各种原因引起的疼痛，为口腔疾患中常见的症状之一，可见于西医学的龋齿、牙髓炎、根尖周围炎和牙本质过敏等。其表现为：牙龈红肿、遇冷热刺激痛、面颊部肿胀等。在无外界任何刺激的情况下，患牙发生剧烈疼痛，早期疼痛发作时间短，缓解时间较长，随着病情发展，晚期则疼痛发作时间长，缓解时间较短，乃至最后无缓解期。

原 因

牙痛的原因有很多种，常见的原因有：

（1）急性牙髓炎。多见于龋齿较深的患者，病菌从龋洞进入牙髓腔，引起牙神经充血、炎症。

（2）急性根尖周围炎。由急性牙髓炎的发展或创伤等因素引起。

（3）急性牙周炎。牙痛的性质与急性根尖周围炎类似。

（4）牙周脓肿。牙周组织炎症进一步发展可引起化脓性炎症。

（5）牙体过敏症。常因牙龈萎缩、牙颈部的牙本质暴露及牙体缺损所致。

◯ **外敷法治疗** ◯

方①

组成 细辛、薄荷、樟脑各6克。

用法 诸药加水适量，微火煎30分钟过滤去渣，将药液装瓶备用。使用时取脱脂棉球浸透药液，放在牙痛处。

适应证▪
牙痛。

方②

组成 松香100克，60度白酒500毫升。

用法 将松香研成粉，加白酒浸泡24小时后，用棉球蘸液咬牙痛处。

适应证▪
牙痛。

方③

组成 两面针200克，冰片、樟脑各10克，75%酒精500毫升。

用法 将两面针切细和冰片、樟脑装入宽口瓶，将酒精倒入，浸15日后过滤即成"牙痛水"。用棉花少许蘸此药水塞进牙洞，再配合屏尖耳穴按摩5分钟立即止痛。

适应证▪
牙痛。

方④

组成 蜂房20克。

用法 先把蜂房放在75%酒精内浸泡15分钟，再把蜂房烧成灰，然后将少许蜂房灰慢慢地

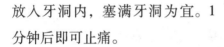

放入牙洞内，塞满牙洞为宜。1分钟后即可止痛。

适应证

牙痛。

方⑤

组成 升麻、蜂房各 30 克，细辛 10 克，马鞭梢 100 克，十大功劳 50 克。

用法 将上药加水 1000 毫升，煎成 500 毫升药液，然后加入适量白糖含漱。每日 3~5 次，分 2 日用完。

适应证

牙痛。

方⑥

组成 活白颈红蚯蚓 2 条，樟脑粉 1 克。

用法 将蚯蚓挤去腹中泥后洗净，与樟脑粉共捣如泥，外涂于病牙的腮部，并以纱布覆盖，胶布固定。如敷后药已干燥而仍痛者，可重制 1 剂继续外敷。

适应证

牙痛。

名医小贴士

预防牙病，要注意刷牙方法。刷牙时要求运动的方向与牙缝方向一致。这样可达到按摩牙龈的目的，又可改善周围组织的血液循环，减少牙病所带来的痛苦。防止牙痛关键在于保持口腔卫生，而早晚坚持刷牙很重要，饭后漱口也是个好办法。

口腔溃疡

○ 病症简述 ○

口腔溃疡，又称为口疮，是发生在口腔黏膜上的浅表性溃疡，

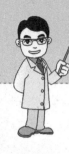

大小可从米粒至黄豆大小，呈圆形或卵圆形，溃疡面为凹、周围充血，可因刺激性食物引发疼痛，一般一至两个星期可以自愈。该病好发于 20 ~ 45 岁间的女性，男女之比约为 2∶3，据有关资料统计，发病率不低于 10%，多发生于口腔黏膜无角化或角化较差的区域，如唇内侧、舌尖、舌缘、舌腹、颊、软腭、前庭沟等处黏膜。

原　因

口腔溃疡诱因可能是局部创伤、精神紧张、食物、药物、激素水平改变及维生素或微量元素缺乏。系统性疾病、遗传、免疫及微生物在口腔溃疡的发生、发展中可能起重要作用。

外敷法治疗

方①

组成 吴茱萸 18 克，肉桂 12 克。

用法 共研细末，醋调和，捏成小饼状，外敷双侧涌泉穴。每日 1 次。

适应证 ▪

口腔溃疡。

方②

组成 大黄、硝石、白矾各等量，米醋、面粉少量。

用法 上药共研细末，加入米醋、面粉调和，制成膏备用。

临用时取膏药 3 小团，分别敷于患者脐孔上和两足心，盖以纱布，扎牢，或胶布固定。每日 1 次，敷 3 ~ 4 次。

适应证 ▪

口腔溃疡。

方③

组成 五倍子 30 克，白糖 2 克，枯矾 20 克，香油适量。

用法 五倍子炒黄，加入白糖稍炒片刻，待完全熔化为度，倒出晾干，和枯矾共研细末，用香油调成糊状，涂于患处，每日

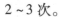
2～3次。

适应证 ■

口腔溃疡。

方④

组成 红枣10枚，青黛、黄连、黄檗、白矾、乳香各10克，冰片5克。

用法 先将红枣去核，将白矾、乳香填入红枣内，把红枣置小火内烤焦后加入黄连、黄檗、青黛、冰片，共研极细末混匀，以棉签蘸药面均匀地涂于溃疡面，每日3～5次。

适应证 ■

口腔溃疡。

方⑤

组成 细辛10克。

用法 加水100毫升，煎煮5～10分钟，取液60毫升，分3次口含、漱口，每次10～15分钟，吐出，不可吞咽入胃，溃疡面愈合后即可停药。

适应证 ■

口腔溃疡。

方⑥

组成 维生素B_2 1片，香油适量。

用法 维生素B_2研为细粉状，用香油调匀，做成稀糊状，涂于溃疡表面，每日4～6次，连用2～3天。

适应证 ■

口腔溃疡。

方⑦

组成 丁香15克。

用法 打碎，放入小瓶中，用冷开水浸过药面，约经5小时后呈棕色溶液，用棉签蘸药液涂于口腔溃疡表面，每日6次。

适应证 ■

口腔溃疡。

方⑧

组成 黄连6克，黄檗、麦冬各10克，地骨皮30克。

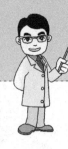

用法 水煎，将两次药汁和匀，装瓶备用。用时倒入适量开水，含漱，每日 3~5 次。

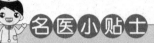

适应证 ▪

口腔溃疡。

名医小贴士

口腔溃疡在很大程度上与个人身体素质有关，因此要想完全避免其发生可能性不大，但如果尽量避免诱发因素，可降低发生率。具体措施是：

❶ 注意口腔卫生，避免损伤口腔黏膜，避免辛辣性食物和局部刺激。

❷ 保持心情舒畅，乐观开朗，避免着急。

❸ 保证充足的睡眠时间，避免过度疲劳。

❹ 注意生活规律性和营养均衡性，养成定时排便的习惯，防止便秘。

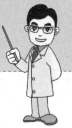

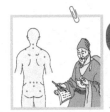

第十三章 ▶
皮肤科疾病的外敷疗法

荨麻疹

● 病症简述 ●

荨麻疹俗称风疹块，民间一般称之为"风团"。是由于皮肤、黏膜小血管扩张及渗透性增加而出现的一种局限性水肿反应，通常在 2 ~ 24 小时内消退，但反复发生新的皮疹。病程迁延数日至数月。临床上较为常见，尤以儿童为多见。

● 原　因 ●

荨麻疹发病的原因很多。可分为内因和外因 2 大类，具体分类如下：

（1）内因。过敏体质或免疫异常：因为遗传因素或自身免疫系统异常，某些儿童比其他同龄人更容易出现过敏现象。由于婴儿皮肤薄，血管密布于皮肤之下，一旦出现了过敏现象首先就会从皮肤上表现出症状来。

（2）外因。消化系统的问题：胃肠道功能不健全，也是造成此病发作的原因之一。

◎ 外敷法治疗 ◎

方 ①

组成 百部 100 克，白藓皮 25 克，白芥子 20 克，马勃 15 克。

用法 上药用纱布包好扎严，用开水浇透药包，再用 60 度白酒煎开，倒于药包碗中，泡片刻后即可取药包擦患处。如药包变凉可将酒烧热后再泡再擦，每日 1～2 次。

适应证 荨麻疹。

方 ②

组成 紫背浮萍 150 克（鲜品加倍），蚕沙 100 克。

用法 上药包煎至沸后约 10 分钟，取汁 3000～5000 毫升，待温度能耐受时，用毛巾蘸药汁，从上向下搽，每日 1～2 次，每次 10～15 分钟，搽后切勿用水清洗。

适应证 荨麻疹。

方 ③

组成 艾叶 25 克，防风，荆芥各 20 克，透骨草 30 克。

用法 水煎，趁热外洗患处。每剂药可用 2 天，每天洗 2 次。洗后要避风寒。

适应证 荨麻疹。

方 ④

组成 麻黄 15 克，川椒 10 克，益母草 25 克，蛇床子 20 克。

用法 水煎，趁热外洗患处。每剂药可用 2 天，每天洗 2 次。洗后要避风寒。

适应证 荨麻疹。

方 ⑤

组成 白杨树皮、徐长卿、败酱草各 30 克。

用法 水煎，温洗患处，每日 3～4 次，连用 3～5 天。

适应证 ■

荨麻疹。

方⑥

组成 毛桃树叶、苍耳叶、透骨草各300克，小白蒿200克。

用法 以上药物均用鲜品，洗净后加水3000毫升，水煎30分钟，温热时搽洗患处皮肤。1日1~2次，3~5日为1个疗程。

适应证 ■

慢性荨麻疹。症见皮肤经常反复发生风团，病程在1~2个月或以上者。

方⑦

组成 红花、桃仁、杏仁、生栀子各15克，冰片5克，凡士林（或蜂蜜）适量。

用法 上药前5味共研末，装瓶备用。每次取药粉1克，用凡士林（或蜂蜜）调成糊状，敷脐上，再用敷料固定。每日换药1次，敷2~10次为1个疗程。

适应证 ■

荨麻疹。

方⑧

组成 茵陈、地肤子各30克，黄檗15克，甘草12克。

用法 上药加水1500毫升，煎至1000毫升，待温，浴洗全身，每日1剂，7剂为1疗程。

适应证 ■

荨麻疹。

方⑨

组成 香樟木（或桃树叶）、艾叶各50克，白矾15克，食盐10克。

用法 上药加水煎煮，滤汁，倒入盆内，洗浴患处。每日2次，数次即愈。

适应证 ■

荨麻疹。

方⑩

组成 羌活、芥穗、姜虫、川芎各9克，厚朴、橘红、党

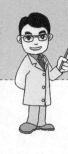
参、云苓各 12 克，蝉衣、薄荷各 6 克，苦参、土茯苓、浮萍草、苍耳子各 30 克。

用法 上药加水煎，将前 2 煎的药汤混匀，分早、晚 2 次服，第 3 煎加白矾 15 克熏洗患处。每日熏 2 次。

适应证 ■
荨麻疹。

方⑪

组成 徐长卿 30 克，乌梅、银柴胡、乌鞘蛇各 10 克，氯苯那敏 40 毫克。

用法 将前 4 味药粉碎后过 80 目筛，用陈醋调成膏状备用。取穴：曲池、血海（均双）。同时取药膏（每穴用药粉 3 克）摊于 4 厘米×5 厘米的塑料薄膜或敷料上，撒上氯苯那敏药粉贴于所选穴上，隔日 1 次，连贴 5 次后停药观察治疗效果。

适应证 ■
荨麻疹。敷药期间，忌食辛辣、鱼腥发物。

名医小贴士

荨麻疹患者要特别注意饮食禁忌，以下食物不能食用，否则可能加重病情：

❶ 菌类。如蘑菇、香菇等。中医认为该类食物会增加阳气，诱发风疹，甚至诱发疮口溃疡。

❷ 海产品，各种鱼虾蟹贝。这类食品性辛寒，可对过敏者造成严重刺激，也有诱发疮口溃疡的可能性。

❸ 某些蔬菜，如莴苣、菠菜、竹笋等，也有引起皮肤疮毒的危险。

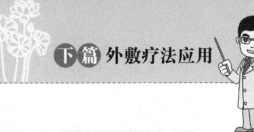

湿 疹

◉ 病症简述 ◉

湿疹是一种常见的由多种内外因素引起的表皮及真皮浅层的炎症性皮肤病。其特点为自觉剧烈瘙痒，皮损多形性，对称分布，有渗出倾向，慢性病程，易反复发作。一般临床分为急性湿疹、亚急性湿疹、慢性湿疹。可见于全身各个部位。

◉ 原 因 ◉

很多研究证实环境因素是湿疹患病率增加的重要原因之一。环境包括群体环境与个体环境。人类的群体环境致病因素是指室外大范围的空气、水、土壤、放射源、大面积的致敏花粉植被、大面积的气传致敏菌源等。个体小环境是指个体的生活环境，由于人们的生活约2/3的时间在室内，因此，个体小环境对湿疹的影响更加密切。

◉ 外敷法治疗 ◉

方 1

组成 穿山甲5克，乌梢蛇15克，黄连、红花各30克，白芷60克，黄檗50克，露蜂房3克，花椒80克，白芥子25克。

用法 用300毫升60度以上粮食酒密封浸泡。在地窖封存12个月，用时以纱布浸湿外敷患处，1日2～3次。

适应证 ■
适用于各种湿疹。

方 2

组成 豆薯子（又称地瓜子、土瓜）100克，75%酒精500毫升。

用法 豆薯子炒黄、研碎，

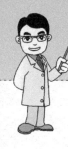

放酒精中浸泡 48 小时后，湿敷患处。每日 2 次，每次 20 分钟。本品有毒，不可内服。

适应证 ■

适用于各种湿疹。

方③

组成 马铃薯 100 克。

用法 洗净，去皮，磨成泥状，贴敷患处 0.5 厘米厚，纱布包扎，日换 3 次。

适应证 ■

对渗透性湿疹效果尤佳。

方④

组成 青黛、滑石粉、赏柏各 15 克，冰片 9 克。

用法 共研细末，用麻油调糊状，外涂患处，1 日 3 次。

适应证 ■

治疗急性湿疹有良效。

方⑤

组成 枯矾 10 克，炉甘石 30 克，冰片 6 克，苦参 15 克。

用法 共研细末备用，外敷患处，每日 2 次。

适应证 ■

阴囊湿疹。

方⑥

组成 蒲黄适量。

用法 研末，将粉直接撒在湿疹处，外用纱布包扎，1 日 1 次。

适应证 ■

适用于各种湿疹。

方⑦

组成 滑石、炉甘石各 50 克。冰片 10 克，艾叶 15 克。

用法 共研末，装入广口瓶内备用，撒在湿疹上，外用消毒纱布包扎。

适应证 ■

适用于各种湿疹。

方⑧

组成 苦参适量。

用法 研末，紫皮大蒜捣烂

成泥外敷患处，每日 3 次。

适应证 ■

慢性湿疹。

方⑨

组成 芒硝 150～300 克。

用法 上药加适量冷开水溶化备用。用时取消毒纱布或干净毛巾投入上述药液中浸透后，取出湿敷患处，每日 3～4 次，每次敷 30 分钟或 1 小时。不需配合内服药及他法治疗。

适应证 ■

急性湿疹。可清热利湿，敛疮消肿、止痒。

方⑩

组成 茄子 1 个，雄黄、枯矾各 15 克。

用法 先将茄子挖一个小孔，将上药灌入孔内后封口，用草木灰火烤，将茄子烤软，枯矾、雄黄渗透到茄肉内，再将茄子放患处轻轻摩擦 5～10 分钟。

适应证 ■

急性湿疹。

方⑪

组成 苍术、黄檗、青黛、滑石、龙骨各 30 克，冰片、轻粉各 10 克。

用法 将诸药择净，共研细末，装瓶备用。局部常规消毒，取药末适量，用凡士林调为糊状，涂敷患处。每日 1 次，10 日为 1 个疗程。

适应证 ■

湿疹。可清热解毒，收湿止痒。

方⑫

组成 新鲜嫩柳叶 3000 克。

用法 装入布袋，用木棒击捶，取其青汁，入锅加热至 45～60℃，倒入盆中，加入乙醇（75%）适量，浸泡局部 1 小时。每晚 1 次，一般 1～2 周即愈。青汁可反复使用。

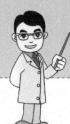
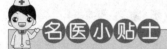
适应证 ▪
　　手掌、脚湿疹。

方⑬

组 成 茵陈 120 克，青黛 15 克，冰片 5 克。

用 法 将茵陈焙焦后研成细末，与青黛、冰片混匀后，装入干净瓶内密闭备用（需高压灭菌）。用时先用苍黄止痒汤洗患处，待湿润时涂以药粉，每日 1~2 次。

适应证 ▪
　　湿疹。

名医小贴士

　　食物可引起变态反应，从而导致湿疹的产生。有文献报道，在我国容易引起变态反应的食物主要有：①富含蛋白质的食物，如牛奶、鸡蛋等；②烈性食物，如葱、蒜、洋葱、羊肉等；③特殊刺激性的食物，如辣椒、酒、芥末、胡椒、姜等；④某些富含细菌的食物，如死鱼、死虾、死螃蟹以及不新鲜的肉类。

带状疱疹

病症简述

　　带状疱疹的特征为簇集性水疱沿身体一侧周围神经呈带状分布，伴有显著的神经痛及局部淋巴结肿大，愈后极少复发。带状疱疹患者一般可获得对该病毒的终生免疫。

原　因

　　带状疱疹系由水痘—带状疱疹病毒感染所致。VZV 是疱疹病毒

的一种，属 DNA 病毒，常由上呼吸道感染进入人体。病毒经呼吸道黏膜进入血液形成病毒血症，发生水痘或呈隐性感染，以后病毒可长期潜伏在脊髓后根神经节或者颅神经感觉神经节内。当机体受到某种刺激（如创伤、疲劳、恶性肿瘤或病后虚弱等）导致机体抵抗力下降时，潜伏病毒被激活，沿感觉神经轴索下行到达该神经所支配区域的皮肤内复制产生水疱，同时受累神经发生炎症、坏死，产生神经痛。本病愈后可获得较持久的免疫，故一般不会再发。发病前常有诱因，如受凉、疲劳过度、精神紧张、创伤、恶性肿瘤、免疫抑制剂治疗及器官移植等。

◯ 外敷法治疗 ◯

方1

组成 板蓝根注射液 1 支（2 毫升），病毒灵片 0.3~0.5 克。

用法 病毒灵片（研细末），用板蓝根注射液搅匀成稀糊状，用时将此糊涂患处，每日 3 次；患处面积大，痛剧者，日涂 5~7 次，以保持患处湿润。

适应证 ▪

带状疱疹。

方2

组成 鲜金钱草（最好连根）50 克，冰片 3 克，六神丸、仙人掌各适量，茶油少许。

用法 将鲜金钱草洗净后碾碎成泥状（碾药不能用铁器），可另加冰片、六神丸、仙人掌和少许茶油拌匀。敷于患处，外加干净纱布覆盖固定，每日换药 1 次。重者取金钱草 50 克水煎服，每日 1~2 次。

适应证 ▪

带状疱疹。

方3

组成 紫金锭适量。

用法 紫金锭研碎，加温开水 5~10 毫升，混匀后涂于患处，待疱疹结痂后停用；同时内服紫

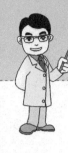

金锭，每次 0.9 克，每日 2 次，服至痛止。涂药 2 ~ 4 次后水疱干涸，糜烂处涂药 24 小时后结痂。一般用药 2 ~ 6 天可止痛。

适应证 ■
　带状疱疹。

方④

组成 六神丸 20 ~ 40 粒。

用法 视患处大小，取六神丸用米醋调匀涂患处。口服，每天 3 次，每次 10 粒。连用 4 ~ 5 天可愈。

适应证 ■
　带状疱疹。

方⑤

组成 蕲蛇 30 克，冰片 20 克。

用法 上药研细末，用麻油调为糊状涂敷患处，每日 3 次。

适应证 ■
　带状疱疹。

方⑥

组成 药用雄黄、枯矾、密陀僧各 15 克，制乳香、没药各

10 克，青黛 30 克。

用法 共研细末，过 100 目筛，加生石灰水上清液、香油各 40 毫升调和，外涂患处，以结痂、保持湿润为度。

适应证 ■
　带状疱疹。

方⑦

组成 雄黄、枯矾、青黛粉各适量。

用法 雄黄、枯矾各 2 份，研细末，与青黛粉一同加浓茶水，调敷患处。

适应证 ■
　带状疱疹。

方⑧

组成 朱砂 10 克，冰片 60 克，香油 100 毫升。

用法 将朱砂和冰片共研为极细末，加香油调糊状。先用过氧化氢反复擦洗患处，挑破水疱使疱液流尽，再取本品均匀涂于患处，每日 2 ~ 3 次。

适应证

带状疱疹。

方⑨

组成 王不留行适量。

用法 将上药以小火焙干呈黄褐色或爆花,以不焦为度,研为细末,过6号筛,用鸡蛋清调糊状。取本品涂搽患处,每日3次。

适应证

带状疱疹。

方⑩

组成 大黄20克,黄檗15克,冰片10克,鱼石脂软膏150克。

用法 将上药前2味共研细末,过7号筛,再与冰片配研均匀,加蒸馏水调成糊状,再加鱼石脂软膏搅匀。将本品摊于无菌纱布上,厚约2~3毫米,面积大于皮损面,消毒后贴敷患处,隔日1次。并取龙眼穴(握拳时小指第二关节外侧横纹处)消毒后用三棱针点刺破,放血数滴,拭净覆盖,隔日1次。

适应证

带状疱疹。

方⑪

组成 虎杖、黄芩、白花蛇舌草各100克,赤芍80克,冰片(研末)20克。

用法 将上药前4味共研细末,过7号筛,再与冰片配研均匀,用食醋调成糊状。取本品涂于患处,以全部遮盖疱疹和皮损为度;溃烂流水者用前4味药研成的药末扑撒患处。每日4~6次,1周为1个疗程。同时用西咪替丁0.4克、聚肌胞2毫克、维生素B_{12} 500微克肌注,维生素B_1、维生素B_6每日各60毫克,分3次口服。

适应证

带状疱疹。

方⑫

组成 雄黄、白矾各100克,蜈蚣10条,香油适量。

用法 将上药共研为细末,过6号筛,以香油调成糊状。取

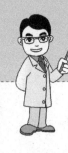
本品搽患处，每日5~10次。发热，口苦咽干，溲赤便秘者加服龙胆泻肝汤。

适应证■

　　带状疱疹。

方⑬

组成 生大黄、黄檗各100克，五倍子、芒硝各50克，凡士林加至1000克。

用法 将前4味药共研为细末，过6号筛，加入热熔的凡士林调制成膏。取本品平摊于纱布或麻纸上厚约0.2厘米贴敷患处，隔日换药1次。

适应证■

　　带状疱疹。

方⑭

组成 黄连30克，七叶一枝花50克，雄黄60克，琥珀、白矾各90克，蜈蚣20克。

用法 先将蜈蚣放焙箱内烤黄，然后取上药研为细末，过100目筛，混匀，装瓶备用。取药粉适量，用香油调为糊状，将

药糊涂在纱布上，敷贴患处，每日1换，3~6日为1个疗程。

适应证■

　　带状疱疹。可清热解毒，消肿止痛。

方⑮

组成 金银花10克，七叶一枝花、雄黄各30克，儿茶、半边莲、白鲜皮各60克，蛇床子、白英各90克，75%乙醇1000毫升。

用法 上药前8味浸入乙醇中浸泡1周后，过滤装瓶备用。取纱布浸透药酊，湿敷患处，每日4次，6日为1个疗程。

适应证■

　　带状疱疹。可消肿止痛，祛湿止痒。

方⑯

组成 五倍子、生黄檗、伸筋草、生半夏、面粉各等份。

用法 将五倍子与面粉炒熟放冷，然后与余药共研细末，过筛备用。取药粉适量，用醋调成糊状，大火煮熟。用本泥膏外敷

病变部位，用白麻纸贴其上，再用胶布或布带固定之。每日或隔日换药 1 次。

带状疱疹。可清热，燥湿，止痛。

名医小贴士

饮食护理要点：饮食宜清淡、易消化，多吃新鲜水果、蔬菜，多饮水；少食煎烤、油炸之品，忌鱼腥虾蟹、狗肉、羊肉等发物，忌辛辣刺激食物，禁烟酒。

中医认为，本病多为情志不畅，肝气郁结，久郁化火，复感毒邪而致，故治疗应以行气、活血、祛瘀为主。而上述酸涩收敛之品，易使气血不通，邪毒不去，疼痛加剧。

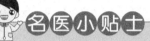

丹　毒

⊙ 病症简述 ⊙

丹毒是由链球菌侵入皮肤或黏膜的浅淋巴管引起的急性进行性皮肤炎症。感染蔓延快，不化脓，也很少有组织坏死，易反复发作。常发生于小腿，其次为颜面和头部。下肢丹毒常继发于足癣。发病初期患者主诉有畏寒，全身不适，头痛等。随后出现高烧，体温可达 40℃，局部出现红色斑块，鲜红，有烧灼感，用手指轻压可褪色。

⊙ 原　因 ⊙

本病是由 A 族、B 型溶血性链球菌侵入而致。其诱发因素主要有皮肤或黏膜擦伤或其他轻微外伤，也可由血行感染引起。常继发于鼻炎、口腔黏膜及牙齿感染病灶。足癣、小腿溃疡、瘙痒性皮肤病、接种、放射性损伤、皮肤皲裂或轻微摩擦、搔抓及轻微外伤均可诱发。尤以不清洁的伤口更易感染。

○ 外敷法治疗 ○

方1

组成 鹿角霜、熟地各30克，麻黄、肉桂、川椒各5克，白芥子3克，炮姜1.5克。

用法 水煎服，每日1剂。头二煎温服、第三煎熏洗患处。

适应证 ■
丹毒。

方2

组成 鲜满天星（全草）250克，雄黄6克，75%乙醇100毫升。

用法 将满天星洗净、去杂质、晾干、切碎置容器中，加入75%乙醇，密封，浸泡7天后，再用竹将药捣拦，以纱布绞取汁，加入雄黄（研末）、溶化、混匀，即成。用时先观察丹毒的蔓延走向，在末端离病灶寸许处开始涂圆形药圈，然后由内到外，反复涂药5~10分钟为1次，日涂2~3次。

适应证 ■
丹毒。

方3

组成 食醋250毫升，乳香、没药末各6克，淀粉60克。

用法 食醋放搪瓷碗中加热，沸后加入乳香、没药，边搅边放淀粉（山芋粉亦可）60克，待成糊状后，即将其涂于牛皮纸上，待温度降至50℃左右敷于患处，外加三、四层纱布包扎，如有伤口，按外科常规处理，先敷凡士林纱布，再敷醋膏，以免扩大伤口。每日换药1次。

适应证 ■
丹毒，痈疖脓肿。

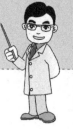

方④

组成 干芙蓉花或叶适量，凡士林少量。

用法 将芙蓉花研成末加凡士林，按1：4配方，调匀。将药涂在患处。每天3次。

适应证
丹毒。

方⑤

组成 仙人掌、马齿苋、芙蓉叶、绿豆等，任选一种。

用法 捣烂外敷，干则换之。中后期红肿稍退，可改用金黄膏或如意金黄散，蜜水调敷。

适应证
丹毒。

方⑥

组成 干姜、蜂蜜各适量。

用法 干姜研为细末，蜜调如泥敷患处，盖以纱布，每天换药1次。

适应证
丹毒。

方⑦

组成 葱汁、无名异各适量。

用法 将无名异研为细末，以葱汁调和如膏状，敷于患处，盖以纱布，胶布固定，每天换药1次。

适应证
丹毒。

方⑧

组成 生姜汁、大黄各适量。

用法 大黄研细末，姜汁调如糊状涂患处。

适应证
丹毒。

方⑨

组成 生姜汁、鲜薄荷汁、花蕊石各适量。

用法 将花蕊石研为细末，以前2味调如糊涂于患处，药干则更换新药。

适应证
丹毒。

方⑩

组成 马齿苋、仙人掌、芭蕉根、大青叶、冬青叶各15克。

用法 上药加水煎，取药液外洗，每日1~2次。

适应证
丹毒。

方⑪

组成 鲜鸭跖草叶（宽叶）50片。

用法 上药放入500毫升食醋内浸泡1小时后，用叶片外敷患处（将病灶全部覆盖），干后更换，每日换4~6次。

适应证
丹毒。

方⑫

组成 赤芍、升麻各50克，当归、白芷各100克，贯仲10克，紫草、荆芥穗、紫荆皮、草红花、儿茶、红曲、羌活、防风各25克。

用法 上药共研细末备用。用蜂蜜调和或荷叶煎水调和，外敷患处。

适应证
丹毒。疖、痈、疽初起、毒热盛者勿用。散风活血，化瘀消肿。

方⑬

组成 鲜马齿苋、鲜金银花、鲜败酱草各适量。

用法 上药捣烂外敷患处，每日1次。

适应证
丹毒。

方⑭

组成 海桐皮、姜黄、汉防己、当归尾、红花、苍术、黄檗、香砂各等份。

用法 上药加水1500毫升，煎沸3分钟，趁热先熏后洗患处，每日2次，每剂可用2日。

适应证
下肢慢性丹毒。

方⑮

组成 白颈蚯蚓、米醋各适量。

用法 将白颈蚯蚓去内脏晒干，研成粉末，贮瓶备用。使用时将白颈蚯蚓粉末调米醋成糊状，涂抹患处，1日数次，至愈。

适应证

丹毒。

方⑯

组成 生石膏 50 ~ 150 克，寒水石 80 克，桐油适量。

用法 上药共研极细末，以桐油调匀成软膏状备用。取药膏涂敷患处，每日 1 ~ 2 次。

适应证

丹毒。

名医小贴士

偏方 1 则：蒲公英、野菊花、大青叶各 30 克，紫花地丁、蚤休、天花粉各 15 克，赤芍 9 克。水煎服，每日 1 剂，日服 2 次。本方为清热解毒的首选良方，主治疔、疖、痈、急性丹毒初期及一切体表感染初起之症。

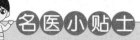

扁平疣

病症简述

扁平疣是一种慢性疾病，起病急骤，治疗病程长，是一种影响美观的皮肤病。多发于面部和手背。起病时会无自觉症状，只有偶尔微痒，很容易被人忽略。然后会出现大小不一的扁平丘疹，有椭圆、圆形等不规则形出血，表面很光滑。扁平疣可因患者自身瘙痒

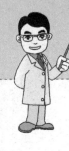

而发生自身接种，出现沿抓痕呈串珠状排列丘疹，有部分患者会自行消退，消退前瘙痒明显，愈后不留痕迹。

○ 原　因 ○

扁平疣是一般大众都易感染到的一种疾病，其发病的高峰通常在 16～30 岁之间。一般在感冒、发热、精神创伤、皮肤损伤、过度劳累、月经期或内分泌失调等人体抵抗力降低的情况下发病，若体内潜伏疣病毒则可骤然发病，出现较多疣疹。

○ 外敷法治疗 ○

方 1

组成 红花、茜草各 15 克，75% 的酒精 200 毫升。

用法 将红花、茜草浸泡于酒精中，瓶口密闭，每日摇动数次，1 周后，取酒精外擦患处，每日 2～3 次。

适应证 ■
扁平疣。

方 2

组成 白鲜皮、明矾、马齿苋、板蓝根各 30 克，红花 15 克。

用法 加水 2000 毫升，煮沸 15 分钟后，先熏后洗患部，每日 2 次，每次 30 分钟。一般 2 剂后皮损变白、变软，6 剂后皮损全部消退而愈，而且不易复发。

适应证 ■
扁平疣。

方 3

组成 冰片（另包）、玄明粉（另包）、桃仁、红花各 10 克，苦参、板蓝根、大青叶、鱼腥草各 30 克。

用法 先将冰片、玄明粉共研极细备用。然后将余药煎汤取浓汁，待冷却至皮肤可耐受温度时，用毛巾或棉球蘸药水于患处反复擦洗 15～20 分钟。再将备用冰片、玄明粉用冷开水调成糊状（用多少，调多少），反复擦涂患处 15～20 分钟，用力以不擦破表皮为限度。上药每日 1 剂，分 2 次外用，5 日为 1 疗程。

适应证

扁平疣。

方④

组成 独头蒜 1 个。

用法 将独蒜切成厚 2 毫米，直径与疣的大小相同的薄片，用 75% 酒精或碘伏将患处消毒后，再用胶布将蒜片固定在患处。每天早晚各换 1 次，4 天 1 疗程。

适应证

扁平疣。

方⑤

组成 灯笼草鲜叶适量。

用法 洗净患处，用 75% 酒精常规消毒疣体，然后将灯笼草叶放在较大疣体上，反复揉搓，只需揉

搓较大 1 枚疣体，其他疣体即可自行消退。首次搓至疣体有灼热感或微痛即可，揉搓后勿用水洗。每天 1 次，连续治疗 3 天。一般用药 7 天，疣体色泽变褐色或灰色，15 天疣体脱屑消失而愈。

适应证

扁平疣。

方⑥

组成 玄明粉、冰片各 10 克。

用法 将上药共研为极细末，过 7 号筛。冷开水调成糊状，外敷患处。

适应证

扁平疣。

方⑦

组成 苦参、大青叶、板蓝根、鱼腥草各 30 克，桃仁、红花各 10 克。

用法 上药加水浓煎，待冷却至皮肤能忍受时，用棉签蘸药

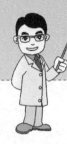

液反复擦洗患处 15 ~ 20 分钟，每日 2 次，5 日为 1 个疗程。

适应证 ■

扁平疣。

方⑧

组成 鸦胆子 5 克。

用法 将上药捣烂，倒入 10 毫升左右的干净小瓶，加入等体积的 75% 乙醇，浸泡 1 昼夜。第 2 日乙醇液变黄，振摇几下即可。用棉签蘸本品外擦患处，每日 2 ~ 3 次。

适应证 ■

扁平疣。注意，不可涂于正常皮肤上。

方⑨

组成 穿山甲珠、天葵子、木鳖子（剥去外壳）、硇砂、明矾各等份。

用法 先将前 2 味炒脆，再与余药共研为细末，过 6 号筛，用香油调为糊状。将本品敷于最大的疣上，用纱布和胶布固定，

1 周为 1 个疗程。

适应证 ■

扁平疣。敷药后不可接触水，忌食辛辣燥热之品。

方⑩

组成 轻粉、红粉、琥珀粉、乳香粉、血竭粉各 9 克，煅珍珠粉、冰片各 0.9 克，蜂蜡 30 克，香油 120 克。传染性软疣加白矾、雄黄各 9 克；黄褐斑、雀斑红粉、轻粉各减为 4.5 克，加入密陀僧 9 克。

用法 将香油熬开，入蜂蜡熔化，待温入各药粉搅匀。取本品涂擦患处，每日 3 次。

适应证 ■

传染性软疣、黄褐斑、雀斑。

方⑪

组成 云故纸 150 克，乙醇 1000 毫升。

用法 将云故纸破碎成块，入乙醇内浸泡 1 周，过滤去渣，用棉

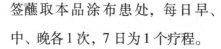

签蘸取本品涂布患处，每日早、中、晚各1次，7日为1个疗程。

适应证 ■

扁平疣。

方⑫

组成 狼毒50克，藤黄、紫草各15克，硇砂5克，95%乙醇500毫升。

用法 将上药前4味共研为细末，入乙醇内浸泡7日，过滤去渣。取本品涂擦患处，每日1次。

适应证 ■

扁平疣。

方⑬

组成 红花20克，蝉蜕60克，明矾、地肤子、白鲜皮各40克，75%乙醇1000毫升。

用法 将前5味共研为细末，以乙醇浸泡，密闭3日，过滤去渣。用消毒棉签蘸取本品，每次往返涂擦疣体5～6遍，直至痊愈为度。

适应证 ■

扁平疣。治疗期间忌食刺激性食物；用药时患处禁用化妆品。

方⑭

组成 香附、木贼草各90克。

用法 将上药水煎20分钟，滤渣取液。用毛巾浸湿本品湿敷患处，每次30分钟，每日2次。1剂用7日，为1个疗程。

适应证 ■

扁平疣。外敷后患处有轻微干涩感，可在药液干后涂擦少量润肤液；切忌外敷后立即清洗。

方⑮

组成 板蓝根30克，紫草、香附、桃仁各20克。

用法 将上药加水适量煎煮30分钟左右，过滤。本品温度40℃左右时，棉球蘸药擦洗患处，擦至皮肤发红或局部灼痛为度。

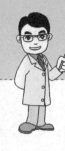

擦后皮肤呈紫褐色，以后逐渐变淡，待停药1月后完全恢复。

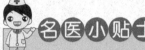

适应证

扁平疣。

名医小贴士

很多患者并不了解扁平疣自身会传染，经常抓挠患处，导致自身的疣体越来越多，面积也越来越大，疹子的毒性更活跃。抓挠不慎还会导致皮损，这个时候正常的皮肤也会受到影响。

皮肤瘙痒症

○ 病症简述 ○

皮肤瘙痒是仅有局部或全身的皮肤瘙痒症状而无任何原发皮疹而言。瘙痒是阵发性、游走性的，亦有蚁行、烧灼等感觉，尤以夜间及入睡前最剧。

○ 原　因 ○

引起皮肤瘙痒的原因较多，常由冷热或情绪激动、衣服摩擦、饮酒及辛辣食物所诱发。本病以成年人及老年人多见，冬季发病较多。若因虫、气候、衣着及皮肤原因等引发的，首除诱因；若因肝胆病、糖尿病等继发者，应以治疗原发病为本。

○ 外敷法治疗 ○

方①

组成 当归、白芍、生地黄各30克，麦冬、远志、夜交藤各20克，苦参、地肤子、白鲜

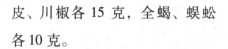

皮、川椒各 15 克，全蝎、蜈蚣各 10 克。

用法 上药共研细末，装瓶备用。取药末适量（约 10 克），用陈醋调为稀糊状，敷于肚脐处，上盖纱布，胶布固定。每日换药 1 次，可用热水袋热熨 30 分钟，7 日为 1 个疗程。

适应证 ■

老年性皮肤瘙痒症。可养血平肝，祛风润燥。

方②

组成 刺蒺藜、何首乌各等份。

用法 上药共研细末，装瓶备用。取药末适量，以米醋调为稀糊状，外敷于双足心涌泉穴，敷料包扎，胶布固定，晚敷晨去，7 日为 1 个疗程。

适应证 ■

老年性皮肤瘙痒症。

方③

组成 淘米水 2000 毫升，食盐 200 克，羊角藤 100 克。

用法 3 药混合，置于砂锅内煮沸 10 ~ 20 分钟后，连渣倒入洗脸盆中。温度适宜时，用毛巾洗搽局部，早、晚各 1 次，每次 5 ~ 10 分钟，一般 1 ~ 2 次显效。

适应证 ■

皮肤瘙痒症。

方④

组成 海金沙藤、积雪草、凤尾草、天竹根各适量，雄黄少许。

用法 前 4 味药用米泔水浸 2 小时后，取出，加入雄黄，捣烂外搽，1 日 2 ~ 3 次。

适应证 ■

皮肤瘙痒症。使用本方的同时，并应常食猪油。天竹系小蘗科植物南天竹。

方⑤

组成 硫黄适量。

用法 将硫黄研成粉末，放入手掌，涂搽皮肤，至皮肤发热，每次 10~15 分钟，1 日 2 次。

适应证 ■

顽固性皮肤瘙痒症。

方⑥

组成 苦参、硫黄粉各 30 克，金银花根 100 克。

用法 上药煎汤，熏蒸患部，1 日 1 次。

适应证 ■

皮肤瘙痒症。

方⑦

组成 千只眼、蛇床子各适量。

用法 水煎洗全身，1 日洗 1 次。

适应证 ■

皮肤瘙痒症。

方⑧

组成 蛇床子、风化硝、鹤虱各 15 克，黄檗、苦参各 10 克。

用法 上药加水煎后，先熏后洗。

适应证 ■

皮肤瘙痒症。阴部瘙痒，有臭秽者，加适量冰片。

方⑨

组成 苦参、黄檗各 20 克，蛇床子、地肤子、花椒各 10 克，贯众、苍术各 15 克。

用法 将上药水煎外洗。1 日 2 次，2 日 1 剂，直至痊愈。

适应证 ■

皮肤瘙痒。对外阴瘙痒尤为有效。

方⑩

组成 苦参、苦楝根皮、千里光各 60 克。

用法 水煎外洗，1 日 2 次。

适应证 ■

皮肤瘙痒。

方⑪

组成 白鲜皮 15 克，苦参、蛇床子、蝉蜕、川芎、红花、川椒、艾叶、大黄、槐枝、透骨草各12克，大飞扬草30克。

用法 将上药水煎20分钟取汁。取本品先熏后浸泡患处，每次20~30分钟，每日2次，4日为1个疗程。痒甚加非那根、维生素C口服、葡萄糖酸钙静脉注射。

适应证

皮肤瘙痒。

名医小贴士

食疗方2则：

❶ 排骨汤——解毒润燥。猪排骨、山药各300克。排骨洗净后放锅中焯水；山药去皮后切滚刀块；将排骨、山药一同放入锅中，加葱花、姜片，调入料酒、白醋、盐等，煲至熟即可。猪肉富含维生素A，具有滋阴润燥、丰肌泽肤的作用，适合干燥多风的天气食用。祖国传统医学也认为，猪肉能滋养脏腑，滑润肌肤，补中益气。

❷ 鱼腥草红枣茶——清热养血。鱼腥草和红枣洗净后用砂锅煮开，转小火继续煮20分钟，每天当茶喝即可。鱼腥草清热解毒，红枣养血，慢慢地就能提高红细胞的品质，从而改善过敏体质，调养皮肤。

神经性皮炎

◉ 病症简述 ◉

神经性皮炎又名慢性单纯性苔藓，是一种局限性皮肤神经功能障碍性皮肤病，又叫慢性单纯苔藓，和中医所谓的牛皮癣、摄领疮

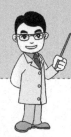

相似，是以阵发性瘙痒和皮肤苔藓化为特征的慢性皮肤炎症。

○ 原　因 ○

本病病因尚不明确，但与精神因素有一定关系，与过敏关系不大。患者女性多于男性，在亚洲人和土著美国人中更常见。常在20～50岁之间发病。目前认为，精神因素是发生本病的主要诱因，情绪波动、精神过度紧张、焦虑不安、生活环境突然变化等均可使病情加重和反复。

胃肠道功能障碍、内分泌系统功能异常、体内慢性病灶感染而致敏，也可能成为致病因素。

○ 外敷法治疗 ○

方❶

组成 肉桂200克。

用法 研为极细末，装入瓶内密封备用。使用时，根据病损大小，取肉桂末适量，用米醋调成糊状，涂敷病损处，2小时后糊干即除掉。一般轻者1次，重者2～3次即可见效。

适应证 ■
神经性皮炎。

方❷

组成 冰片、樟脑各等份。

用法 共研细末，装瓶备用。

将患处洗净，药粉撒于患处，外用纱布包扎。每日1次。

适应证 ■
神经性皮炎。

方❸

组成 生川乌、生草乌各30克，闹羊花15克，细辛、蟾酥各24克，生半夏、生天南星各30克。

用法 上药共研细末备用。取药末适量，用水、醋或酒调敷患处。

适应证 ■
神经性皮炎，患部剧烈瘙痒。

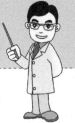

方④

组成 斑蝥 5 个，山楂肉 3 克，生石灰 90 克，碱面 30 克，凡士林 7.5 克。

用法 除凡士林外，上药共研细末，用冷开水搅拌成糊状，再加入凡士林调匀即成。取此膏贴敷患处。5 分钟左右感到疼痛，10 分钟后疼痛稍增或加剧。如患处有渗出液即用冷开水洗掉药膏，用消毒纱布包扎。一般 20 日上药 1 次。

适应证
神经性皮炎。

方⑤

组成 水蛭 12 克，白矾、硫黄各 30 克，菖蒲 20 克，斑蝥 6 克。

用法 将上药用 56 度白酒 2.5 升浸泡 15 日后滤渣封存备用。用时先局部清洗，再擦药至病变部位发热，每日 3～4 次，平均疗程 10 日。

适应证
神经性皮炎。

方⑥

组成 黄升 3 克，黄檗 6 克，白矾少许，凡士林适量。

用法 将前 3 味药研为细末，用凡士林调制成 30% 软膏备用。局部外敷，每日 1～2 次。

适应证
神经性皮炎。清热，燥湿止痒。

方⑦

组成 斑蝥粉 2 份，砒霜 1 份。

用法 将上药加白醋调成糊状，外涂于病变局部，约 30 分钟后，刺破所起疱，吸干液体，涂上消炎药膏。

适应证
神经性皮炎。

方⑧

组成 白鲜皮、防风、皂角刺、首乌（酒炒）各 40 克，全蝎、朱砂、轻粉各 20 克，香油 180 毫升，食醋 50 克。

用法 将上药前 5 味共研为细末，过 6 号筛，再依次与朱砂、轻粉配研为细末；将香油煎至微热时加食醋，再煎至无沫时加入上药末，调匀成糊状。取本品适量涂于患处，再用 TDP（电磁波）治疗器照射 30 分钟，照射距离 30 ~ 40 厘米，照射结束后将药膏擦去，每日 1 次。

适应证 ■
神经性皮炎。

方⑨

组成 硫黄 80 克，轻粉、雄黄、大枫子仁各 50 克，黄连、苦参各 30 克，冰片 10 克，凡士林 500 ~ 1500 克。

用法 将硫黄、轻粉、雄黄、黄连、苦参各研为细末，过 6 号筛；将大枫子仁蒸后捣为泥；再将凡士林隔水加热熔化，再加入药末、药泥搅拌均匀，待凡士林稍冷后加入冰片搅匀。取本品涂患处，用手揉搓 5 ~ 10 分钟。

适应证 ■
神经性皮炎。

方⑩

组成 糠馏油 20 克，松香 5 ~ 10 克，冰片 2 克，丙酮 55 克，单铅硬膏（黑膏药脂）30 克。

用法 将单铅硬膏水浴加热熔化，再加入研碎之松香、糠馏油搅拌均匀，离火，稍冷，加冰片、丙酮搅拌成糊，密封贮存。取本品涂患处，表面贴胶布，周围贴紧，每 3 日换药 1 次。

适应证 ■
慢性湿疹，神经性皮炎。

方⑪

组成 苦参 400 克，陈醋 1000 毫升。

用法 将上药浸 5 日取滤液。患处先用温水洗净，再用消毒棉签蘸药涂患处，每日早、晚各 1 次。

适应证 ■
神经性皮炎。

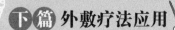
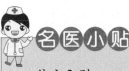

名医小贴士

偏方 2 则：

❶ 醋泡苦参外涂法：苦参、陈醋各适量，放入容器中密封 7 天，使用时可按照常规的方法消毒后用棉签蘸取药液擦患处，每天早晚各 1 次，连续使用 7~10 天。

❷ 药浴疗法：将苍耳子、白癣皮、蛇床子、防风、薄荷、明矾、荆芥等量，加入适量水煎后将皮肤浸泡在药液中。

接触性皮炎

病症简述

接触性皮炎是皮肤或黏膜因接触某些外来刺激物或致敏物后，在接触部位发生的炎症反应。去除接触物后，皮损很快痊愈，若再接触，皮损可再发。皮疹局限于某一特定部位并常有清晰、明确的边界。其病程经过多为急性，表现为红斑、丘疹、水疱、大疱甚至坏死。尿布皮炎是发生在尿布遮盖部位的接触性皮炎。

原　因

中医学认为，由于禀性不耐，皮毛腠理不密，一旦接触某些物质，如药物、化纤制品、花草等，就会引起邪毒外侵皮肤，郁而化热，邪热与气血相搏而发病；或素体湿热内蕴，复外感毒邪，两者相合，发于肌肤而成。现代医学认为，本病主要由过敏反应与直接刺激引起。

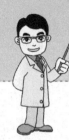
外敷法治疗

方①

组成 马齿苋、羊蹄草各30克。

用法 将上药加2000毫升水浓煎至1000毫升，冷却至温热时浸洗患处，再用4层纱布浸汁湿敷，每日1~2次。

适应证 ■
接触性皮炎。

方②

组成 滑石、石膏各60克，青黛、黄檗各30克。

用法 共研末，麻油调，涂患处，每日1次。

适应证 ■
接触性皮炎。

方③

组成 黄檗、黄芩各10克，寒水石20克，青黛5克。

用法 上药共研细末，过100目筛，直接撒扑或用植物油调敷。

适应证 ■
接触性皮炎。

方④

组成 黄檗、羊蹄草、绿茶、石苇各30克，马齿苋60克。

用法 上药水煎，外洗患处，每日2次。

适应证 ■
接触性皮炎。

方⑤

组成 桑叶10克，生甘草15克。

用法 上药水煎，待冷后湿敷患处。

适应证 ■
接触性皮炎。

方⑥

组成 鲜黄荆枝叶500克。

用法 先将其切碎，入炒锅，兑水1500毫升，大火煎至1000毫升，外洗皮损部位。每日1次。

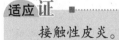
适应证 ■

接触性皮炎。

方⑦

组 成 臭椿叶 250 克。

用 法 取鲜品洗净，加水煮沸 15 分钟，用药液熏洗患部，每日 2 次。

适应证 ■

接触性皮炎。可清热、解毒、祛湿。

方⑧

组 成 韭菜、糯米各 100 克。

用 法 上药共捣碎。取适量外敷患部，包扎固定。每日 1 次，一般 3~5 日即愈。

适应证 ■

接触性皮炎。

方⑨

组 成 黄檗、黄芩、地榆、五倍子各 30 克。

用 法 将上方加水 2000 毫升，浸泡 1~2 小时，大火煎 20~30 分钟。取本品浸泡患处，每次 40~60 分钟，每日 1~3 次。每日 1 剂。

适应证 ■

接触性皮炎。

方⑩

组 成 大枫子、木鳖子、蛇床子、苦参、黄檗各 15 克，五倍子、雄黄、白芷各 10 克，滑石、满天星各 20 克。

用 法 上药加水煎煮，滤汁，倒入盆中，待温凉时洗涤患部 30 分钟。每日 3 次，1 日 1 剂，一般 5~6 日可愈。

适应证 ■

接触性皮炎。木鳖子、雄黄均有毒，操作时慎防入口。

方⑪

组 成 生甘草 50 克。

用 法 加水煎煮，滤汁，倒入盆中，待温凉时浸泡患部 30 分钟。每 3~4 小时 1 次。止痒速度快，一般数次即愈。

适应证 ■

接触性皮炎。

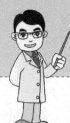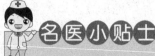

名医中药外敷治百病

名医小贴士

偏方 3 则：

❶ 马齿苋饮：鲜马齿苋 250 克加水适量煎熬 2 次，滤汁混合，加入红糖适量调味。早、晚各 1 次温服，1 剂/日。

❷ 百合汤：百合、玉竹、天花粉各 15 克，沙参 10 克，山楂 9 克，加水适量煮取汁。1 剂/日，代茶饮。

❸ 红糖藕片：鲜藕片 300 克，入沸水中焯过，加红糖 10 克调味拌匀。佐膳，随量食。

斑　秃

病症简述

斑秃是一种骤然发生的局限性斑片状的脱发性毛发病。其病变处头皮正常，无炎症及自觉症状。本病病程经过缓慢，可自行缓解和复发。若整个头皮毛发全部脱落，称全秃；若全身所有毛发均脱落者，称普秃。

原　因

本病的病因尚不完全明了。大量的研究提示与遗传、情绪应激、内分泌失调、自身免疫等因素有关，比如以下几方面。

（1）精神因素：精神创伤或过度紧张。

（2）自身免疫因素：T 细胞因子在斑秃的形成与发展中起着关键作用。

（3）遗传因素：遗传因子决定本病的易感性和严重程度，斑秃与 HLA 基因座相关性强。

（4）其他：内分泌功能失调、感染、中毒及头部外伤等。

◎ 外敷法治疗 ◎

方①

组成 柏枝（干药）、椒仁、半夏各 90 克。

用法 将药加水 500 毫升，煎至 250 毫升，入蜜少许，再煎 1～2 沸。用时加姜汁少许，调匀，擦或外敷患处，每日 2 次。

适应证
斑秃。

方②

组成 旱莲草 20 克（鲜品量加倍）。

用法 用清水将旱莲草洗净，加热蒸 20 分钟，取出冷后放入 75％酒精 200 毫升内浸泡（冬春浸 3 日，夏秋浸 2 日），然后过滤去渣，即成咖啡色酊剂，瓶装备用。使用时先用棉签蘸上药液涂患处，待干后用七星针在脱发区上连续轻轻叩打，手法宜均匀，不宜忽快忽慢、忽轻忽重，针尖宜平起子落，不能歪斜，以免划破皮肤，每次叩打至皮肤潮红为度。开始每日涂药液 3 次（早、中、晚），七星针叩打 2 次，不宜间断。待新生的头发日见增加时，可改为每日涂药 2 次，叩打 1 次，直至痊愈。

适应证
斑秃。

方③

组成 生姜 6 片，生半夏（研末）15 克。

用法 先将生姜擦患部 1 分钟，稍停，再擦 1～2 分钟，然后用生半夏末调香油涂擦之，连续应用一段时期，直至生出头发为止。

适应证

斑秃。

方④

组成 蜈蚣3条，茶油90克。

用法 蜈蚣用茶油浸泡4～5日，油滤过备用。用此药外搽斑秃处，每日3次。

适应证

斑秃。

方⑤

组成 黑附子、蔓荆子、柏子仁各15克。

用法 上药共研为末，用乌鸡脂调和、捣研，使均匀，在瓷盘内密封百日后，涂脱发处，每日2～3次。

适应证

斑秃。

方⑥

组成 滕黄、骨碎补各15克，桐油适量。

用法 前两味药共研细末，放入桐油中浸泡1昼夜，成药油，备用。先取鲜生姜1块，切片蘸药油用力擦患处，每日3次。

适应证

斑秃。

方⑦

组成 雄黄30克，硫黄60克。

用法 将上药共研为细末，和匀，调猪油外敷患处，用力揉擦，使药透入，每日换药1次。

适应证

斑秃。

方⑧

组成 芝麻花适量。

用法 于农历春3月间，趁芝麻花盛开季节，采鲜芝麻花若干，趁湿装入玻璃瓶内，压实封好瓶口，埋地下30厘米左右，泥土封牢。经过伏天后，于9月份将瓶子取出，瓶内药液备用。用药前先将头痂用水洗净，干后用纱布蘸药液抹擦患处，每日1次，一般不超过10次，即可见效。治疗后 20～30 日，脱发处即可长出新发。

适应证

斑秃。

方⑨

组成 芝麻花、鸡冠花各 60 克，樟脑 1.5 克，白酒 500 毫升。

用法 将芝麻花，鸡冠花撕碎。然后酒内浸泡密封，15 日后过滤，再将樟脑入药酒中，使之溶化，备用。以药棉蘸药酒，涂搽脱发区，每日搽 3～4 次。

适应证

斑秃。

方⑩

组成 制附子 20 克，骨碎补 12 克，侧柏叶 30 克，食醋 60 毫升。

用法 将制附子、骨碎补、侧柏叶研末混匀，加入食醋中密封浸泡 15 天即成，用药棉签蘸取该液擦患处，每天 3～5 次，连用 30 天。

适应证

斑秃。

方⑪

组成 当归、紫草根各 100 克，黄蜡 380 克，猪油 25 克，香油 1000 毫升。

用法 先煎香油，再加黄蜡与猪油使之熔化，次加当归，最后加紫草根，煎至膏色呈鲜明之紫红色为度，用 3 层纱布过滤，外敷秃发区，再用电吹风机烘烤 5～10 分钟，温度以头皮能耐受为度，每日 1 次，12 次为 1 疗程。

适应证

斑秃。

方⑫

组成 蔓荆子、青箱子、莲子草各 0.3 克，附子 1 枚，乌鸡脂适量。

用法 将前 4 味药泡酒精于瓷器内，封泡 2～7 日药成，以乌鸡脂调和涂之。先用淘米水洗，后敷之。

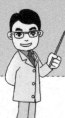

适应证 ▪

斑秃。

方⑬

组成 补骨脂 20 克,旱莲草、川椒、干姜各 10 克,斑蝥 2 个,红花 5 克。

用法 用 70% 酒精 200 毫升将上述药物浸泡 1 周,去渣后装瓶备用。治疗时用棉签蘸药液外涂患处,每天 3~5 次,1 个月为 1 疗程,间隔 5~7 天后可继续下一疗程。

适应证 ▪

斑秃。本方有补肾温脾,养阴乌发之功。

方⑭

组成 红花 60 克,干姜 90 克,当归、赤芍、生地、侧柏叶各 100 克。

用法 将上药切碎放入 3000 毫升 75% 酒精中密封浸泡 10 天后外用。每日搽患处 3~4 次。

适应证 ▪

斑秃。本方有滋阴活血生发之功。

方⑮

组成 生地、首乌各 30 克,黑芝麻梗、柳树枝各 50 克。

用法 上药入瓦钵中,水煎,趁热熏洗患部,每日熏洗 3 次,每日 1 剂。熏洗后,用干毛巾覆盖患部半小时,避风。5 天为 1 疗程。新发渐生后,需继续熏洗 1 疗程。

适应证 ▪

斑秃。可温通经络,生发。

方⑯

组成 人参 250 克,制首乌、旱莲草各 1500 克,毛姜、尖干红辣椒各 500 克,红花、川芎各 300 克,生姜 1000 克,鲜侧柏叶 4000 克,95% 酒精 10 升。

用法 将人参、制首乌、旱莲草、红花、尖干辣椒、川芎等用粉碎机打成粗末,用酒精浸泡装瓶密封半月，每日摇动1～2次。生姜切薄片，侧柏叶切成3厘米长，亦用酒精浸泡另装1瓶密闭半月，每日摇动1～2次。尔后将2瓶内浸泡之药液合并过滤，兑酒精至总量成10升，混匀，分装即得。每天用棉签蘸上药液，于脱发区局部外敷2～3次。同时用棉签或清洁手指于脱发区作轻微按摩3～5分钟。少数病例连续用药1个月未见新发长出者，可适当增加次数与用药量。3个月为1疗程。

适应证

斑秃。有清热活血，补血生发之功。

名医小贴士

❶斑秃患者不要用尼龙梳子和头刷，因尼龙梳子和头刷易产生静电，会给头发和头皮带来不良刺激。

❷勤洗发，洗头的间隔最好是2～5天。洗发的同时需边搓边按摩，既能保持头皮清洁，又能使头皮活血。

❸不用脱脂性强或碱性洗发剂，这类洗发剂的脱脂性和脱水性均很强，易使头发干燥、头皮坏死。

褥 疮

病症简述

本病初起时，患处呈现紫癍，继而皮肤破损，逐渐坏死溃烂，腐肉脱落，形成溃疡，较难愈合。较典型的褥疮发生部位为骶骨股

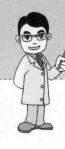

骨大转子、坐骨粗隆、足跟及外踝等部位，都是患者经常不变换体位时产生褥疮最危险的部位。

◯ 原 因 ◯

褥疮又名压疮，是由于皮肤经常受潮湿、摩擦等物理性刺激（如石膏绷带和夹板使用不当、大小便失禁、床单皱褶不平、床上有碎屑等），使皮肤抵抗力降低，发生持续缺血、缺氧、营养不良而致组织溃烂坏死。皮肤压疮在康复治疗、护理中是一个普遍性的问题。

◯ 外敷法治疗 ◯

方①

组成 葛根适量。

用法 将葛根切片晒干后研末，过40目筛，高压灭菌后装瓶备用。用时先将疮面消毒，将葛根粉敷上即可，每日1次。

适应证 ■
褥疮。

方②

组成 白砂糖500克，高锰酸钾少量。

用法 用适量水溶解白砂糖和高锰酸钾，加热至黏稠状，待凉至温热后直接涂在患处，厚度为4毫米左右，然后用纱布包扎，每5天洗换1次，3次后症状会明显好转。

适应证 ■
褥疮。

方③

组成 鸡蛋数个。

用法 鸡蛋煮熟，迅速放入凉水中，凉透后去外壳，取鸡蛋清外表的薄膜贴在患处。

适应证 ■
褥疮。

方④

组成 黑木耳30克，白糖适量。

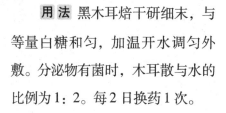

用法 黑木耳焙干研细末，与等量白糖和匀，加温开水调匀外敷。分泌物有菌时，木耳散与水的比例为1：2。每2日换药1次。

适应证

褥疮。

方5

组成 榆树皮5份，黄檗2份，松香、冰片各适量。

用法 将榆树皮和黄檗研碎，以2倍量80%酒精浸泡48小时，过滤后加入松香、冰片。洁净创面后，将药液喷洒在创面上，2小时1次，定痂后停。使创面暴露不受压直至痊愈。

适应证

褥疮。

方6

组成 当归50克，生地、蜂蜡各30克，白花、北紫草、血竭各15克，川黄连10克，姜黄6克。

用法 将当归、生地、白花、北紫草、川黄连、姜黄放入锅内，加水500毫升，小火煎至焦枯为度，去渣，加血竭，沸腾片刻，用8层纱布过滤于容器中，加蜂蜡，微火熔解，不断搅拌至完全混合，冷却备用。先清创，再敷以药膏，每日1次。

适应证

褥疮。可滋阴养血，燥湿止痒。

方7

组成 生大黄100克，五倍子130克，铜绿1.5克，轻粉1克。

用法 将生大黄加水300毫升，煎沸20分钟，过滤。再加水300毫升，煎沸15分钟，过滤。两次滤液浓缩至100毫升，即得大黄浓缩液。然后每100克凡士林中加入30毫升大黄浓缩液，使其成为30%的大黄膏，再将轻粉、五倍子、铜绿研成细末，掺入大黄膏内。使用时将药膏平摊于消毒纱布上，贴于创

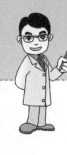

面，胶布固定，每 12 小时更换
1 次。

适应证 ■

　　褥疮。清热解毒，祛腐排
脓，敛疮生肌。

方⑧

组成 乳香、白芷、没药、
黄连各 10 克，冰片 2 克。

用法 前 4 味共为细末，过
80 目筛，然后掺入冰片共研，掺
匀，放入容器内。治疗时先用双
氧水清洗疮面，然后撒上药粉，
敷料包扎，每日或隔日换药 1 次。

适应证 ■

　　褥疮。

方⑨

组成 用炉甘石 50 克，血竭
20 克，煅石膏 40 克，海螵蛸 15
克，连翘 3 克，云南白药 30 克。

用法 共研细末，过细筛，
装瓶备用，疮面常规消毒后，撒
满该药，外敷消毒纱布固定，每
日换药 1 次，7 天为 1 疗程。

适应证 ■

　　褥疮。

方⑩

组成 乳香、血竭、黄连各
10 克，儿茶、马勃粉、煅石膏、
枯矾各 20 克，冰片 5 克，轻粉 3
克，露蜂房 50 克。

用法 上药除露蜂房外研细
末备用。露蜂房加水 1000 毫升
煎成药水，先冲洗患部的脓液和
腐肉，再将配好的药粉涂抹在伤
口上。也可用小麻油将药粉调成
糊状外敷在伤口上，效果更佳。
最后用消毒纱布包扎，2 天换药
1 次。小面积伤口一般换药 3~4
次就可治愈。

适应证 ■

　　褥疮。

方⑪

组成 樟脑粉 40 克，红花 20
克，麻油 10 克，凡士林 250 克。

用法 上方前 2 味药研细末，
加麻油和凡士林调匀成膏。用时

取药少许，涂抹患处，每次 3~5 分钟，每天 2 次。揉完后，最好将患部用海绵垫上。注意，如果患部已出现破损和水疱就不能再用该方法。

适应证 ■

褥疮。

方 ⑫

组成 地榆、生大黄、生黄芩、滑石各 15 份，红花、白及各 6 份，紫草 11 份，珍珠 1 份，生黄连、冰片各 5 份。

用法 将上药（除珍珠和冰片外）共研为极细末，过 7 号筛，再依次与珍珠、冰片配研为极细末。用本品涂撒患处，伤口干燥后用凡士林调敷，每日 1~2 次。

适应证 ■

褥疮。

方 ⑬

组成 乳香、没药、黄连、穿山甲各等量。

用法 将上药共研为极细末，过 6 号筛。先以过氧化氢洗净创面，或用药棉生理盐水温敷 5 分钟，再将药末撒于创面，无菌纱布包盖，每日换药 1 次，待脓性分泌物减少时，可每 1~2 日换药 1 次。

适应证 ■

严重褥疮。

方 ⑭

组成 大黄、蒲公英各 60 克，黄檗、苍术各 40 克，川芎、红花各 30 克，珍珠粉 20 克，冰片 12 克。

用法 将上药前 6 味共研为极细末，过 7 号筛，再依次与珍珠粉、冰片配研均匀，用鸡蛋清调成糊状。清创后，取本品敷于患处，无菌纱布包扎。每日 2 次，7 日为 1 个疗程。

适应证 ■

Ⅱ、Ⅲ度褥疮。

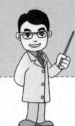

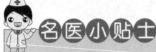名医小贴士

褥疮的护理方法：

❶ 根据褥疮的好发部位适当放置气圈、海绵垫、绵垫等，以免骨骼突出部位受压迫，垫的高低及范围要合适，以舒适为宜。

❷ 保持床垫平整、松软、干燥、清洁，定时翻身，局部按摩，对于截瘫和昏迷患者应保证每 2 小时翻身并局部按摩，按摩后做肢体被动运动，防止关节僵直，并改善局部血液循环。

疥　疮

病症简述

疥疮发病多从手指间开始，好发于手腕屈侧、腋前缘、乳晕、脐周、阴部及大腿内侧。幼儿和婴儿疥疮常继发湿疹样变化，分布部位不典型，可累及头、颈、掌及趾。皮损损害初发为米粒大红色丘疹、水疱、脓疱和疥虫隧道。严重者偶可伴发急性肾炎。皮损夜间奇痒，白天轻微瘙痒。损害处查到疥虫可以确诊。

原　因

疥疮系由疥螨引起的接触传染性皮肤病，易在家庭及集体中传播。国外于 1687 年才使疥成为一种有明确病因的疾病。我国早在隋朝已发现。疥疮主要是疥螨与人体密切传染，还可通过衣服、内衣、毛巾传播。

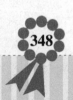

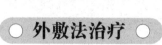

外敷法治疗

方①

组成 川椒、轻粉、樟脑、雄黄、枯矾、水银各6克，乌柏油30毫升。

用法 上药共研为细末；另研大枫子一百枚，与药面搅匀，加乌柏油化开和药，外敷患处。数次即愈。

适应证 疥疮。

方②

组成 硫黄、土槿皮、苍耳子各20克，苦参、蛇床子、黄檗、白鲜皮、地肤子、土茯苓、白蒺藜各30克。

用法 如果继发感染加金银花、蒲公英各30克，野菊花20克，严重感染，并用青霉素。每日1剂，水煎2次混匀，分2次外用温洗。治疗前先用热水和肥皂洗澡，然后擦药，自颈部以下，先擦皮损，后擦全身，连续4天为1个疗程。

适应证 疥疮。

方③

组成 大枫子（去皮）10克，巴豆（去皮）3克，核桃仁7个，水银6克。

用法 上药共捣如泥状，外擦或敷患处。每日换药2~3次。

适应证 疥疮。

方④

组成 核桃、生猪油各30克，水银3克。

用法 上药研末后调匀成膏，敷患处。每日换药1次。

适应证 疥疮。

方⑤

组成 猪大板油100克，硫黄粉、胡椒粉各20克。

用法 上药混合成膏，外用，

每日 1 次，7 天为 1 疗程。

适应证 ■

疥疮。

方⑥

组成 桐油 90 毫升，硫黄 50 克，花椒 20 克。

用法 首先将桐油煎沸，再把硫黄、花椒研末，入油内煎 10 分钟，贮瓶备用，用时涂于患处。每日 2 ~ 3 次。

适应证 ■

疥疮。

方⑦

组成 老黑醋 2500 毫升，五倍子粉 625 克，蜈蚣 10 条，蜂蜜 3000 克，冰片 5 克。

用法 醋入砂锅加蜂蜜熬沸，入五倍子粉，搅匀，改小火熬成糊状，待冷加入蜈蚣、冰片（均研末），调匀备用。外敷患处，3 ~ 5 天换药 1 次。

适应证 ■

疥疮。

方⑧

组成 鱼藤 15 克，食醋 100 毫升。

用法 鱼藤以 500 毫升水浸 2 小时后捶烂，洗出乳白色液体，边捶边洗，反复多次，用纱布过滤去渣，再加入食醋 100 毫升，装瓶备用。嘱患者洗澡后，在患部皮肤外擦鱼藤水，每日 2 ~ 3 次、连用 3 ~ 4 天为 1 疗程。

适应证 ■

疥疮。糜烂渗液较多，脓液结痂较严重者，均禁用。

方⑨

组成 鲜狼毒 90 克，食醋 100 毫升。

用法 将狼毒洗净捣烂，用纱布过滤去渣，将挤出的乳白色液体，加入食醋 100 毫升，储存瓶中备用。先煎花椒水洗浴，然后将药液外搽患处，每日 2 ~ 3 次。

适应证 ■

疥疮。本药有毒，切忌内服。

方⑩

组成 扛板归、千里光、雄黄各60克，白鲜皮、蛇床子、荆芥、防风、黄檗各30克，苦参50克。

用法 水煎，取药液趁热坐浴，每次30分钟，每日3次。

适应证 ■
　疥疮。

方⑪

组成 乌头1枚，松脂100克，雄黄、雌黄各30克（研），猪脂100克。

用法 将上5味药共煎之，乌头色呈黄黑色，去渣膏成。以敷之，熟涂之。

适应证 ■
　疥疮。

方⑫

组成 硫黄120克，熟石膏、枯矾各100克，水银30克，凡士林1000克。

用法 将上药（除凡士林）共研为细末，过6号筛，加入热熔的凡士林配制成膏。取本品涂擦患处，每日早、晚各1次，1周为1个疗程。同时内服蝉蜕蜂房散（蝉蜕、露蜂房各30克，僵蚕、姜黄各15克，大黄10克，共研为细末，分为18包，以土茯苓100克煎水约100毫升，送服1包，每日3次，小儿酌减）。

适应证 ■
　疥疮。

方⑬

组成 硫黄粉100克，樟脑、冰片各25克（均先以少量乙醇溶解），凡士林500克。

用法 将上方前3味药调入已热熔的凡士林制成膏。取本品涂擦患处并轻轻按摩，每晚1次。

适应证 ■
　疥疮。

方⑭

组成 百部、蛇床子、鹤虱、大枫子、儿茶、姜皮、白蒺藜各15克，乳香、没药、浮萍各10克，白鲜皮、苦参各20克，川

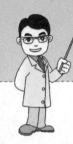
椒 5 克。

用法 水煎取液。洗患处，每日 2 次，睡前擦洗 2 分钟。

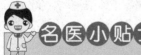

名医小贴士

疥疮患者在使用肤疥康等外用药治疗期间要注意以下几方面：

❶ 首先要避免饮酒。

❷ 不要吃过于辛辣的刺激物，如辣椒、川味火锅，以免加重瘙痒症状。

❸ 不吃或少吃猪头肉、羊肉、鹅肉、虾、蟹、芥菜等发物，以免刺激皮损而增加痒感。

手足癣

◯ 病症简述 ◯

手癣是手掌及手指屈侧的癣，初起为小水疱，破溃或吸收后出现脱屑，或伴有潮红，以后扩大融合成不规则或环形病灶，边缘清楚。夏重冬轻，不易痊愈；入冬后可伴发皲裂，甚则疼痛，屈伸不利。

足癣俗称"脚湿气"，是一种浅部霉菌性皮肤病，南方多见。症见足弓及趾的两侧有成群或分散的小水疱，破溃或吸收后有少量鳞屑，随着水疱的增多，可以互相融合成半环形或不规则之脱屑性斑片，反复发作可致皮肤粗厚。入冬后症状缓解，少数可发生皮肤皲裂。

◎ 原　因 ◎

本病系通过接触传染，在公共浴池洗澡，穿用公共拖鞋，穿用患者的鞋，袜，手套，使用公共浴巾等均易于感染本病，本病传染广泛的原因，可能是由于红色毛癣菌或絮状表皮癣菌常在皮屑内形成关节孢子，它能抵抗较恶劣的环境而长期生存，并具有传染他人的可能。

◎ 外敷法治疗 ◎

方 1

组成 取密陀僧 30 克，龙骨 20 克，炉甘石 50 克，轻粉、冰片各 3 克，凡士林 100 克。

用法 将前 4 味药研成极细末，然后加入凡士林调成膏剂，外涂患处，每天 3 次。

适应证 适用于鳞屑型和增厚型足癣。

方 2

组成 取土槿皮、蛇床子、透骨草、徐长卿、黄芩各 30 克，土茯苓、苦参、枯矾各 20 克。

用法 水煎取汁适量，浸泡患处，每天 2 次，每次 30 分钟，每日 1 剂。

适应证 适用于足癣合并感染者。

方 3

组成 花椒 10 粒，大蒜 1 头。

用法 将花椒炒焦研成细粉，大蒜捣成蒜泥和花椒粉调匀，涂患处，1 小时后取下。隔日 1 次。

适应证 手足癣。

方 4

组成 藿香正气水适量。

用法 藿香正气水适量，先将患足用热水洗净后擦干，然后用消毒药棉把藿香正气水涂于足趾间患处。每天早、中、晚各涂

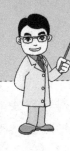

1次，连用5天为1疗程。

适应证

脚癣。

方⑤

组成 荆芥、防风、金银花、皂刺、白鲜皮、蛇床子、贯众、芫花、鹤虱、苦参各1.5克。

用法 上药加水1000毫升，煎熬20分钟，弃渣取汤。趁温热用小毛巾蘸药液反复热敷，每次20分钟，每日早、晚各1次。

适应证

手足癣。

方⑥

组成 生地24克，大黄18克，蛇床子、豨莶草、百部、大枫子、海桐皮各15克，木鳖子（切片）、紫草、杏仁、丹皮、当归各12克，花椒、甘草各6克。

用法 将上药浸入1000毫升麻油内2天，然后用炭水煎至药色微黄为止，用细筛滤渣，再将蜂蜡450克放入杯内，将滤下的

麻油趁热倒入杯内，搅匀成膏，收贮备用。每晚睡前，用温水将患处洗净，拭干后，取此膏涂擦患处。

适应证

适用于手癣表皮干燥、脱皮、皲裂或水疱、奇痒。

方⑦

组成 黄檗、土茯苓各30克，水杨酸、凡士林各50克，苯甲酸15克，冰片5克。

用法 上药共研末，加凡士林混合调匀即成药膏。用温水浸泡15分钟，去净皮屑涂药膏，消毒纱布覆盖，用绷带严密包扎。每隔3天用药1次。一般用药5~7次即愈。

适应证

适用于手癣。

方⑧

组成 黄檗30克，炒炭存性，贯仲15克，复合维生素B 30片。

用法 上药共研末，加复方鱼肝油软膏50克，混合调匀即成药膏。用法同上，一般用药3～5次可愈。

适应证
适用于手癣表皮干燥。

方⑨

组成 轻粉、黄丹各10克，枯矾50克，苦参、黄檗各30克，60度白酒1000毫升。

用法 将上药密闭浸泡7日，过滤去渣。取本品涂擦患处2～3次。

适应证
手足癣、体癣。

方⑩

组成 苦参、地榆、胡黄连、地肤子各200克，75%乙醇1000毫升。

用法 将上药浸泡1周，过滤去渣，再加乙醇至1000毫升。取本品涂搽患处，14日为1个疗程。

适应证
手癣、足癣、体癣。

方⑪

组成 黄丹、五倍子（焙）各等份。

用法 将黄丹研成细末，再将五倍子用微火烤干，研为细末，2药混合均匀，装瓶备用。将脚洗净擦干，以适当湿度，立即上此药粉，包扎。

适应证
主治脚癣，奇痒难忍，甚则溃烂，多见于脚趾处。

方⑫

组成 雄黄、氧化锌各10克，羊毛脂30克，凡士林100克。

用法 上药调制为膏，外涂患处。

适应证
适用于足癣、疮、慢性皮肤病。

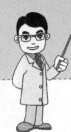

方⑬

组成 枯矾 25 克，煅石膏、轻粉、黄丹各 15 克。

用法 共为细末备用。外敷患处。

适应证 ■

适用于脚丫作痒，湿烂。

方⑭

组成 羊蹄根 300 克，75% 酒精 600 毫升。

用法 将羊蹄根碾碎置酒精内，浸泡 7 昼夜，过滤去渣备用。用棉棒或毛刷蘸药水涂于患处。

适应证 ■

适用于手癣、甲癣、神经性皮炎（干癣）。慎勿入目。

方⑮

组成 大蒜茎 200 克，枯矾、桃仁各 20 克，川椒、苦参、青木香各 30 克。

用法 将上药入锅，加 3000

毫升水煎汁，取滤液 2000 毫升。取本品浸泡患足 30 分钟，每日 1 次，1 周为 1 个疗程。

适应证 ■

足癣。

方⑯

组成 芒硝 200 克，大黄 50 克，川乌、草乌、一枝蒿各 10 克。

用法 将上药加水 2000 毫升，置砂锅内小火煎 30 分钟，去渣取滤液。取本品趁热浸泡患处 1 小时，每日 2 次。

适应证 ■

手足癣、鹅掌风、灰指甲。

方⑰

组成 黄连 20 克，吴茱萸 10 克，75% 酒精 300 毫升。

用法 上 2 味药研为粗末，入瓶，加入 75% 乙醇 300 毫升，浸泡 36 小时后即可使用，每日 3 次。连续涂搽 3~6 日即愈。

适应证 ■

足癣、甲癣。

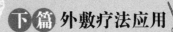

方 18

组成 苦参、千只眼、千里光各100克，地肤子50克，苦胆3枚，75%酒精1000毫升。

用法 将前4味药用75%酒精浸泡7日，取出，兑苦胆入内搅匀，外搽患处，每日3次。

适应证 手癣。

方 19

组成 紫荆皮100克。

用法 将药研为粗末，加水煎煮30分钟，用药液浸泡患部30分钟，每日2次。连续浸泡3日可治愈。

适应证 手癣。

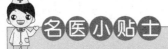

名医小贴士

预防手足癣要努力做到：

❶ 常洗双足和鞋袜，经常扑撒足粉，保持足部干燥与清洁卫生。

❷ 得了足癣不要搔抓，以免鳞屑飞扬，传染他人或自身手部传染。

❸ 不与他人共用浴巾和鞋袜，以避免相互传染。

鸡 眼

◉ 病症简述 ◉

鸡眼的典型损害为境界清楚的淡黄色或深黄色圆锥形角质栓，其尖端嵌入皮内，如绿豆、蚕豆大小。平坦或稍隆起皮面，若用刀削去外层，可见中心有坚硬角质栓塞，外周有一圈透明的淡黄色环，

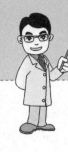

呈鸡眼状。好发于足底、跖部、小趾外沿、趾背等易摩擦、挤压处，但不限于受压部位。多为 1～2 个，也可为多发。因角质栓尖端呈楔状嵌入角质层，其尖端压迫真皮层内的末梢神经，站立或行走时会有剧痛。

原　因

鸡眼为足部皮肤局限性圆锥形鸡眼状角质增生损害，其发病与局部长期机械性摩擦、压迫、足部畸形骨刺等有关，因长期摩擦、受压、气血运行不畅，肌肤失养而发病。本病与祖国医学文献中记载的"肉刺"相似。

外敷法治疗

方 1

组成 食盐 9 克，乌梅 30 克，醋少许。

用法 食盐以水溶化，将乌梅浸入盐水中，一昼夜后去核，加醋捣烂。敷在患处，用橡皮膏贴好。每 4 天换药 1 次。

适应证
鸡眼。有软结蚀疣的功效。

方 2

组成 大蒜头 1 个、葱白 10 厘米、花椒 3～5 粒。

用法 共捣如泥敷患处，卫生纸搓一细条围绕药泥，并包扎、密封，24 小时后去药，3 日后鸡眼变黑，逐渐脱落，最多半月即可完全脱落。

适应证
鸡眼。

方 3

组成 茉莉花茶 1～2 克。

用法 嚼成糊状，敷鸡眼，胶布固定贴严，每 5 天换 1 次，3～5 次为 1 疗程，直敷至鸡眼脱落为度。

适应证
鸡眼。

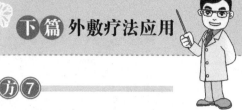

方④

组成 蓖麻子 10 粒，盐姜 1 小块。

用法 将蓖麻子与盐姜共捣烂成糊状，敷于鸡眼上，外用胶布固定，每天换药 1 次，10 次可愈。

适应证 ■
鸡眼。

方⑤

组成 荸荠 1 枚，葱头 1 个。

用法 将荸荠、葱头洗净，沥干水，共放乳钵中捣烂成糊；将糊敷在鸡眼处，以橡皮膏固定好，每晚睡前洗脚后换药 1 次。

适应证 ■
鸡眼。

方⑥

组成 芋艿 1 个。

用法 芋艿洗净切片。取生芋艿片摩擦患处，每日 3 次，每次 10 分钟。

适应证 ■
鸡眼。

方⑦

组成 荞麦面 30 克，荸荠 1 个。

用法 荸荠捣烂，加荞麦面少许，加水和匀，敷鸡眼处，用布包扎好，每晚 1 次。有用此方者在 1～2 日内连根齐落。

适应证 ■
鸡眼。

方⑧

组成 韭菜（连茎根）少许。

用法 洗净，切碎，涂患部。每天 1 次，10 天左右见效。还可将生姜片置患处，隔日鸡眼可自行脱落。

适应证 ■
鸡眼。

方⑨

组成 半夏 5 克。

用法 研细末，将患处用温水泡软，刮去角化层，敷上药粉，胶布固定。5 天后去药，大多可愈，不复发。

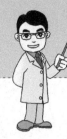

取药末适量撒患处。

适应证 ■

鸡眼。

方⑩

组成 白糖、樟丹各 1.5 克，普鲁卡因 1 克，醋柳酸 25 克。

用法 将上药研成细末，用酒精调成膏备用。先将鸡眼上贴一块胶布，中间留孔，上敷万灵膏，再用胶布贴上，1 周 1 换，一般 1~2 次即愈。

适应证 ■

适用于鸡眼、脚垫。

方⑪

组成 水杨酸 60 克，广丹 3 克，苯唑卡因、白糖各 2 克。

用法 上药共为细末备用。

方⑫

组成 血竭 5 克（研粉），浓碱水 100 毫升，石灰粉适量（过筛），鸦胆子仁 1 个。

用法 将上药（除鸦胆子仁）调成膏，取黄豆大药膏涂在鸡眼上，上覆少许棉花，用大块胶布固定。24 小时后鸡眼自然脱落，然后改用鸦胆子仁外敷 24 小时。

适应证 ■

鸡眼。本法可使整个鸡眼脱落，但有复发。

 名医小贴士

鸡眼主要发生于足部，多因有足趾畸形或长时间穿较窄小的鞋子所致，所以，要及时纠正足部畸形，宜穿宽松鞋子，受压或受摩擦部位要注意垫以软质垫子。局部有角质增厚者，可经常用温水浸泡，再用刀削去增厚的角质层，以防鸡眼形成。

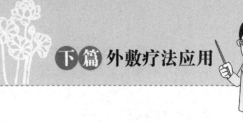

黄褐斑

病症简述

黄褐斑，又被称蝴蝶斑、妊娠斑、肝斑，主要出现于面部的颧部、颊部、前额、鼻部等处，多为对称性的黑色或褐色斑点块，形似蝴蝶。

原　因

黄褐斑主要由女性内分泌失调、精神紧张、压力过大、睡眠不足、日晒过度以及体内缺少维生素及外用化妆品使用不当所引起。由于组织细胞间的微细循环受阻，细胞溶解死亡，代谢紊乱，细胞内杂质无法代谢，最终形成面部色斑。

外敷法治疗

方1

组成 酸奶、燕麦片各适量。

用法 取酸奶2勺，取1勺燕麦片，将二者调匀后敷于脸部，20分钟后用温水洗净。

适应证 ■
黄褐斑。

方2

组成 麻叶莲适量。

用法 将麻叶莲研磨成粉，加适量清水、鸡蛋或牛奶调糊，敷于面部，15~25分钟后用清水洗净。

适应证 ■
黄褐斑。有抗皱、美白的功效。

方3

组成 白僵蚕、白牵牛各等份，蜂蜜适量。

用法 上药研为细末，用蜂

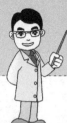
蜜调匀后敷脸。

适应证 ■

　　黄褐斑。

方④

组成 白附子、白及、白蔹、白茯苓、密陀僧、牛奶各等份。

用法 上药除牛奶外，研细末，睡前用牛奶调匀敷面。

适应证 ■

　　黄褐斑。

方⑤

组成 冬瓜适量。

用法 捣烂后用其汁涂于面部有斑点处，每日1～2次。或加蛋黄1个，蜂蜜半匙，搅匀敷面。

适应证 ■

　　黄褐斑。

方⑥

组成 白芷、白茯苓、当归、红花、白蒺藜、夜明砂各等份。

用法 上药共研细末，取适量，加蜂蜜调成糊状、外敷患处。每周1～2次，4次为1疗程。

适应证 ■

　　黄褐斑。

方⑦

组成 当归、川芎、沙参、柴胡、防风、天花粉各20克，冬瓜仁、白芷、白及、绿豆各1克。

用法 将上药混合研末，过220目筛。治疗时取药粉加蜜糖、3%过氧化氢3毫升、10%枸橼橡酸钠5毫升、精面粉及40℃水少许，混合成糊状，先以蒸气熏脸10分钟，清洁脸部后将药糊敷于患部，用温热棉垫覆盖，30分钟后清除。每周治疗1次，10次为1疗程。

适应证 ■

　　黄褐斑。

方⑧

组成 大枫子仁、杏仁、核桃仁、樟脑各50克。

用法 先将前3味药共研细末，加入樟脑，研细为泥，装瓶备用，用本品加少许麻油调匀，涂患处，每晚1次。

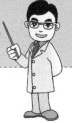

适应证

黄褐斑。

方⑨

组成 甘松、山柰、茅香各15克，白僵蚕、白及、白蔹、白附子、天花粉、绿豆粉各30克，防风、零陵香、藁本、皂角各9克，香白芷30克。

用法 将以上药物共研为细末，每天早晚用药末涂搽患处。

适应证

黄褐斑。

方⑩

组成 葛根、杭白芍、川芎、香附、血竭粉、参三七各60克，乳香、没药、白芷各50克，甘草、冰片各30克。

用法 上药（除血竭粉、冰片）共研为极细末，过7号筛，再依次与血竭粉、冰片配研均匀，加米醋调匀成糊状。取本品适量，外敷患处，每5～7日1次，3次为1个疗程。

适应证

黄褐斑。

方⑪

组成 珍珠粉、白芷、细辛各3克，胡萝卜1根，奶粉、蜂蜜各适量。

用法 将前3味药磨成粉，混匀。胡萝卜洗净，切块，用搅拌机打碎。将各种配料混匀，拌成糊状，敷于面部。15～20分钟后洗去。

适应证

面部色斑。

名医小贴士

无论是雀斑还是黄褐斑，甚至是由衰老过程中脂质氧化成的脂褐素而形成的老年斑，都会因未经防护的日晒而加重，因为经紫外线照射后，皮肤中黑色素增多了。因此，日常应做好防晒。

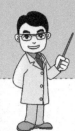

酒糟鼻

 病症简述

酒糟鼻，是一种以鼻部发红，上起丘疹、脓疱及毛细血管扩张，形似草莓或熟透的西红柿为特征的皮肤病。由于本病皮损常呈玫瑰红色，且形类痤疮，故有"玫瑰痤疮"之名。多见于成年人。好发于面部中央，特别是鼻头及两侧，两颊、两眉间及颏部，常呈五点分布，皮损可在春季及情绪紧张、疲劳时加重。

 原　　因

酒糟鼻的发病与家族遗传史有关。常见诱因是皮脂分泌过多、内分泌障碍、胃肠功能紊乱、体内慢性感染病灶等，都可能会导致酒糟鼻的形成。生活中一些不良的生活习惯，特别是嗜好饮酒、吸烟以及吃辛辣刺激性食物的人患有酒糟鼻的概率特别高。

 外敷法治疗

方❶

组成 黄芩、虎杖、野菊花、夏枯草、丹参、连翘各等份。

用法 共研成粉末备用。用温水清洁面部皮肤后，再用0.9%的生理盐水棉球清洁皮肤；取适量清热散瘀面膜粉用开水调和成糊状，待稍凉后均匀涂敷于面部1~2毫米厚，外敷塑料保鲜膜以保湿，约30分钟后去除面膜，洗净面部即可。隔日敷膜1次。

适应证

酒糟鼻。

方❷

组成 大黄、硫黄、杏仁、白果、密陀僧各10克。

用法 共研极细末，温开水

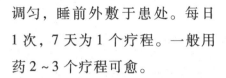

调匀，睡前外敷于患处。每日1次，7天为1个疗程。一般用药2~3个疗程可愈。

适应证
酒糟鼻。

方③

组成 密陀僧50克左右，玄参、硫黄各20克，轻粉21克。

用法 在研磨前，我们需要先把各药择洗干净，然后再共研细末，最后加适量白蜜调匀，备用。使用前用消毒棉签蘸药糊外搽患处，之后外敷药膏，每日2次，早晚各1次，连续1~2月。

适应证
酒糟鼻。

方④

组成 飞硫黄、大黄粉各15克。

用法 将二者研细，置瓶中，加入冷开水100毫升拌匀，用棉签蘸药液外搽患处，每日3次，早、中、晚各1次，以搽后局部发痒为度，连续7~10天。

适应证
酒糟鼻。

适应证
酒糟鼻。

方⑤

组成 百部、苦参、雷丸各适量。

用法 上药研细末，以5：2：2的比例混合均匀，取药粉15~20克，与日用雪花膏80~85克混合，临睡前以硫黄皂洗面，然后涂此药，次晨洗去，连用60天。

适应证
酒糟鼻日久不愈者。

方⑥

组成 硫黄、鱼石脂各8克，硫酸锌和水杨酸各1克，锌和铅粉各8克，羊毛脂16克，90%酒精8毫升，凡士林适量。

用法 将各药择净，研细末，混匀，加入酒精调糊后加羊毛脂及凡士林至100克，充分拌匀即成。每次适量，外搽患处，每日3次。

适应证
酒糟鼻。

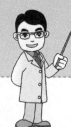
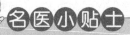

名医小贴士

❶ 不要在高温、潮湿的环境中长期停留，如果工作需要，也应该尽量避免这种环境，因为在此环境中会加重病情。

❷ 精神要保持平和，不要给自己太大压力，随时注意保持良好情绪，对病情的恢复有很大的帮助。

❸ 不要用手抓，因为用手抓、搔、剥及挤压酒糟鼻会明显加重病情。

粉　刺

○ 病症简述 ○

粉刺又名青年痤疮。是一种毛囊、皮脂腺的慢性炎症，主要发生在颜面及胸背等多脂区。有自限性，皮损多形。如粉刺、丘疹、脓疱、结节。常伴有皮脂溢出，青春期后，大多痊愈或减轻。以往痤疮被认为是皮脂腺疾病，实质上损害包括毛囊、皮脂腺及表皮。属于中医"肺风粉刺"范畴。

○ 原　因 ○

痤疮是一种多因素的疾病，主要与皮脂产生增多，毛囊口上皮角化亢进及毛囊内丙酸痤疮杆菌增殖有关，也有一定的遗传因素。皮脂腺的发育及皮脂腺的产生受雄激素的支配，而雄激素的增加受年龄、内分泌、遗传等因素影响。

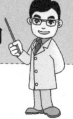

外敷法治疗

方①

组成 大黄、夏枯草、金银花、黄芩、黄檗、石膏各等量。

用法 上药洗净烘干研细，取适量加少许淀粉，用温水调成糊状，敷于面部，40分钟后洗净。轻者每周1次，重者每周2次，1个月为1疗程。

适应证
　　粉刺。

方②

组成 丹参、连翘、冰片、浙贝、枯矾、醋各适量。

用法 上药研末，用醋调，外敷患处，每日1次。

适应证
　　粉刺。

方③

组成 栀子、黄芩、黄檗、枇杷叶、当归、白芷各15克，薏苡仁20克，杏仁10克。

用法 上药研末混匀。用时取50克，用温水调匀敷于患处，30分钟后取下，每周1次。

适应证
　　粉刺。

方④

组成 大黄、白芷、白及各等量。

用法 大黄、白芷、白及等量烘干，研成细末加等量珍珠粉备用。用75%酒精棉球消毒，然后取蒸馏水加少许醋调成糊状，均匀涂于患处，45～60分钟后除去，并用温水洗净。睡前重复1次，15天为1疗程。

适应证
　　粉刺。

方⑤

组成 姜黄、黄檗各25克，白及18克，白芷、赤芍、花粉、青黛、甘草各12克，饴糖适量。

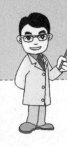
用法 上药共研细末，用饴糖调成糊状，将药膏敷于患处，每晚1次。

适应证 ■

粉刺。

方⑥

组成 蛇床子、地肤子、白蒺藜各15克，白矾12克。

用法 上药水煎取汁200毫升，分别于早晚洗患处。15日为1个疗程。

适应证 ■

粉刺。

方⑦

组成 野菊花240克，朴硝480克，花椒、枯矾各120克。

用法 将以上药物分成7等份，每次使用1份。使用时加适量水煮沸后倒进容器内，容器以能够适于患处熏洗为宜。趁热将患处置于盛药的容器之上，使蒸汽直达患处，周围的空隙用毛巾或者棉布包裹，待药液温度降低后，再用毛巾浸泡在药液中洗敷患处，每日1~2次，每次20分钟，7天为1个疗程。

适应证 ■

粉刺。

方⑧

组成 黄芩、黄檗、苦参各15克，黄连5克，特级熟石膏粉300克。

用法 将黄芩、黄檗、苦参以及黄连加水煎成150毫升的药汤，过滤去渣，待药液温度降至40℃左右之后，倒进装有300克特级熟石膏粉的器皿中，搅拌成糊状。让患者平卧，用纱布扎好头发后用洗面奶清洁皮肤，个别有脓疱者，常规消毒后，用痤疮专业仪器挤压感染处；用脱脂棉将眉、眼、口遮盖；然后用药糊均匀地覆盖在整个面部，5分钟后患者可感觉面部微热，持续20分钟转冷，即可揭去，用温水洗净面部。每周2次，5次为1个疗程。

适应证 ■

粉刺。

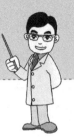

 名医小贴士

食疗方 2 则：

❶ 绿豆薏苡仁汤：绿豆、薏苡仁各 25 克、山楂 10 克，洗净，加清水 500 毫升，泡 30 分钟后煮开，沸几分钟后即停火，不要揭盖，焖 15 分钟即可，当茶饮。

❷ 果菜绿豆饮：用小白菜、芹菜、苦瓜、柿子椒、柠檬、苹果、绿豆、蜂蜜各适量。先将绿豆煮 30 分钟，滤其汁。将小白菜、芹菜、苦瓜、柿子椒、苹果分别洗净切段或切块，搅汁，调入绿豆汁，滴入柠檬汁，加蜂蜜调味饮用。

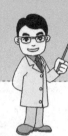

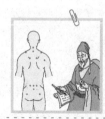

第十四章 ▶

其他急症的外敷疗法

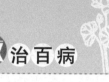

中 暑

○ 病症简述 ○

中暑又称热射病，是指因高温引起的人体体温调节功能失调，体内热量过度积蓄，从而引发神经器官受损。该病通常发生在夏季高温同时伴有高湿的天气。患者出现高热、口干、昏迷、血压升高，呼吸衰竭等现象，体温达到 40℃以上、皮肤干热无汗、神志障碍、脏器衰竭等。

○ 原　因 ○

因为持续闷热会使人的皮肤散热功能下降，而且红外线和紫外线可穿透皮肤直达肌肉深层，体内热量不能发散，此时热量集聚在脏器及肌肉组织，引起皮肤干燥、肌肉温度升高、导致汗出不来，进而伤害到中枢神经，影响全身各器官组织的功能。

○ 外敷法治疗 ○

 方①

组成 鲜薄荷草 200 克，50度白酒 50 毫升。

用法 将薄荷草捣碎，放入碗中，倒入白酒，用纱布包药涂搽全身。如无薄荷草，用紫苏、

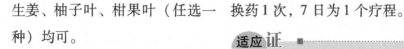

生姜、柚子叶、柑果叶（任选一种）均可。

适应证

中暑。

方②

组成 川黄连 1 克，薄荷油 0.5 克，桉油 0.1 毫升，蒸馏水 100 毫升。

用法 将川黄连放容器内，加蒸馏水 2 ~ 4 分钟。过滤，加薄荷油、桉油搅匀，每次滴鼻 1 ~ 6 滴，每日滴 3 次。

适应证

中暑。本方具有清心祛暑作用，治疗中暑，临床反复验证，疗效很好。

方③

组成 吴茱萸、广地龙各适量。

用法 上药共研细末，加入适量面粉混匀，用米醋调为糊状备用。取药糊适量，敷于双足心涌泉穴，用纱布包扎固定。每日换药 1 次，7 日为 1 个疗程。

适应证

中暑。清热化痰，导热下行。

方④

组成 冰片适量。

用法 研细末，加入 3 ~ 4 倍凉开水，混匀。用棉花蘸药液反复擦洗胸背、四肢皮肤，至皮肤微红为止。

适应证

中暑发热。

方⑤

组成 附子、干姜各 20 克。

用法 研细末，取适量药粉，用温水调膏，敷于两足心 30 ~ 60 分钟。

适应证

中暑汗多虚脱、四肢不温者。

方⑥

组成 生石膏 60 克，知母 30 克，山药、生甘草各 10 克。

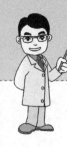

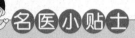

名医**中药外敷**治百病

用法 上药水煎取汁，以纱布或毛巾湿熨胸部募穴、背俞穴及气海穴；药渣装袋，热熨脐腹部，以症状缓解为度。

适应证

中暑。本方即白虎汤去粳米加山药，有清热生津之效。

名医小贴士

如高温下发生有人昏迷的现象，应立即将昏迷人员抬放至通风阴凉处，浇凉水以降低昏迷者的体温，随后要持续监测体温变化，高烧40℃左右持续不下的要马上送至有经验的医院进行液体复苏治疗，千万不能以为是普通中暑而小视，耽误治疗时间。

痱　子

○ 病症简述 ○

痱子即痱疮。为暑湿蕴蒸皮肤，汗泄不畅而引起。多见于夏天炎热季节，以小儿及肥胖人易患。多分布于头面、颈项、胸、腹、背、肩、股等处。发病突然，在皮肤汗孔处发出针头大小密集的红色丘疹，很快变成小水疱或小脓疱，周围红晕。如因痒搔破后，常可继发脓窝疮和暑疖。本病外治，疗效快捷。

○ 原　因 ○

痱子的形成是由于夏季气温高、湿度大，身体出汗过多，不易蒸发，汗液浸渍表皮角质层，导致汗腺导管口闭塞，汗腺导管内汗液潴留后，因内压增高而发生破裂，汗液渗入周围组织引起刺激，

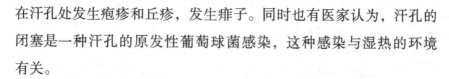

在汗孔处发生疱疹和丘疹，发生痱子。同时也有医家认为，汗孔的闭塞是一种汗孔的原发性葡萄球菌感染，这种感染与湿热的环境有关。

◎ 外敷法治疗 ◎

方 1

组成 金银花、车前草、野菊花各20克。

用法 上药水煎取汁，加冰片少许混匀，外洗患处，每日3~5次。

适应证

痱子。上药共奏清热解毒之功。方中车前草清热利湿、解毒。

方 2

组成 鲜苦瓜叶适量。

用法 取鲜苦瓜叶捣烂如泥，挤汁，涂搽或外敷患处，每日3次。

适应证

痱子。此方有清暑解毒之效，可治身体各部的痱子。

方 4

组成 冰片、薄荷各3克，甘石粉15克，滑石粉30克，黄檗6克。

用法 上药共研为细末，直接撒扑。每日3次。

适应证

痱子、尿布皮炎。上药共奏清热敛汗、解毒止痒之功。

方 3

组成 菊花30克。

用法 用布包裹，加水煎煮，滤汁，倒入盆中，洗浴患处或全身，每日1~2次，痱子能迅即消失。

适应证

痱子。

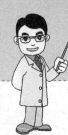
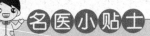

名医小贴士

❶ 居室环境保持凉爽，有需要的时候可以开空调调节室内温度，一般控制在 25℃ 比较舒适。

❷ 痱子较严重时，医生可能会考虑使用处方含类固醇的药膏，但切记要依照医生的指示使用，切勿自行乱涂。

❸ 勤用清水抹长有痱子的地方，然后要用毛巾轻柔地抹干，保持皮肤干爽。另外，要避免在阳光猛烈的时候外出，以免痱子越发严重。

高 热

◉ 病症简述 ◉

临床上，高热属于危重症范畴，体温在 39.1～40℃ 之间称为高热。人体体温调节中枢位于下丘脑。其前部为散热中枢，后部为产热中枢，这两种调节中枢机能彼此相互制约，保持动态平衡，维持体温相对稳定。本病好发于小儿，因年龄愈小，体温调节中枢机能愈不完善，可致体温升高。新生儿汗腺发育相对不足，通过汗液蒸发散热受到限制，故天气炎热时，也可致体温增高。

◉ 原　因 ◉

高热是一些疾病的前驱症状，引起发热的病因可分为急性感染性疾病和急性非感染性疾病两大类。前者最为多见，如细菌、病毒引起的呼吸道、消化道、尿路及皮肤感染等，后者主要由变态反应性疾病，如药物热、血清病以及自主神经功能紊乱和代谢疾病所引起。

外敷法治疗

方 1

组成 雄鸡血 10 滴，生石膏 5 克。

用法 共捣成泥，敷肚脐，外盖塑料薄膜，胶布固定。据报道，一般敷药 1 小时后可获良效。

适应证 高热。

方 2

组成 燕子窝泥（或千脚泥）适量，地龙（蚯蚓）3～5 条，螺肉 7 个，雄黄 5 克，鸡蛋清 2 个，麻油适量。

用法 共捣烂，加麻油、鸡蛋清拌匀，做成饼 2 个，分别敷前额与心窝部，热退去药。

适应证 高热。

方 3

组成 生栀子、生石膏、绿豆各 30 克，鸡蛋清适量。

用法 上药共研为细末，鸡蛋清调成稠膏，制成药饼 5 个，分别敷于两手心（劳宫穴）、两脚心（涌泉穴）及胸前区剑突下，外盖纱布，胶布固定，热退去药。

适应证 高热。

方 4

组成 青蒿、生石膏、燕子泥各 50 克，滑石粉 30 克，茶叶、冰片各 20 克，甘油、鸡蛋清各适量。

用法 上药共研细末，加甘油和鸡蛋清调成糨糊状，敷肚脐，上盖纱布，胶布固定，干则滴入甘油以保持湿度。

适应证 高热。

方 5

组成 生石膏、绿豆、生栀子仁各 30 克。

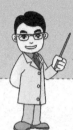
用法 上药研细末，用鸡蛋清调匀成糊状，分五份，分敷于足心、手心、前胸剑突下，包扎固定，热退后洗去。

适应证 ■

小儿高热。

方⑥

组成 鸡蛋2个，路路通、艾叶各适量。

用法 去壳的熟蛋在药液中煮10分钟，以蛋在患儿头额部先滚动10余圈，再依次在两太阳穴、后颈、背部两侧、胸前区、脐部、肘窝、腋窝各滚动10余圈，冷则另换只，两蛋轮流换用。

滚完后，另用鸡蛋去壳、黄，两片蛋白重叠，纳入银戒指1只，敷于剑突下鸠尾穴处。1~2时后去药，戒指呈绿色。

适应证 ■

小儿高热不退。

方⑦

组成 桃仁、杏仁、栀仁、枣仁各3克，面粉5克。

用法 上药焙干研粉，加入面粉、鸡蛋清调匀，分成两个饼，敷于两手心劳宫穴，布包固定。

适应证 ■

高热。

名医小贴士

高热患者在饮食方面要注意：食物要软、易消化、清淡，如米汤、稀粥、乳制品、豆制品、蔬菜、面条等；同时发热是一种消耗性疾病，因此还应给小儿补充含高蛋白的食物，如肉、鱼、蛋等，但要少荤少油腻食物；也可吃少量水果。饮水、饮食都要少量多次，切不可暴饮暴食。

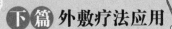

癫 痫

病症简述

癫痫是指反复发作的神经元异常所致的暂时性、发作性脑功能失调的神经系统慢性发作性疾病。可表现为运动、感觉、意识、行为和自主神经等不同障碍，或兼而有之。癫痫的发作形式主要有大发作、小发作、局限性发作和精神运动性发作四种。大发作以意识丧失和全身抽搐为特征；小发作以短暂性意识障碍为特征，多见于少年儿童；局限性发作以局部扩散性发作为主要特征；精神运动性发作多发于成人，是具有复杂性症状的一种局限性发作。

原 因

癫痫的病因有原发性和继发性之分。原发性多发于儿童或青春期，与遗传因素有关；继发性见于多种脑部病变和代谢疾病等。

外敷法治疗

方 1

组成 吴茱萸 30 克，冰片 5 克，面粉、凡士林各适量。

用法 上药共研细，加入面粉，用凡士林调膏。取适量涂敷脐部 12 小时（夜 8 点至早 8 点为准），胶布固定。每 2 日 1 次。

本法治程要求 1 年以上。

适应证 ■

癫痫。

方 2

组成 醋芫花 10 克，胆南星、雄黄各 3 克，白胡椒挥发油 0.5 毫升。

377

用法 将前3味药混合共研成细末，加入白胡椒挥发油再研匀，贮瓶密封备用。用药前先将患者脐孔皮肤用温开水洗净擦干，取药末0.15克，填入脐孔，盖以棉球，外用胶布封贴。第1次敷药12天后换药，以后每5日换药1次，病愈方可停药。

适应证 ■

癫痫。

方③

组成 丹参、月石各1克，苯妥英钠0.25克。

用法 将上药共研为极细末，分成10次用。治疗时，用75%乙醇消毒神阙穴，取1/10药末敷于穴位上，外用纱布覆盖，胶布固定，每周换药1次，10次为1个疗程。

适应证 ■

癫痫。

方④

组成 青洋参、石菖蒲、石英

各12克，豆腐渣果15克，松寄生30克，马蹄香、金果橄、高脚虫、蝉蜕各10克，山鸡椒6克。

用法 诸药共研细末，过100目筛，装瓶备用。急救时用棉签蘸药末少许，搐于鼻中。平时用香油调成糊状，包劳宫穴、神阙穴或胸口。

适应证 ■

癫痫。

方⑤

组成 白颈蚯蚓1条（焙干），白矾3克，胆南星10克，白附子、半夏各9克，白胡椒、川乌各5克，芭蕉根汁1小杯。

用法 将上述药材研成细末，用芭蕉根汁调和成稠糊状。用时取药糊适量，填满肚脐，外盖纱布，胶布固定。每日换药1～2次，用药至控制发作为止。

适应证 ■

癫痫。

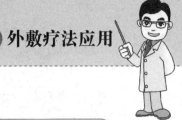

名医小贴士

癫痫患者要克服自卑感及恐惧心理；避免疲劳、紧张诸因素刺激；加强体质锻炼，起居有规律；忌烟、酒、茶、咖啡等刺激性食物；不要开车、游泳、夜间独自外出；如有发作预兆，应立即卧倒，避免跌伤。

面肌痉挛

◯ 病症简述 ◯

面肌痉挛，又称面肌抽搐，为一种半侧面部不自主抽搐的病症。抽搐呈阵发性且不规则，程度不等，可因疲倦、精神紧张及自主运动等加重。起病多从眼轮肌开始，然后涉及整个面部。

◯ 原　因 ◯

本病多在中年后发生，常见于女性，本病病因不明，现代医学对此尚缺乏特效疗法。

◯ 外敷法治疗 ◯

 方1

组成 雄黄3克，醋芫花50克，马钱子总生物碱0.1毫克，胆南星8克，白胡椒挥发油0.05毫升。

用法 将前4味药混合研成细末，喷入白胡椒挥发油0.05毫升，混合均匀，贮瓶密封备用。临用前先用温开水洗净患者脐孔皮肤，趁湿取药末0.2克，

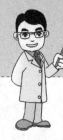

填入患者脐孔，盖以软纸片和棉球，外用胶布封固。每 2 日换药 1 次，病愈为度。

适应证 ■

面肌痉挛。

方2

组成 全虫、僵蚕、防风、白芷、羌活、芥穗、天麻各 15 克。

用法 将上药共研为极细末，装入干净瓶内密闭备用。用时先用 75% 乙醇或温开水洗净患者脐孔皮肤，趁湿取药末适量填满脐孔皮肤，外用胶布封好。每 2 日换药 1 次，连续用药至症状消失为止。

适应证 ■

面肌痉挛。

方3

组成 荆芥穗、川芎各 6 克，杭菊花、明天麻各 4.5 克，香白芷 45 克，霜桑叶 12 克，鸡蛋 2 个。

用法 上药同鸡蛋同煮，蛋熟去壳，再与药同煮，令药味入里。用热鸡蛋热熨患处，稍凉即换另一个熨之。

适应证 ■

面神经痉挛。

 名医小贴士

❶ 注意休息，注意面部的保暖，外出可戴口罩；不用冷水洗脸，避免直吹冷风，注意天气变化，及时添加衣物。

❷ 饮食上多吃新鲜蔬菜和水果，适当增加 B 族维生素的摄入。

❸ 进食后要及时漱口，清除患侧颊齿间的食物残渣，保持口腔清洁。

❹ 保持心情愉悦，轻松，劳逸适度，充足睡眠。

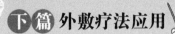
参考文献

[1] 常青．当代中药外治十科百病千方．北京：中国古籍出版社，1998.

[2] 马王堆汉墓帛书整理小组．五十二病方．北京：文物出版社，1979.

[3] 南京中医学院．黄帝内经素问详释．上海：上海科学技术出版社，1959.

[4] 黄蓉活．中医外用法：奇方妙方．南宁：广西科技出版社，2002.

[5] 陈璧琉．灵枢经白话解．北京：人民卫生出版社，1962.

[6] 汉·张仲景．伤寒杂病论．南宁：广西人民出版社，1980.

[7] 晋·皇甫谧．针灸甲乙经．北京：人民卫生出版社，1980.

[8] 晋·葛洪．肘后备急方．北京：人民卫生出版社，1979.

[9] 唐·孙思邈·备急千金要方．北京：人民卫生出版社，1982.

[10] 唐·王焘．外台秘要．北京：人民卫生出版社，1955.

[11] 宋·王怀隐．太平圣惠方．北京：人民卫生出版社，1959.

[12] 明·李时珍．本草纲目．北京：人民卫生出版社，1982.

[13] 王建伟．贴敷疗法．南京：江苏科学技术出版社，2000.

[14] 王富春．敷熨治百病．长春：吉林科学技术出版社，2004.

[15] 欧阳颀．图解贴敷疗法．北京：人民军医出版社，2007.

[16] 程爵棠．穴位贴敷治百病．第2版．北京：人民军医出版社，2007.

[17] 张天生．药物贴敷．第2版．北京：科学出版社，2016.